●日本腎臓学会編●

腎臓病
セルフアセスメント

Self-Assessment Program of Kidney Disease: SAP-KD 2012

問題と解説
2012

監修● 今井裕一
編集● 猪阪善隆・南学正臣・小松康宏・森 典子

東京医学社

序　文

　本書は，臨床研修によって得られた腎臓病に関する知識や技能を自分で評価し，それらの習得状況を確認することを目的としています．2011年に日本腎臓学会卒前・卒後教育委員会では，腎臓専門医（内科系）のための研修到達目標を作成しました．それらの到達目標と一緒に本書を利用することをお勧めいたします．腎臓専門医を目指す方はもちろん，すでに腎臓専門医である方にも生涯学習の一環として利用していただければ幸いに存じます．

　日本腎臓学会専門医制度委員会のなかに卒前・卒後教育委員会があり，現在，約60名の委員が活動中です．①研修カリキュラム部門，②学生セミナー部門，③研修医セミナー部門，④セルフトレーニング部門，⑤専門医受験部門，⑥生涯教育部門の6つの部門が連動してよりよい教育システムの構築に努力しています．本書は，専門医受験部門の担当　南学正臣先生，猪阪善隆先生が中心となり森典子先生，小松康宏先生らの協力を得て，過去に日本腎臓学会雑誌に公開したセルフトレーニング問題と解説を，時代に合わせて再編集して作成されました．諸先生に深謝しますとともに，本書が皆様のスキルアップに役立つことを祈念しています．

　　　　　　　　　　　　　　　　　　　卒前・卒後教育委員会委員長　今井　裕一

執筆者一覧

監修：日本腎臓学会専門医制度委員会
　　　卒前・卒後教育委員会委員長

| 今井　裕一 | 愛知医科大学腎臓・リウマチ膠原病内科 |

編集：日本腎臓学会専門医制度委員会
　　　卒前・卒後教育委員会専門医受験担当部門

猪阪　善隆	大阪大学大学院医学系研究科老年・腎臓内科学
南学　正臣	東京大学医学部腎臓・内分泌内科
小松　康宏	聖路加国際病院腎臓内科
森　典子	静岡県立総合病院腎臓内科

腎臓病セルフアセスメント 問題と解説 2012
Self-Assessment Program of Kidney Disease: SAP-KD 2012

目次

序文 ……………………………………………………………………………… iii
執筆者一覧 ……………………………………………………………………… v

chapter I 腎臓専門医受験のためのセミナー

1. 腎炎・腎症
問題・正解・解説 …………………………………… 今井裕一 …… 2

2. 尿細管機能と膜輸送体異常症
問題・正解・解説 …………………………………… 関根孝司 …… 23

3. 水電解質と酸塩基平衡を攻略する
問題・正解・解説 …………………………………… 内田俊也 …… 36

4. 保存期腎不全,透析,腎移植に関する問題と解説
問題・正解・解説 …………………………………… 西 慎一 …… 47

chapter II 実践編

1. 形態・機能・生理 …………………………………………………… 57
問 題 ……………………………………………………………… 58
正解と解説 ………………………………………………………… 61

2. 水・電解質異常 ……………………………………………………… 69
問 題 ……………………………………………………………… 70
正解と解説 ………………………………………………………… 71
症例問題 …………………………………………………………… 73
症例問題の正解と解説 …………………………………………… 80

3. 一次性糸球体疾患 …………………………………………………… 89
問 題 ……………………………………………………………… 90
正解と解説 ………………………………………………………… 93

  症例問題　99
  症例問題の正解と解説　109

4. 尿細管間質性疾患　119
  問　題　120
  正解と解説　121
  症例問題　124
  症例問題の正解と解説　128

5. 全身性疾患による腎障害（DM，HT 含む）　133
  問　題　134
  正解と解説　139
  症例問題　149
  症例問題の正解と解説　175

6. 腎不全　207
  問　題　208
  正解と解説　214
  症例問題　227
  症例問題の正解と解説　234

7. その他　243
  問　題　244
  正解と解説　248
  症例問題　257
  症例問題の正解と解説　260

付録　日本腎臓学会　腎臓専門医研修カリキュラム（内科系）　266
索引　308

chapter I

I．腎臓専門医受験のためのセミナー

chapter I
1. 腎炎・腎症

問題

問題1 病理所見として当てはまるものはどれか。2つ選べ。
a. 結節形成
b. 糸球体腫大
c. 半月体形成
d. 多核白血球浸潤
e. メサンギウム増殖

問題2 原因となる病原体として可能性の高いのはどれか。2つ選べ。
a. A群β溶連菌
b. 病原性大腸菌
c. アデノウイルス
d. C型肝炎ウイルス
e. パルボウイルス B19

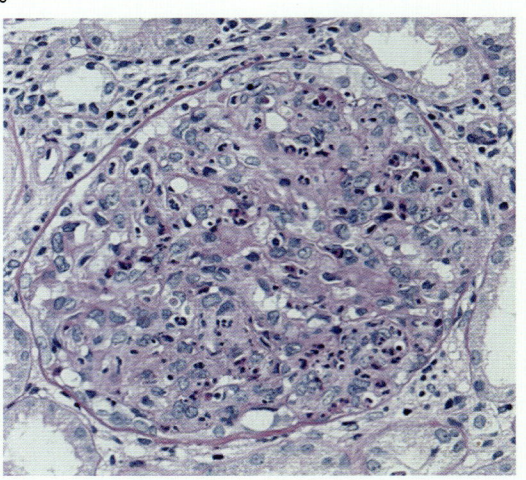

図1　PAS染色　400倍

問題3 糸球体の変化として正しいものはどれか。2つ選べ。
a. 糸球体腫大
b. 半月体形成
c. 分節性壊死
d. リンパ球浸潤
e. メサンギウム増殖

問題4 病態と強く関連するものはどれか。2つ選べ。
a. 抗DNA抗体
b. 抗GBM抗体
c. 抗SS-A抗体
d. 抗リン脂質抗体
e. 抗好中球細胞質抗体

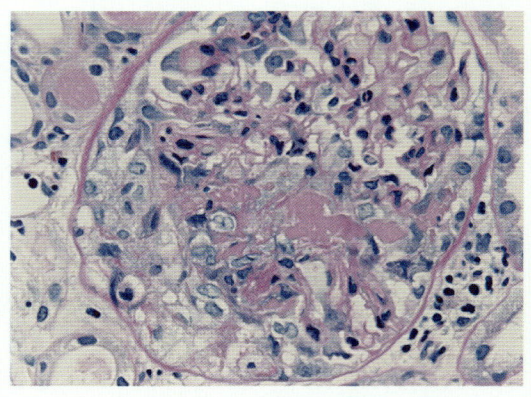

図2　PAS染色　400倍

問題/正解と解説：今井裕一・愛知医科大学腎臓・リウマチ膠原病内科

問題 5 病理所見として当てはまるものはどれか。
2つ選べ。
a．半月体形成
b．分節性壊死
c．糸球体分葉化
d．多核白血球球浸潤
e．メサンギウム増殖

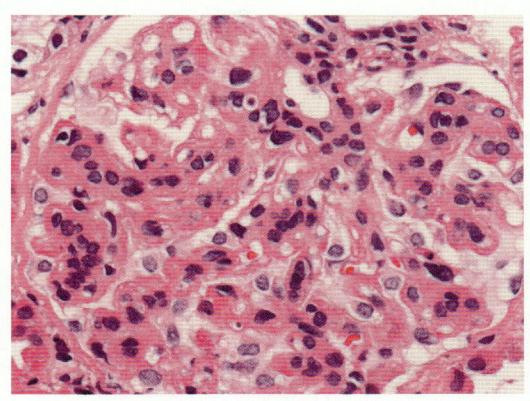

図3　HE染色　400倍

問題 6 関連の強い病原体はどれか。
2つ選べ。
a．A群β溶連菌
b．病原性大腸菌
c．B型肝炎ウイルス
d．C型肝炎ウイルス
e．パルボウイルスB19

問題 7 病理所見として正しいものはどれか。
1つ選べ。
a．半月体形成
b．分節性壊死
c．糸球体分葉化
d．多核白血球浸潤
e．メサンギウム増殖

問題 8 予後不良因子はどれか。2つ選べ。
a．IgA高値
b．eGFR低値
c．抗DNA抗体高値
d．持続性低補体血症
e．蛋白尿高値

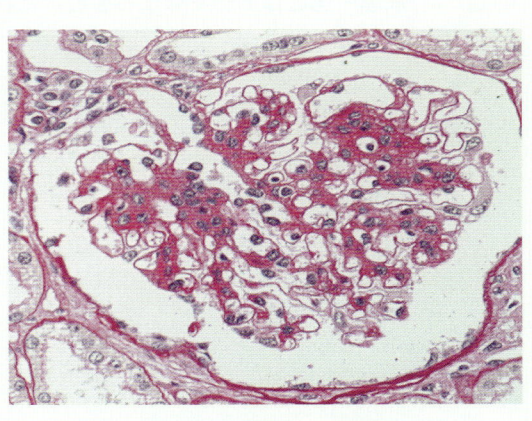

図4　PAS染色　400倍

問題 9 病理所見として当てはまるものはどれか。2つ選べ。
a．膜の二重化
b．半月体形成
c．スパイク形成
d．スピクラ形成
e．バブリング像

問題 10 関連する疾患はどれか。2つ選べ。
a．糖尿病
b．花粉症
c．悪性腫瘍
d．関節リウマチ
e．Schönlein-Henoch 紫斑病

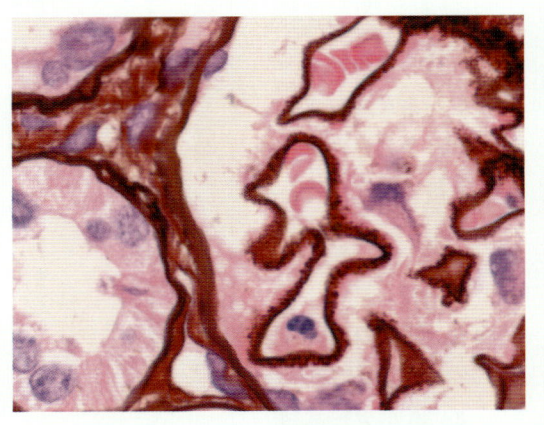

図5　PAM 染色（銀染色）　1,000 倍

問題 11 病理所見として当てはまるものはどれか。1つ選べ。
a．半月体形成
b．分節性硬化
c．糸球体分葉化
d．多核白血球浸潤
e．メサンギウム増殖

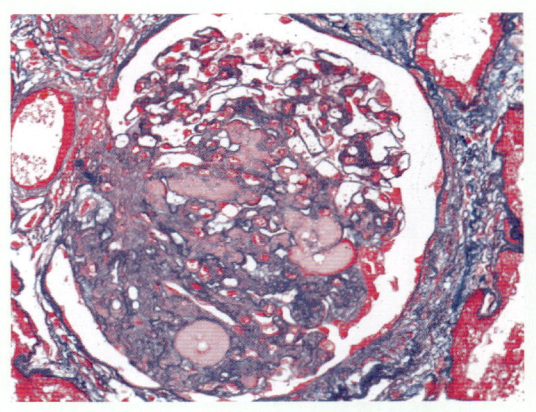

図6　AZAN 染色（あるいは Masson-Trichrome 染色）　400 倍

問題 12 検査所見として当てはまるものはどれか。1つ選べ。
a．IgG　上昇
b．HbA1c　高値
c．選択指数　高値
d．Bence Jones 蛋白　陽性
e．抗好中球細胞質抗体　陽性

問題 13 病理所見として当てはまるものはどれか。2つ選べ。

a．半月体形成
b．分節性硬化
c．細小動脈硝子化
d．メサンギウム細胞増加
e．メサンギウム基質増加

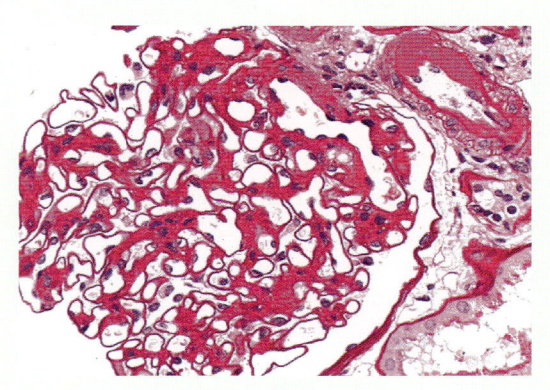

図7　PAS染色　400倍

問題 14 適切な治療法はどれか。2つ選べ。

a．高蛋白食
b．免疫抑制薬
c．血糖コントロール
d．ACEI，ARBによる降圧療法
e．扁桃摘出・ステロイドパルス療法

問題 15 病理所見として当てはまらないものはどれか。2つ選べ。

a．半月体形成
b．分節性硬化
c．血管内塞栓
d．ワイヤーループ
e．メサンギウム細胞増加

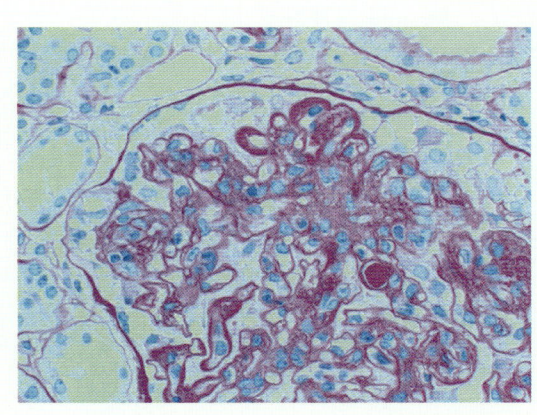

図8　AZAN染色（Masson Trichrome染色）800倍

問題 16 病理所見として当てはまるものはどれか。
1つ選べ。
a．結節形成
b．分節性硬化
c．血管内塞栓
d．ワイヤーループ
e．メサンギウム細胞増加

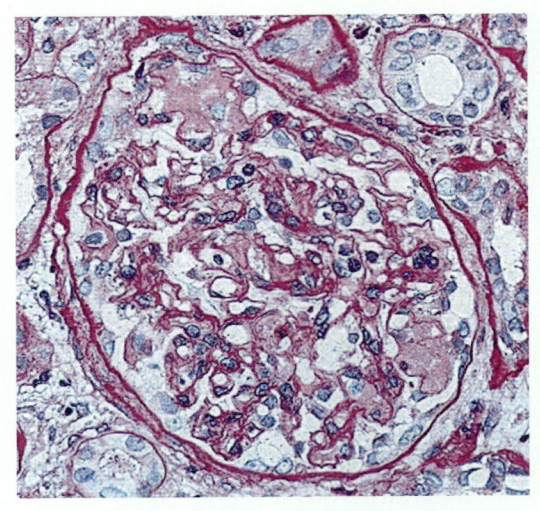

図9　PAS 染色　400 倍

問題 17 異常となる可能性が高い検査はどれか。
2つ選べ。
a．HbA1c
b．血中 IgA 値
c．抗 DNA 抗体
d．血中 SAA 蛋白
e．尿中 Bence Jones 蛋白

chapter I
1. 腎炎・腎症

正解と解説

はじめに

　腎臓専門医に要求されるものの一つに，腎生検の手技と病理所見の判読がある。腎病理の判読法の概略を**表1**に示す。スキルアップのためには，臨床情報を伏せたトレーニングが重要である。

　腎臓専門医試験においては，すべての染色像を提示することは不可能であるので，典型的所見の見られる染色像が提示されることになる。染色名が明示されるので，病変を推測するヒントになる。

　用語の定義として，「腎炎」とは細胞浸潤あるいは細胞増加が主体の場合を指し，「腎症」は物質の沈着あるいは基質の増加が主体の場合を指している。例外が1つある。1980年代までは，メサンギウム増殖性腎炎が基本型であり「IgA腎炎」と呼ばれていたが，その後IgA nephropathy「IgA腎症」という用語に統一されている（**表2**）。さらに，炎症では，食細胞は血管内をローリングしながら，炎症の刺激が加わった血管を感知し，そこに付着し，そこから炎症部位へ遊走し，異物を貪食，殺菌，消化している。多核白血球が主体の場合を「急性炎症」，単核球（リンパ球，単球）が主体の場合を「慢性炎症」と定義している。

表1　腎病理の読み方

1. 得られた標本に存在する糸球体数と全硬化糸球体数を数える。
2. 残存する糸球体数を計算する。
3. HE染色で残存する糸球体の浸潤細胞をチェックする（管内増殖性腎炎）。
4. PAS染色でメサンギウム細胞，上皮細胞の増加（増殖），基質の増生を確認する。メサンギウム細胞の増加（増殖），基質の増生を評価する（メサンギウム増殖性腎炎，膜性増殖性腎炎）。上皮細胞の増加を評価する（半月体形成性腎炎）。
5. AZAN染色かMasson Trichrome染色で硬化病変（青色）をチェックする（巣状糸球体硬化症）。また，基底膜への免疫グロブリン沈着（赤色）の有無をチェックする（上皮側：膜性腎症，内皮側：ワイヤーループ病変：ループス腎炎）。
6. PAM染色（銀染色）で，膜の二重化（膜性増殖性腎炎），バブリング像・スパイク形成（膜性腎症），スピクラ形成（アミロイド腎症）を確認する。
7. 輸入・輸出細動脈の変化をチェックする。糖尿病性腎症では，早期から硝子化が生じる。AA型アミロイドでは，動脈内に均一物質の沈着物を認める。小動脈の変化（動脈硬化）を評価する。血管炎の有無をチェックする。
8. 尿細管間質を評価する。細胞浸潤の有無，線維化の程度を評価する。弱拡大にして尿細管の障害が，得られた標本の何%程度になるかを評価する。長期的な腎予後に関連している。

表2　腎炎と腎症

腎炎の定義：
　細胞浸潤，細胞増加
　　管内増殖→管内増殖性腎炎
　　メサンギウム増殖→メサンギウム増殖性腎炎
　　上皮細胞増殖→半月体形成性腎炎
腎症：
　物質の沈着・増加
　　IgG沈着，膜の増生→膜性腎症
　　コラーゲン増加→巣状分節性糸球体硬化症，糖尿病腎症
　　アミロイド沈着→アミロイド腎症

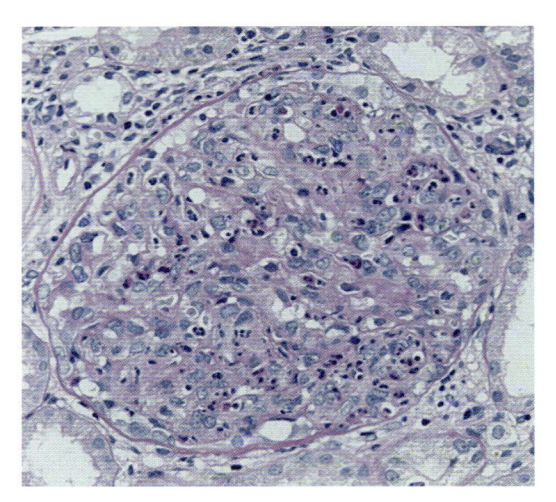

図1　PAS染色　400倍

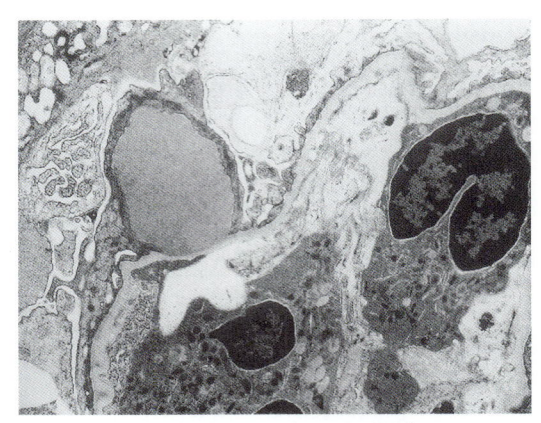

図1 解説図　humpの電顕像

問題1, 2の解説

病理所見（図1）：通常の糸球体は，ボウマン嚢との間に20％程度のスペースが生じている。この症例では，糸球体全体が腫脹している（糸球体腫大）。細胞数（細胞核）が多くこれを「富核」と呼んでいる。増加した細胞の主体は多核白血球であり，大型の単核球も散在している。多核白血球が増加している場は，血管内である。さらにボウマン嚢の周囲に単核球の細胞浸潤がある。半月体形成は明らかでない。

　　病理診断名：管内増殖性腎炎
　　臨床症候名：急性腎炎症候群

臨床像：感染症罹患後，1～2週間の潜伏期があることが急性腎炎の特徴である。血尿（100％），浮腫（89％），高血圧（82％）を3主徴と，これに加えて乏尿（50％），腎不全を伴って発症する。一方，慢性腎炎の急性増悪の場合は感染症の直後から血尿などの尿異常が出現する。

病因：A群β-溶血性連鎖球菌（溶連菌），ほかに，ブドウ球菌，グラム陰性桿菌，パルボウイルスB19の感染が誘因となる。

急性溶連菌感染後糸球体腎炎の原因抗原としては，nephritis-associated plasmin receptor（NAPLr）とstreptococcal proteinase exotoxin B（SPEB）の2つが同定されている。NAPLrは，glyceraldehyde-3-phosphate dehydrogenase（GAPDH）と同一であることが判明している。A群溶連菌の持つ病因抗原によって誘導された抗体が免疫複合体を形成して腎糸球体基底膜に結合する。続いて補体系が活性化されて，多核白血球，単球が遊走し炎症が生じる。抗原，抗体，免疫複合体の一部は，糸球体基底膜の透過性亢進に伴って糸球体基底膜上皮側に移動しhump（ハンプ）を形成する。humpとは，米粒状の沈着物であり，溶連菌感染後急性腎炎に多い。光顕でも観察することができる。

検査：ASOは80％，ASKは40％未満の陽性率である。補体C3は発症1週目に93％で低下し，平均6週間持続し8週目には94％で正常化する。クリオグロブリンは75％で一過性に陽性となる。

治療法：安静と食事療法が基本である。急性期には塩分制限3～5g/日，蛋白制限0.8～1.0g/kg，十分なエネルギー摂取35～40 kcal/kgを行う。感染病巣が残っている場合は抗生物質を使用し，必要に応じて利尿薬，降圧薬を併用する。

問題1の正解：b. 糸球体腫大　d. 多核白血球浸潤
問題2の正解：a. A群β溶連菌　e. パルボウイルスB19

問題 3, 4 の 解説

病理所見（図2）：糸球体の上半分は，一部多核白血球が増加しているが，ほぼ正常の構造を示している．中央部のピンク色に均一な部分は，壊死を示している．さらに4時方向から10時方向に上皮細胞の増加が見られ，全体の1/3程度の領域で多層化している．すなわち半月体形成があると判断する．4時方向のボウマン嚢の外側に単核細胞の浸潤があり，10時方向の尿細管内には硝子様円柱（糸球体由来の蛋白尿を示唆）が存在している．糸球体は腫大しているのではなく，半月体形成があるためにボウマン嚢のスペースが消失している．

　病理診断名：半月体形成性腎炎
　臨床症候名：急速進行性腎炎症候群

臨床像：尿異常があり数週から数カ月以内で腎不全に進行する腎炎を急速進行性腎炎症候群としている．日本腎臓学会急速進行性腎炎症候群診療指針第2版では，確定診断指針として

1）数週から数カ月の経過で急速に腎不全が進行する
2）血尿・蛋白尿・円柱尿などの腎炎性尿所見を認める
3）過去の検査歴などがない場合や来院時無尿状態で尿所見が得られない場合は，臨床症候や腎臓超音波検査，CTなどにより，腎のサイズ，腎皮質の厚さ，皮髄境界，尿路閉塞などのチェックにより，慢性腎不全との鑑別を含めて，総合的に判断する

としている．腎生検でボウマン嚢側の上皮細胞が2層以上に増殖した場合を半月体形成があると判断している．急速進行性糸球体腎炎は臨床診断であり，半月体形成性糸球体腎炎は病理診断であって，両者は一致することが多いものの必

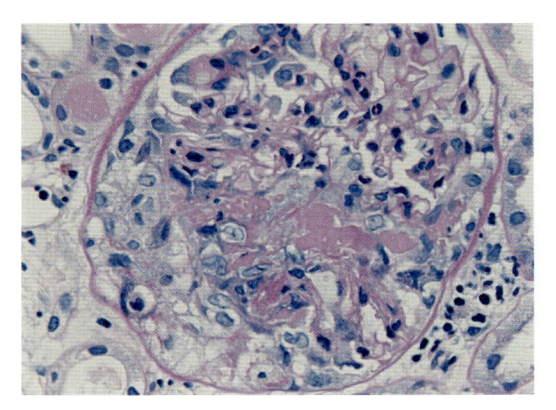

図2　PAS染色　400倍

ずしも同一ではないことに注意が必要である．

病因・検査：糸球体基底膜が断裂すると，単核球がボウマン嚢で活性化してサイトカイン・ケモカインを分泌し上皮細胞が増殖するとされている．基底膜に障害を与える因子として，①抗GBM抗体，②免疫複合体，③免疫グロブリンが関与しない pauci-immune 型，が有名である．その他，現時点では原因不明のものもある（表3）．全身性血管炎（顕微鏡的多発血管炎，Churg-Strauss 症候群，Wegener 肉芽腫症など）を有する場合は，発熱，CRP上昇などの炎症所見が前面に出ることもある．

治療法：早期診断，早期治療によって腎生存あるいは生命予後を改善することが可能である．一般的には副腎皮質ステロイド薬を使用し，状況を判断して免疫抑制薬を併用する．異常な抗体が存在する場合は，血漿交換も有用である．

表3　半月体形成性腎炎の病因

成因	腎局所	全身型
抗GBM抗体型	抗GBM抗体関連腎炎	Goodpasture症候群
免疫複合体型	IgA腎症 IgG＋C3沈着型	紫斑病性腎炎 ループス腎炎
Pauci-immune型	MPO-ANCA関連 PR3-ANCA関連	顕微鏡的多発血管炎， Churg-Strauss症候群 Wegener肉芽腫症
その他	原因不明	血管炎？

問題3の正解：b．半月体形成，c．分節性壊死
問題4の正解：b．抗GBM抗体　e．抗好中球細胞質抗体

問題 5, 6 の 解説

病理所見（図 3）：糸球体が全体的に腫大している。1 つのメサンギウム領域にメサンギウム細胞が 10 個以上集簇している。メサンギウム基質もやや増加している。すなわち，メサンギウム増殖が高度であると判断する。さらにメサンギウム領域が分葉化している。一部の基底膜は肥厚しているように見える。多核白血球の浸潤は見られない。膜性増殖性糸球体腎炎の可能性が最も高いが，PAM 染色で膜の二重化の有無をチェックする必要がある（図 3 解説図）。

　病理診断名：膜性増殖性糸球体腎炎
　臨床症候名：慢性腎炎症候群あるいはネフローゼ症候群

臨床像：膜性増殖性糸球体腎炎（MGPN）は比較的まれな疾患であり，腎生検の約 6％を占める。約 70％は 30 歳以下である。患者の 70〜80％はネフローゼ症候群を呈する。10〜20％では急性糸球体腎炎で発症し，10〜20％は検診などで蛋白尿・血尿が偶然に発見される（チャンス蛋白尿・血尿）。患者の約 50％は，徐々に進行し腎不全に至るので慢性糸球体腎炎症候群にも分類される。

病因・検査：光顕所見に基づいて診断するが，病因として①免疫複合体型，②内皮細胞障害型，③異常蛋白血症型，に分類されている（表 4, 5）。

治療法：二次性膜性増殖性糸球体腎炎（MPGN）であれば，それぞれの治療法を考慮する。一次性 MPGN の治療は以下のようにまとめられる。

1）尿蛋白量が 3.0 g/日未満で腎機能が正常範囲内の小児：体重当たり 1.0 mg の副腎皮質ステロイド薬隔日投与を 3 カ月間行う。

2）尿蛋白量が 3.0 g/日未満で腎機能が正常範囲内の成人：蛋白制限食と血圧のコントロールを行い，3 カ月後にも増悪していなければそのまま無治療とする。もし，尿蛋白量が増加あるいは腎機能低下があれば，抗血小板薬，抗凝固薬を使用する。副腎皮質ステロイド薬の有効性は証明されていないが，治療抵抗性の場合は患者と相談して決定する。

3）尿蛋白量が 3.0 g/日以上の小児：体表面積当たり 40 mg の副腎皮質ステロイド薬の隔日投与を 6〜12 カ月間行う。

4）尿蛋白量が 3.0 g/日以上の成人：エビデンスは確立していないが，日本腎臓学会のネフローゼ症候群診療指針ではメチルプレドニゾロンパルスあるいはプレドニゾロン経口 1 mg/kg/日を漸減しながら 2 年間投与し，アスピリンとジピリダモールを加えることを推奨している。他に MMF，シクロホスファミドなどが試みられることもある。

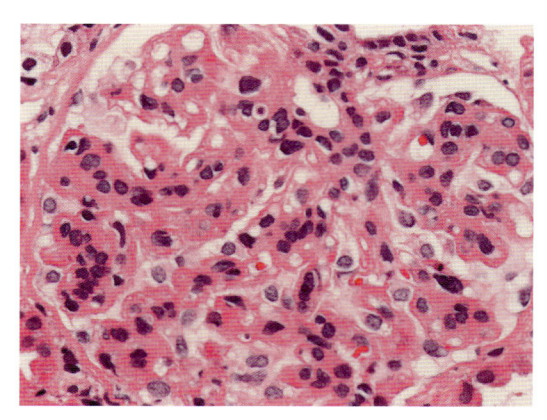

図 3　HE 染色　400 倍

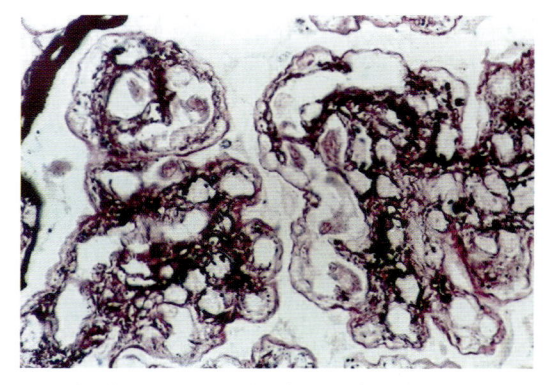

図 3 解説図　PAM 染色（銀染色）　膜の二重化が見られる。

表4　膜性増殖性糸球体腎炎の病因

免疫複合体型
　①自己免疫性疾患（SLE，RA）
　②慢性感染症（HCV，HBV，Ⅱ型クリオグロブリン血症）
　③肝硬変
内皮細胞障害型
　①溶血性尿毒症症候群，血栓性血小板減少性紫斑病
　②抗リン脂質抗体症候群
　③放射線腎炎
　④骨髄移植関連腎症
異常蛋白血症型
　①Ⅰ型クリオグロブリン血症
　②マクログロブリン血症
　③軽鎖・重鎖沈着症

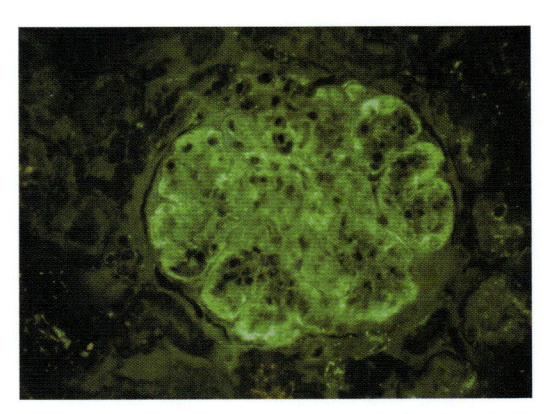

蛍光抗体法（C3）：補体 C3 が基底膜に縁取り様（C3 のフリンジ状沈着）に沈着している。

表5　膜性増殖性糸球体腎炎（MPGN）の分類

	MPGNⅠ型	MPGNⅢ型	MPGNⅡ型 ⇒ DDD
光顕	メサンギウム細胞と基質の増加，係蹄壁の肥厚，膜の二重化	細胞増加軽度，膜の変化も軽度
電顕	内皮下の EDD	上皮下の EDD	基底膜緻密層に EDD
蛍光抗体	C3 が fringe pattern IgG，IgA，IgM，C1q も沈着	Ig 沈着のない C3 メサンギウム沈着

DDD：dense deposit disease，EDD：electron dense deposits

問題5の正解：c．糸球体分葉化　e．メサンギウム増殖
問題6の正解：c．B型肝炎ウイルス　d．C型肝炎ウイルス

問題 7, 8 の 解説

病理所見（図 4）：糸球体はほぼ正常の大きさである。1 つのメサンギウム領域にメサンギウム細胞が 5～7 個程度集簇している。メサンギウム基質もやや増大している。すなわち中等度のメサンギウム増殖があると判断する。しかしメサンギウム領域の分葉化はない。基底膜は肥厚していないようである。多核白血球の浸潤は見られない。7 時方向でボウマン嚢との癒着がありそうである。中等度のメサンギウム増殖性糸球体腎炎と診断できる。蛍光抗体法で IgA 沈着が優位かどうかをチェックする必要がある。

病理診断名：メサンギウム増殖性糸球体腎炎
臨床症候名：慢性腎炎症候群

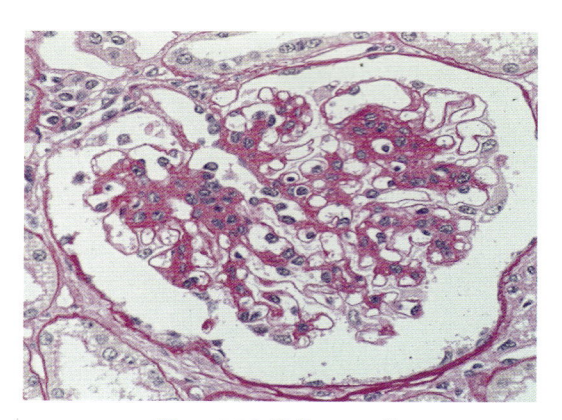

図 4　PAS 染色　400 倍

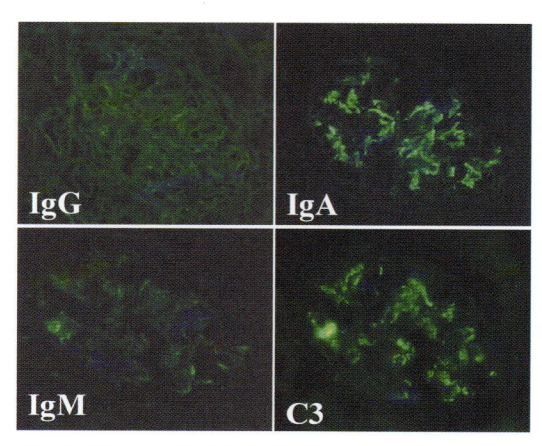

図 4 解説図 1　蛍光抗体法：IgA, C3 の優位なメサンギウム域への沈着

臨床像：約 70％はチャンス蛋白尿・血尿である。約 15％は肉眼的血尿を呈する。約 10％は急性腎炎様の発症である。また，ネフローゼ症候群を呈するものも約 5％みられる。

検　査：蛍光抗体法（図 4 解説図）では，IgA が他の免疫グロブリン（IgG, IgM）より優位に沈着しており，IgA 腎症である。同時に補体 C3 の沈着が見られる場合が多い。電顕では，メサンギウム領域に electron dense deposits が散見される。

病因・検査：以下の仮説が提唱されている。

1）糸球体に沈着した IgA は IgA1 が主体であり，腸管・気管などの粘膜分泌系からの IgA2 の逆流ではない。
2）血中に polymeric IgA が上昇し，糸球体に沈着している。
3）糸球体に沈着した IgA1 が，*Hemophilus parainfluenzae* あるいは *Staphylococcus aureus* の菌体成分と反応する。
4）polymeric IgA1 分子の軽鎖と重鎖の結合部分に糖鎖不全がある。
5）糖鎖不全 IgA1 に対して IgG 型抗体が産生される。
6）polymeric IgA1 がメサンギウム細胞を刺激し，メサンギウム細胞の増加とメサンギウム基質の増生を起こす。

扁桃での細菌感染症とどのような関係にあるかは解明されていない。患者の約 60％で IgA 値が 315 mg/dL 以上の高値を示す。

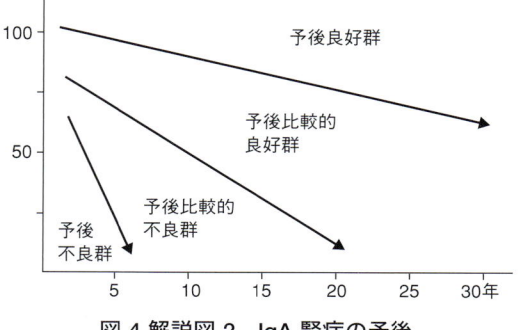

図 4 解説図 2　IgA 腎症の予後

臨床経過：

予後については，全体の約60％は20年後でも腎機能が保たれている。約35％は20年の経過で腎不全に至る。約5％は急速に進行し数年で腎不全に至る。予後不良因子として，①腎生検時の尿蛋白，②腎生検時のeGFR低下，③腎生検での高い組織障害度，があげられている。

治療法：

1．一般的治療

腎機能障害の程度に応じて食事療法，薬物治療を調節する。130/80 mmHg未満を目標血圧とした血圧コントロールが重要で，特に尿蛋白1 g/日以上では血圧125/75 mmHg未満を目標とする。アンジオテンシン変換酵素阻害薬（ACEI），アンジオテンシン受容体拮抗薬（ARB）が有用である。

2．積極的治療

①経口副腎皮質ステロイド薬：尿蛋白0.5 g/日以上かつeGFR 60 mL/分/1.73 m²以上の症例が良い適応となる。組織学的に急性病変を含む症例を対象とする。すでに腎機能が低下した患者では，腎機能保持作用は明らかにされていない。

②ステロイドパルス療法：血清クレアチニン1.5 mg/dL以下および尿蛋白1.0～3.5 g/日を呈する症例において，パルス3日間を1クールとして隔月で計3回施行することが尿蛋白を減少させ，腎機能の長期予後を改善させるというエビデンスがある。

③扁桃摘出＋ステロイドパルス療法：臨床的寛解が期待できる治療法としてわが国から報告されているが，前向き研究によるエビデンスがないため，現在多施設共同無作為化比較試験が行われている。

> **7の正解：e．メサンギウム増殖**
> **8の正解：b．eGFR低値，e．蛋白尿高値**

問題 9, 10 の 解説

病理所見（図 5）：糸球体の一部を拡大した像である。PAM 染色（銀染色）では，基底膜の変化に注目する。通常，糸球体の基底膜は尿細管の基底膜と同じ程度の厚さで平滑に見える。この標本では，中央部分の基底膜は外側に突起が多数存在している（スパイク形成）。さらに，斜めに切れた基底膜では泡状の抜けが見られる（バブリング像）。膜性腎症と診断できる。

- 病理診断名：膜性腎症
- 臨床症候名：慢性腎炎症候群あるいはネフローゼ症候群

臨床像：約 70% はネフローゼ症候群で発症し，残りはチャンス蛋白尿で発症する。50 歳以上のネフローゼ症候群患者の約 50% が膜性腎症である。他の疾患を明らかに有している場合を二次性膜性腎症と呼び，他疾患が存在しない場合を一次性として扱っている。40 歳代と 60 歳代に 2 つのピークがあり，40 歳代のほうには自己免疫疾患に関連する二次性が多く，60 歳代には悪性腫瘍関連の二次性膜性腎症が多い。小児では，B 型肝炎ウイルスのキャリア状態で発症することがある。

病因・検査：糸球体に沈着している IgG のサブクラスについて，一次性膜性腎症では IgG4 優位，関節リウマチの金製剤・ブシラミン治療後に生じる二次性膜性腎症では IgG2 が IgG4 より優位，悪性腫瘍に関連する二次性膜性腎症では IgG1，IgG2 が優位である。抗原については，ヒト新生児では neutral endopeptidase

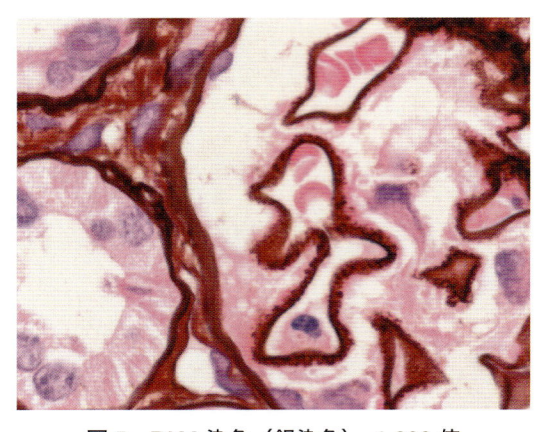

図 5　PAM 染色（銀染色）　1,000 倍
正式名は，periodic acid-silver methenamine（PASM：Churg J, Bernstein J, Glassock RJ：Renal disease. Classification and atlas of glomerular diseases. Igaku-shoin：Tokyo）であるが，PAS 染色と混同しやすいので PAM 染色（銀染色）の用語を用いることが多い。

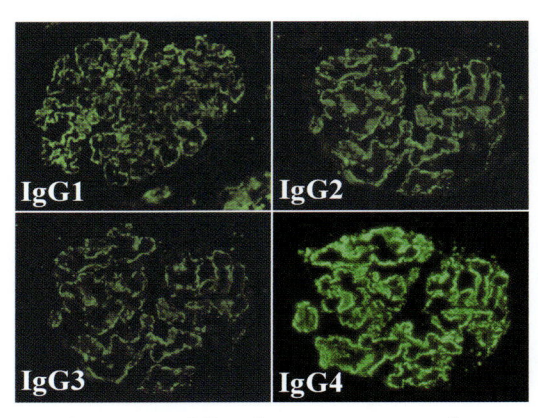

図 5 解説図 1　膜性腎症における IgG サブクラス
一次性膜性腎症では，IgG4 が優位である。

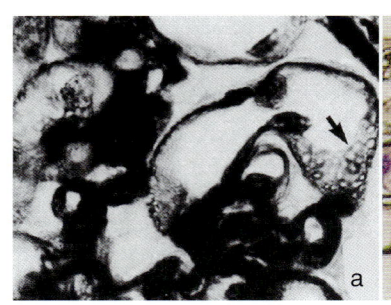

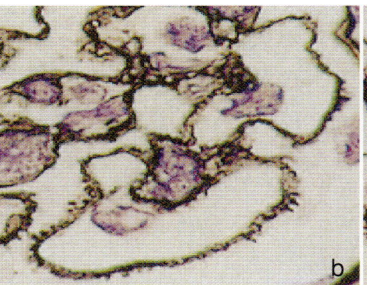

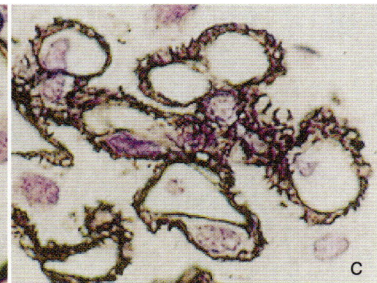

図 5 解説図 2　膜性腎症病理像のステージによる違い
a：I 期（バブリング像），b：II 期（スパイク像），c：III 期（ドーム像）

（NEP）が，成人では M-type phospholipase A2 受容体（PLA2R）が同定されている。

治療法・予後：寛解率は無治療で約 30％，副腎皮質ステロイド薬治療で約 60％，副腎皮質ステロイド薬＋免疫抑制薬併用で約 80％である。

一方，無治療での腎不全率は約 30％，副腎皮質ステロイド薬治療群では 20％，副腎皮質ステロイド薬＋免疫抑制薬併用群では約 10％である。

問題 9 の正解：c. スパイク形成，e. バブリング像

問題 10 の正解：c. 悪性腫瘍，d. 関節リウマチ

問題 11, 12 の 解説

病理所見（図6）：糸球体の大きさは，ほぼ普通である。AZAN 染色では，線維成分が増加し硬化した部分が青色に染色される。また，免疫グロブリン沈着は赤色に染まる（膜性腎症）。糸球体の上 1/3 部分は正常構造であるが，それより下は硬化している。一部の血管内腔に硝子様物質が蓄積している。11 時方向に輸出入細動脈がみえるが，内腔が狭小化している。また，1～5 時方向のボウマン嚢の外側に線維化が生じている。

　病理診断名：巣状分節性糸球体硬化症
　臨床症候名：ネフローゼ症候群
　　　　　　　あるいは慢性腎炎症候群

臨床像：小児では約 80％，成人では約 60％がネフローゼ症候群で発症している。ネフローゼ症候群が持続する群では数年で腎不全に至る危険がある。非ネフローゼ症候群では約 10 年の経過でゆっくり腎不全に至る場合が多い。

病因・検査：

1) 透過性亢進因子：分子量 5 万で，protein A および hydrophobic カラムに結合する因子

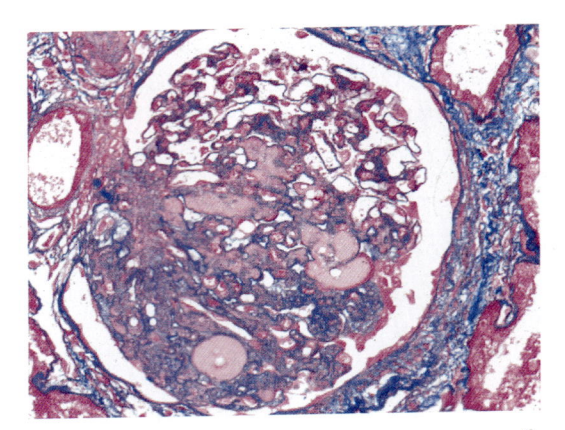

図6 AZAN 染色（あるいは Masson Trichrome 染色）400 倍

が，主にリンパ球から分泌されることが示されている。

2) 選択指数：選択指数（selectivity index）とは，IgG クリアランス/トランスフェリンクリアランスで求められ，（尿中 IgG×血中トランスフェリン/血中 IgG×尿中トランスフェリン）で計算できる。IgG が尿中に漏れ出してくると選択指数は高くなる。この場合は，大分子が漏れて出てきているので表現としては「選択性が低い」と定義する。

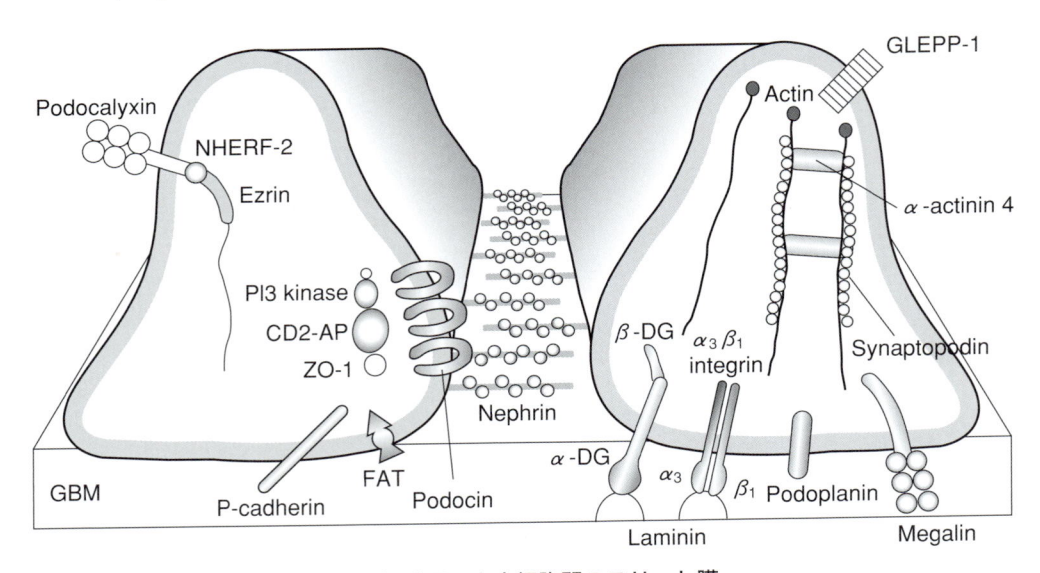

図6 解説図　上皮細胞間のスリット膜

CD2AP, CD2-associated protein；DG, dystroglycan；FAT, mammalian homolog of Drosophila fat protocadherin；GBM, glomerular basement membrane；GLEPP-1, glomerular epithelial protein-1；NHERF-2, Na$^+$/H$^+$ exchanger

0.2未満では選択性が高く，微小変化型ネフローゼ症候群の可能性が高く，0.2以上では選択性が低く，巣状分節性糸球体硬化症（FSGS），膜性腎症などの可能性が高くなる。

3）**分節性硬化因子**：現時点でも不明である。FSGSによる腎不全患者に腎移植を行うと30～60％で再発することが示されている。

4）**上皮細胞間のスリット膜とその関連蛋白の異常**（図6解説図）：先天性ネフローゼの研究から上皮細胞の種々の蛋白が重要であることがわかった。

上皮細胞の横（スリット膜）側の蛋白として，nephrin, podocin, CD2-AP, ZO-1がある。基底膜側の蛋白として，integrin, P-cadherin, podo-planin, dystroglycanがある。両者の合流したシグナル伝達としてsynaptopodin, actinin 4がある。FSGSの原因として，これらの蛋白の異常が報告されている。

治療法：副腎皮質ステロイド薬への反応性が悪く，約15％が完全寛解，約20％は部分寛解，65％は無反応である。シクロスポリンの併用療法によって完全寛解率45％，部分寛解25％となっている。他に，シクロホスファミド，ミゾリビンも用いられる。しかし，これら免疫抑制薬使用での長期予後がどのようになるかは結論が得られていない。わが国では長期のステロイド療法で1/3が完全寛解，1/3が部分寛解，1/3が抵抗性であり，十分なステロイド治療により2/3が反応することが示されている。

問題11の正解：b．分節性硬化
問題12の正解：c．選択指数　高値

問題 13, 14 の 解説

病理所見（図7）：糸球体の大きさは，ほぼ普通である。PAS 染色では糖蛋白が赤く染まる。中央部分のメサンギウム領域でメサンギウム細胞の増加がごくわずかにみられる。しかし全体としては細胞増殖の程度は軽く，基質の増加が目立つ（diffuse lesion）。結節性病変はない（nodular lesion）。ボウマン嚢の基底膜もやや肥厚している。輸入・輸出細動脈内腔に半周性に硝子化が見られる（arterial hyalynosis）。糖尿病性腎症に合致する所見である。

病理診断名・臨床症候名：糖尿病性腎症

臨床経過：

1）発症から数年まで：最初に尿細管・糸球体基底膜が肥厚する。次に輸入・輸出細動脈の硝子様動脈硬化が出現する。糸球体内圧が上昇し微量アルブミンの出現に

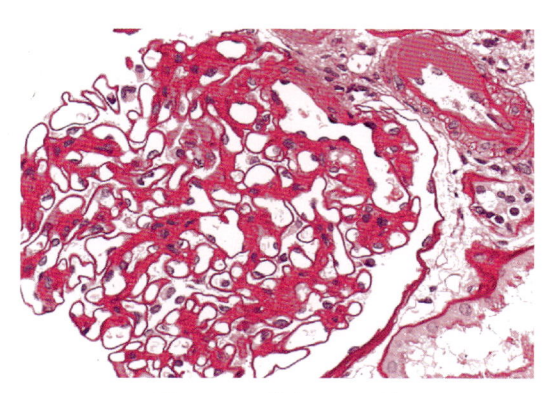

図7　PAS 染色　400倍

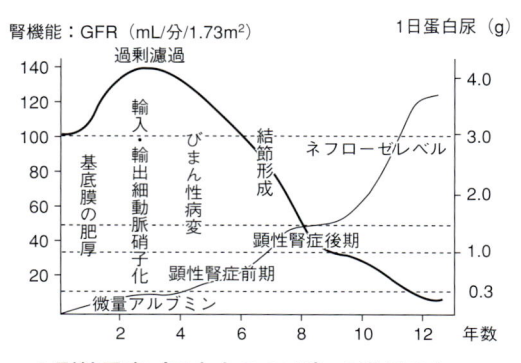

2 型糖尿病（日本人の 90％）の進行パターン

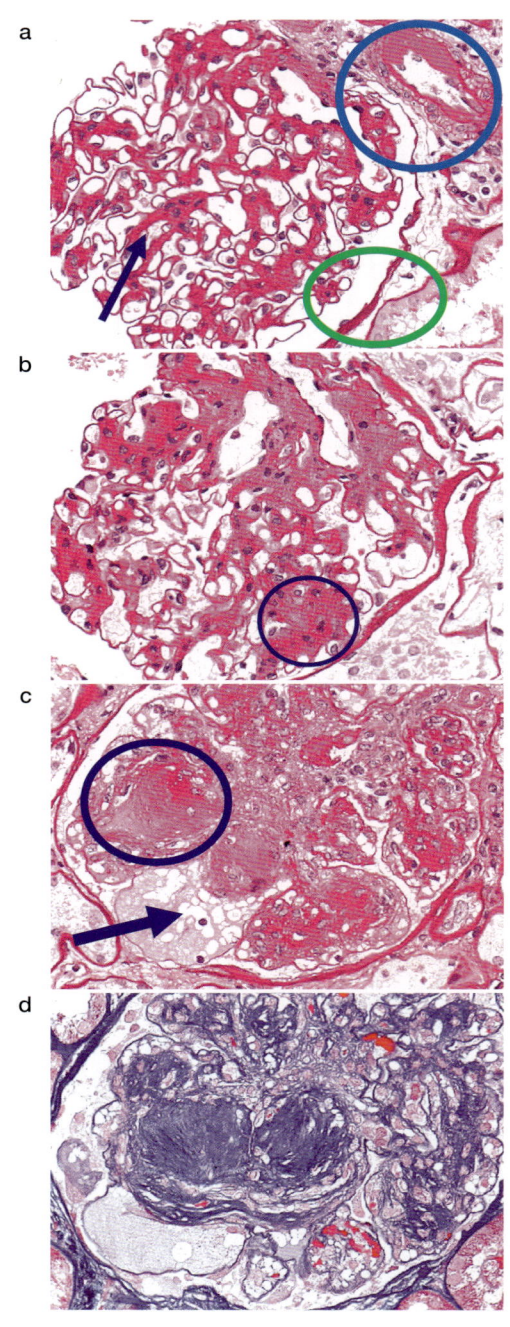

糖尿病性腎症の進行
①基底膜肥厚，②細動脈硝子化，③メサンギウム基質増加，④結節形成，⑤メサンギウム融解
a：矢印→①（糸球体），青丸→②，緑丸①（ボウマン嚢）
b：青丸→③
c：矢印→⑤，青丸④
d：④

関与しているとされている（腎症前期あるいは早期腎症に相当する。過剰濾過が生じている）。

2）発症から5～6年まで：糸球体のメサンギウム領域の拡大が認められるようになり，これをびまん性病変（diffuse lesion）と呼んでいる。試験紙法でも尿蛋白が検出されるようになる（1.0 g/日未満の蛋白尿は顕性腎症前期に相当する）。この頃には網膜症も進行してくる。

3）発症から7年以上：糸球体のメサンギウム領域に結節形成が生じ，尿蛋白は次第に増加し，ネフローゼ症候群（大量の尿蛋白，低蛋白血症，浮腫）を呈するようになる。その状態が1～2年持続すると腎機能は急速に低下して腎不全になる。

沈着部位と障害パターン：

1）尿細管と糸球体の基底膜が肥厚し，PAS染色，銀染色で厚く見える。
2）輸入・輸出細動脈の内腔側が赤みを帯びている。
3）メサンギウム領域が赤く拡大する病変をびまん性病変と呼び，メサンギウム細胞は増加しないが，基質の増加が顕著である。
4）メサンギウム領域の崩壊（mesangiolysis）あるいは微小血管瘤が見られる。
5）メサンギウム領域に結節形成が生じる。
6）次第に硬化糸球体の数が増加する。

治療法：

①厳格な血糖のコントロール
②ACEI，ARBを主体とした血圧のコントロール
③食事療法（蛋白制限食・減塩食）が腎不全への進行を防止するという報告がある。

問題13の正解：c．細小動脈硝子化　e．メサンギウム基質増加
問題14の正解：c．血糖コントロール　d．ACEI，ARBによる降圧療法

問題15の解説

病理所見（図8）：糸球体はやや腫大している。AZAN染色では免疫グロブリンが赤く染まる。12時方向の基底膜の内皮側に沈着物があり，基底膜全体が厚くなっている。これがワイヤーループ病変に相当する。中央部分の血管内に赤い物質が存在しており，硝子様塞栓と考えられる。10時方向のメサンギウム領域は細胞数が増加している。ループス腎炎の新分類を提示する（表6）。

ループス腎炎：

臨床症状に多様性があるが，①免疫複合体型と②抗リン脂質抗体型に大別すると理解しやすくなる。2項目によって分類すると表7のようになる。そのなかで免疫複合体が高値で血清補体が減少する場合は，糸球体腎炎や血管炎が生じやすく，その典型例としてループス腎炎がある。一方，抗リン脂質抗体型（血栓型）は，皮膚のリベド（網状皮斑），肺梗塞，脳梗塞，Budd-Chiari症候群，習慣性流産を起こしやすく，血管内腔の閉塞・虚血症状が主体となる。

ループス腎炎の治療：

急性期には寛解導入療法を行い，慢性期には維持療法が必要になる。血清補体価，C3，C4値を目安にして薬剤投与量を調整する。尿異常は補体が正常化してから遅れて改善し，軽快するまで半年から1年程かかる場合が多い。

中等度のループス腎炎：40 mg/日程度の経口副腎皮質ステロイド薬で開始する。その後ゆっくり減量して1年後で15～20 mg/日程度が多い。

高度のループス腎炎：活動性指標が高い場合，経口副腎皮質ステロイド薬40～60 mg/日で開始し，同時に免疫抑制薬を併用することが多い。半月体形成を伴うループス腎炎に対しては，ステロイドパルス療法（メチルプレドニゾロン0.5 g/日，3日間投与）を行う。

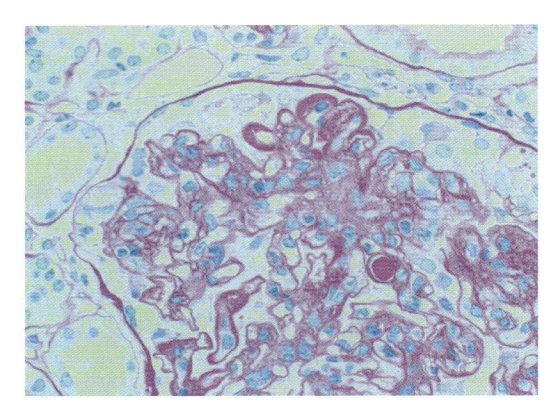

図8　AZAN染色　800倍

表6　ループス腎炎のISN/RPS分類（2004）

クラスI：軽微メサンギウム変化 クラスII：メサンギウム増殖性ループス腎炎 クラスIII：巣状ループス腎炎 　　III（A）：Active lesion 　　III（A/C）：Active and chronic lesion 　　III（C）：Chronic lesion クラスIV：びまん性ループス腎炎 　　IV-S（A）：Active segmental lesion 　　IV-G（A）：Active global lesion 　　IV-S（A/C）：Active and chronic segmental lesion 　　IV-G（A/C）：Active and chronic global lesion 　　IV-S（C）：Chronic segmental lesion 　　IV-G（C）：Chronic global lesion クラスV：膜性ループス腎炎 クラスVI：進行性硬化性ループス腎炎	活動性病変（Active lesion） 　内腔狭小化を伴う管内細胞増加 　核の崩壊像（karyorrhexis） 　フィブリノイド壊死 　糸球体基底膜の破裂 　細胞性・線維細胞性半月体形成 　ワイヤーループ病変（光顕） 　血管内腔の免疫グロブリン凝集 　（hyaline thrombi） 慢性病変（Chronic lesion） 　糸球体硬化（分節性，全節性） 　線維性癒着 　線維性半月体形成

表7　全身性エリテマトーデスの臨床的分類

	免疫複合体正常 血清補体正常	免疫複合体高値 血清補体低下 （血管壁型）
抗リン脂質抗体陰性	軽症 SLE	ループス腎炎型
抗リン脂質抗体陽性 （血管内腔型）	血栓症型 （網状皮斑，肺梗塞，脳梗塞，Budd-Chiari 症候群，流産）	混合型： 重症・劇症型

重症の全身性エリテマトーデス：中枢神経系ループス，肺出血を伴う場合は，メチルプレドニゾロン 1.0 g/日，3 日間のステロイドパルス療法あるいはシクロホスファミド（エンドキサン®）500〜750 mg/日のパルス療法が有用である。

問題 15 の正解：a. 半月体形成　b. 分節性硬化

問題 16, 17 の 解説

病理所見（図9）：糸球体はやや腫大している。メサンギウム細胞と基質の増加はほとんどない。12時方向と4時方向のメサンギウム領域にPAS陽性の均一な物質の沈着があり，メサンギウム領域が拡大し結節様になっている。7～9時の方向でボウマン囊の基底膜が二重になっている。尿細管の間隔が空いているので間質の浮腫ないしは線維化が疑われる。

アミロイド腎症

線維構造を持つ特異な蛋白であるアミロイド線維（amyloid fibril）が，全身諸臓器の細胞外に沈着し，その臓器の機能障害を引き起こす一連の疾患群を全身性アミロイドーシスと呼んでいる。沈着しやすい臓器として，心臓，腎臓，肝臓，消化管，末梢神経，皮膚，舌などがある。最近では，アミロイドの前駆体蛋白の種類によって分類している（表8）。

免疫グロブリン性アミロイドーシス（AL型アミロイドーシス：Bence Jones 蛋白）と反応性アミロイドーシスの頻度が高く，臨床的にも重要である。反応性アミロイドーシスは，慢性の炎症性疾患が基礎疾患として存在し，急性期蛋白である serum amyloid A が前駆体蛋白であることから，AA型アミロイドーシスと呼ばれている。原因となる慢性炎症性疾患には，関節リウマチ，成人発症スチル病，気管支拡張症などの非感染性疾患や，結核，癩などの感染症がある。

また，長期透析患者に発症する透析アミロイドーシスでは β_2-ミクログロブリンが前駆体蛋白であり，骨・関節障害をきたす特徴がある。

臨床症状：全身衰弱，浮腫，体重減少，貧血などの全身症状に加えて，巨舌，消化器症状，神経症状（多発性神経炎，起立性低血圧），肝脾腫，心症状（心肥大，心不全，不整脈）などを呈する。AA型アミロイドーシスでは，これらに基礎疾患の症状が加わる。アミロイドーシス

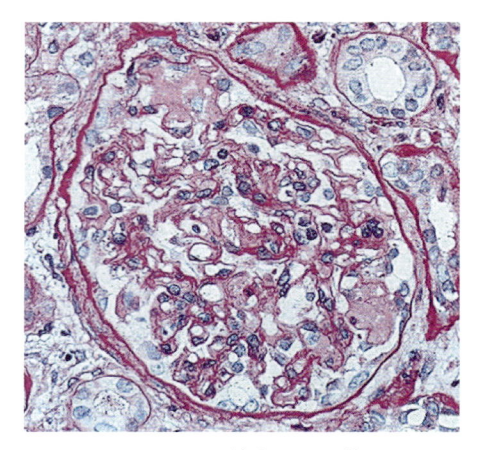

図9 PAS染色 400倍

表8 アミロイドの前駆体蛋白と分類

従来分類	新しい分類	前駆体蛋白	症状
一次性	AL型	免疫グロブリン軽鎖	全身性
二次性	AA型 Aβ_2m型 ATTR型	apoSAA β_2-ミクログロブリン トランスサイレチン	炎症性 透析アミロイドーシス 家族性アミロイドニューロパチー

は，手根管症候群（手根管内にアミロイドが沈着するために正中神経の圧迫症状が出現）が初発症状のこともある。

腎症状としては，早期には蛋白尿・血尿を示し，進行するとネフローゼ症候群と腎機能障害をきたす。また尿細管・間質への沈着が主体の場合は，尿細管アシドーシスや Fanconi 症候群などの尿細管機能障害が生じる。

治療法：AL型アミロイドーシスに対しては骨髄腫の治療に準じた化学療法，あるいは自己末梢血幹細胞移植を併用した大量化学療法が試みられている。2007年の報告では，通常の化学療法と自己末梢血幹細胞移植で有意差が得られていない。AA型アミロイドーシスでは基礎疾患を治療し，SAA蛋白を低下させることによって予後の改善が期待されている。家族性アミロイドーシス（トランスサイレチン型）でドナーがいる場合には肝移植も行われている。

問題16の正解：a．結節形成

問題17の正解：d．血中 SAA 蛋白
　　　　　　　e．尿中 Bence Jones 蛋白

chapter I

2. 尿細管機能と膜輸送体異常症

はじめに

腎は体液の恒常性を保つ臓器であり，その機能は，1）糸球体における限外濾過，2）尿細管による濾過液の再吸収，3）尿細管による分泌，の3つの機能より成る。

糸球体では1日に約180Lという多量の血漿成分が濾過され，尿細管において水および有機溶質はその大半が（99％），電解質についてはその種類によりさまざまな程度に再吸収が行われ，細胞外液の量および質を一定に保っている。糸球体障害により糸球体濾過率（GFR）が低下した場合も，その程度に応じて尿細管での再吸収および分泌を制御することで，病態時も体液の恒常性をある程度維持することが可能である。

尿細管は細胞外液の恒常性を維持するために，巧妙な調節を行えるように構造的・機能的に設計されている。尿細管における溶質輸送の分子実体はチャネルおよびトランスポーターである。

1990年代の後半から，Bartter症候群やGitelman症候群，Liddle症候群などの遺伝性輸送体機能異常症の分子病態が明らかになり，尿細管機能異常症を分子の言葉で理解できるようになった。同時に，尿細管の有する生理機能および病態生理がこれまで古典的な手法を用いて明らかにされた通りであることも証明された。「輸送体異常症」の病態生理を理解することは，腎機能そのものを理解することにもつながる。

本稿では腎臓専門医として理解すべき尿細管の機能と構造，およびその分子病態について概説する。本稿の後半では，できる限り実際の症例を提示し，臨床現場での応用につながるように努めた。

尿細管の構造および機能の概略

尿細管は構造および機能が高度に分化した上皮である。図1に記すようにボウマン嚢に引き続き，近位尿細管（S1, S2, S3にさらに細分される），Henle係蹄（細い下行脚，細い上行脚，太い上行脚），遠位曲尿細管，接合尿細管，集合管（皮質集合管，髄質集合管，髄質内層集合管に細分）の各分節に分類される[1]。それぞれの分節を構成する細胞は，その機能を最大限に発揮できるように構造が大きく異なり，さらに分節特有の細胞間輸送（paracellular transport）が行われるよう，細胞間接着分子も異なる[注1]。

近位尿細管は溶質輸送が最も盛んな部位であり，エネルギー消費量も多く[2]，1）ミトコンドリア含有量が多い，2）刷子縁膜（brush border membrane）が存在し，糸球体濾過液との接触面積を増やしている，という特徴を持つ。近位尿細管のなかでも輸送が特に盛んな前半部（S1およびS2）では前記の特徴が顕著である。

Henle係蹄はさらに細い下行脚，細い上行脚，太い上行脚の3つに細分され，その構造

注1） 近位尿細管の細胞間接着は水および電解質に対しての透過性が高く，このため近位尿細管での再吸収は等張性に行われる。一方，Henle係蹄太い上行脚での細胞間接着分子は水に対しての透過性がほとんどなく，この部位での濾過液の希釈という機能に合目的的になっている。

問題／正解と解説：関根孝司・東邦大学大橋病院小児科

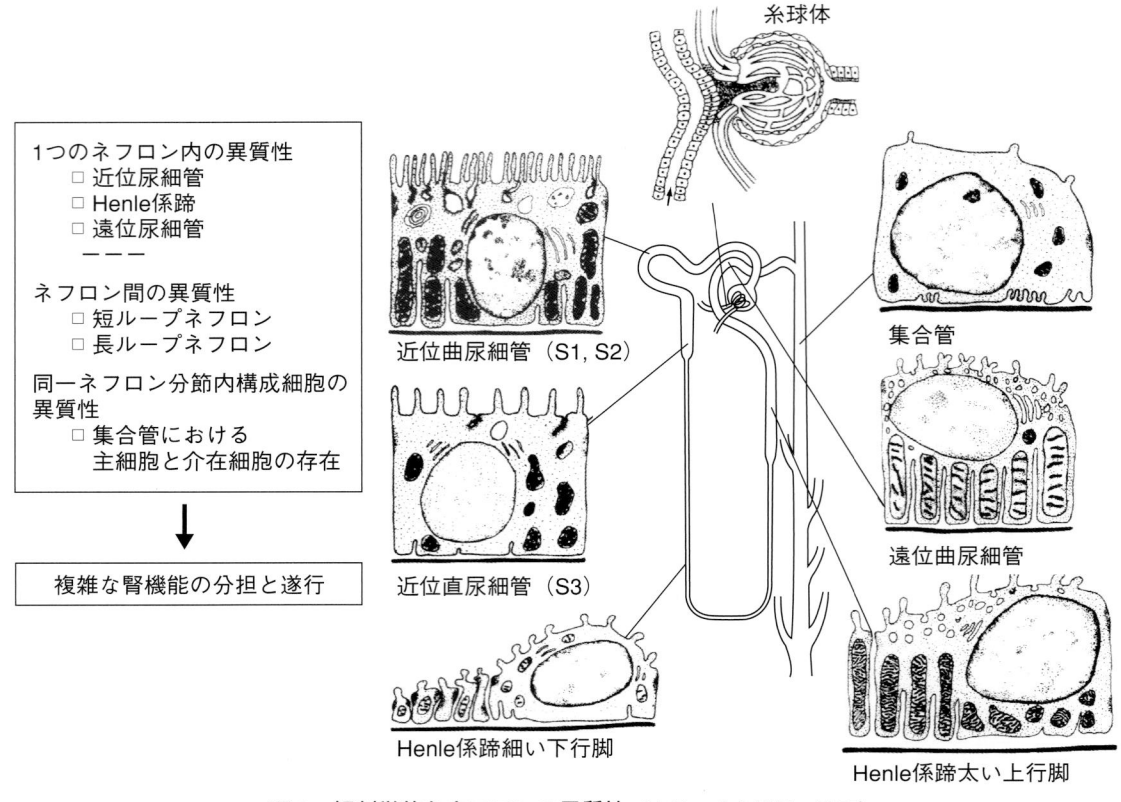

図1 解剖学的なネフロンの異質性（文献1より引用，改変）

および機能にも大きな相違がある。Henleの係蹄は全体としては髄質浸透圧勾配の維持という尿濃縮，希釈にとって必須の役割を担っているが，その機能を遂行するためにこのような構造的特徴を有している。細い下行脚は水に対しての透過性は高いがNaClに対しての透過性はきわめて低く，濾過液は細い下行脚を下行するに従い濃縮される。一方，上行脚（細い上行脚，太い上行脚ともに）はNaClに対しての透過性がきわめて高いが水に対しては不透過であり，Henleの係蹄を上行していく間に濾過液は希釈される。特にHenle係蹄太い上行脚は希釈分節（diluting segment）とも呼ばれ，糸球体濾過液の約20〜30%のNaClの再吸収を行っている。この部位に作用しNaの再吸収を阻害するループ利尿薬の作用が強力なのはこのためであり，Na利尿を呈する典型的な輸送体異常症であるBartter症候群はこの部位でのNaCl輸送に関連する分子の異常により発症する。Henle係蹄の太い上行脚ではCaおよびMgの細胞間輸送も行われている。

遠位曲尿細管〜皮質集合管はアルドステロンを介したNa輸送の微調整，Kおよびプロトンの分泌を行っている。この部位の障害ではK異常，酸塩基平衡の異常を呈することがある。またCaの経細胞輸送が制御されている部位でもある。

髄質集合管は，抗利尿ホルモン（antidiuretic hormone：ADH）を介した水輸送の調節により，尿濃縮あるいは希釈を制御することが主要な役割である。

各ネフロン分節はそれぞれ分化した溶質役割を担っており，ネフロン分節ごとに障害により発症する異常は異なる。図2にはネフロン分節ごとの代表的な尿細管疾患を記した。

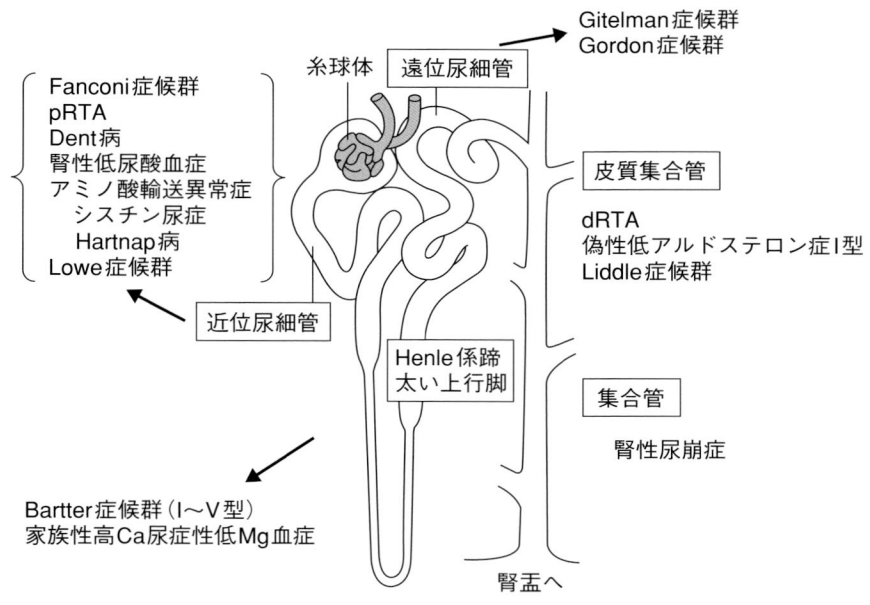

図2 ネフロン分節の尿細管疾患

膜輸送体：トランスポーターとチャネル

膜輸送体とは，脂質二重膜に存在し，親水性物質（グルコースやアミノ酸などの有機物，電解質）の膜通過（拡散）を促進する分子であり，トランスポーター（transporter）およびチャネル（channel）の2つに分類される。

トランスポーターとチャネルの本質的な違いは，「単位時間当たりの基質の輸送速度」にある。単一のチャネル分子の基質輸送速度（例：ENaCの1分子を1秒間に通過するNaの分子数）はトランスポーターの約1,000～10万倍である。チャネルもトランスポーターともに膜貫通蛋白であり，構造上は大きな相違はないが，基質を輸送する際の輸送体の構造変化に大きな違いがある。

トランスポーター分子は，1）基質のトランスポーターへの結合（binding あるいは association），2）トランスポーター分子の構造変化（conformational change, translocation），3）膜の反対側への基質の遊離（unbinding あるいは dissociation）という過程を経る。このなかで，2）の conformational change にエネルギーおよび時間を要するため，トランスポーターの輸送はチャネルより遅い。一方，チャネルは基質（電解質，水分子）の輸送はチャネル分子の構造変化を伴わないため輸送速度が速い。

トランスポーターとチャネルには輸送速度以外に重要な相違点がある。チャネル分子は開口と閉鎖の2つの状態のいずれかをとるのみであり，チャネルが開口しているときに電気的化学的濃度勾配に従った方向だけに基質が移動する（例：Naチャネルは細胞外から細胞内への基質の移動しか起こらない）。一方，トランスポーター分子はエネルギーを利用した輸送が可能であるため，電気的化学的濃度勾配に逆らった輸送も可能である。トランスポーターはそのエネルギー利用方法の違いにより1次能動輸送体（Na^+, K^+－ATPase＝Na pump など），2次能動輸送体（Na^+－glucose cotransporter, Na^+, K^+, $2Cl^-$ cotransporter など），3次能動輸送体（HCO_3^-/Cl^- antiporter など）に分類される。

トランスポーターでもGLUTに代表される促進拡散型輸送体はチャネルと同様に電気

化学的濃度勾配に従った方向にしか輸送はできない。

輸送体異常と調節異常

体液の最終調節臓器は腎臓（特に尿細管）であるのだから，すべての電解質異常症はなんらかの形で腎機能との関連を持つ。例えばSIADH（不適切ADH分泌症候群）ではADHの非生理的分泌により自由水の再吸収増加（水チャネルAQP2の非生理的発現）が認められるが，SIADHはAQP2の一時的な調節異常であり，通常の状態ではAQP2の調節は正常であり輸送体機能異常症には含まれない。なお，最近vaptanと総称されるV2受容体拮抗薬が臨床応用されており，SIADHなどの患者に対するtolvaptanを用いた無作為化試験で，血清Naを上昇させる作用が示されているが，本邦での適応症は「利尿薬で効果不十分な心不全における体液貯留」である。

また，Ca異常症やP異常症の多くはPTHやビタミンD代謝異常により尿細管でのCaあるいはPの輸送が障害された状態であり，これらも輸送体異常症には含めない。

次項以降で述べる輸送体異常症では，1）輸送体自体の構造異常，2）輸送体の調節の恒常的異常，の2つに関して記す。

電解質異常症（Na過剰吸収による遺伝性高血圧症も含む）

電解質輸送体異常症にはそれぞれに特徴的な血液電解質異常のパターンがある。電解質輸送体異常症の診断は，その特徴となる電解質異常のパターンを認識し理解することである。

典型的な電解質異常のパターンは以下の通りである。

1）低K血症および低Cl性代謝性アルカローシス＋（低Na血症）
2）高K血症および高Cl性代謝性アシドーシス
3）高Na血症
4）高Cl性代謝性アシドーシス
5）低P血症
6）低Mg血症

以下にそれぞれの代表的な疾患について，臨床例を用いて解説する。

1．低K血症，低Cl性代謝性アルカローシス，および低Na血症（図3）

【症例1】 7歳，女児

在胎29週，890gで出生。羊水過多を指摘されていた。生後早期から低K血症に気づかれ，1歳時に下記の臨床診断を受けている。妹も低K血症あり。現在，NSAID，アルダクトンA®，カリウム製剤で加療中。

血液生化学（7歳時）：Na 139 mEq/L，K 2.6 mEq/L，Cl 103 mEq/L，BUN 26 mg/dL，Cr 0.48 mg/dL，Ca 9.1 mg/dL，Pi 4.7 mg/dL，Mg 1.8 mg/dL

PRA 9.6 ng/mL/hr，アルドステロン260 ng/dL

血液ガス：pH 7.37，CO_2 47.8 Torr，HCO_3^- 30.6 mmol/L，BE＋1.2 mmol/L

尿生化学：Ca 10.3 mg/day，Ca/Cr 0.7（0.1〜0.3）

腎エコー：著明な腎石灰化あり

診　断：Bartter症候群（I型）

解　説：本症例の特徴は，低K血症，代謝性アルカローシス（アニオンギャップ正常），RAS系の高度活性化，高Ca尿症，腎石灰化である。発症は新生児期からで，羊水過多（胎児羊水は胎児の尿からなっている）から胎児期にすでに多尿であったことが推測される。臨床的にはBartter症候群が強く疑われる。この患児は遺伝子解析にてNa^+，K^+，$2Cl^-$ cotransporter（NKCC2）遺伝子に複合ヘテロ接合体変異が認められ，Bartter症候群I型と確定診断された。

【症例2】 14歳，女性

7歳時，扁桃炎にて近医で入院加療を受けた際に低K血症を指摘されている。14歳時，

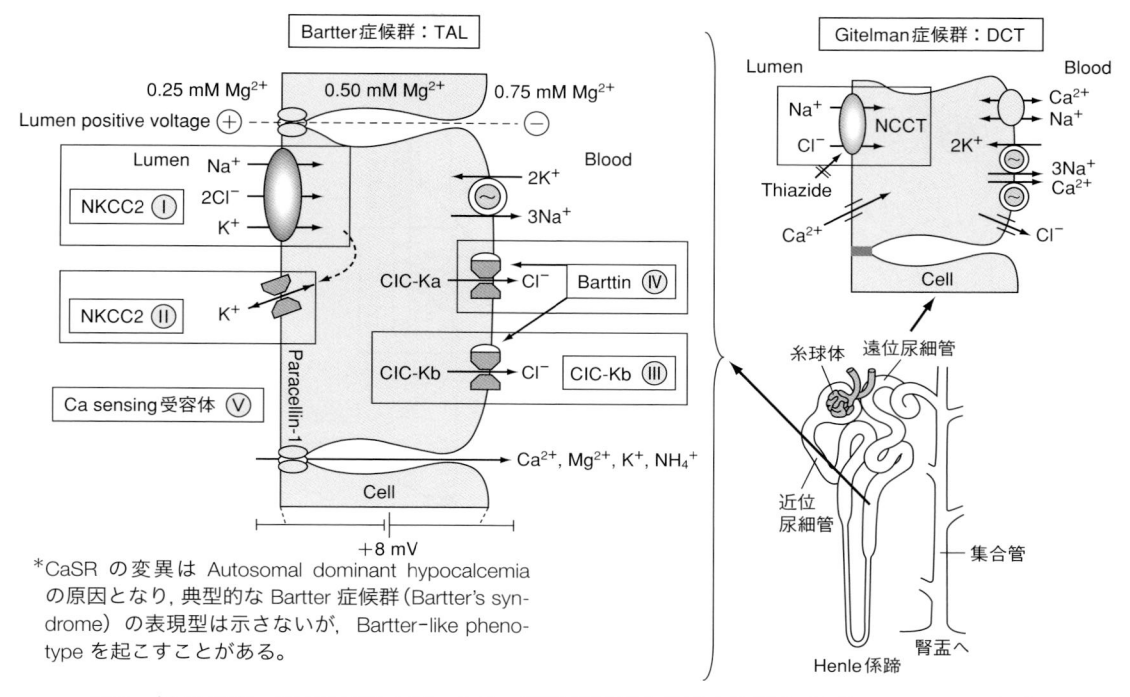

図 3　低 K 血症, 代謝性アルカローシス, 細胞外液減少を呈する疾患 (文献 3 より引用, 改変)

頭痛, 嘔気を認め近医小児科受診. 輸液加療, 制吐剤処方を受けるも症状の改善は得られなかったため紹介となる.

血液生化学：BUN 17.6 mg/dL, Cr 0.6 mg/dL, Na 136 mEq/L, K 2.8 mEq/L, Cl 97 mEq/L, Mg 1.4 mg/dL

PRA 23.7 ng/mL/hr（0.2〜3.9）, アルドステロン 20.6 ng/mL（3〜21）

静脈血ガス：pH 7.461, HCO_3^- 32.2 mmol/L, BE＋8.2 mmol/L

尿生化学：Ca/Cr 0.03（0.1〜0.3）

診　断：Gitelman 症候群

解　説：本症例も症例 1 と同様, 低 K 血症, 代謝性アルカローシス（アニオンギャップ正常）, RAS 系の高度活性化がある. しかし症例 1 と異なり著しい低 Ca 尿症および, 低 Mg 血症を呈しており, 発症は比較的遅く, 学童期以降である. Gitelman 症候群が疑われる. この症例は遺伝子診断にて NCCT（thiazide sensitive NaCl cotransporter）遺伝子の複合ヘテロ変異が同定され確定診断された.

症例 1, 2 は低 K 血症および代謝性アルカローシスを呈し細胞外液（extra cellular fluid：ECF）の減少を伴う疾患である. 図 4 には症例 1 および 2 と同じ低 K 血症および代謝性アルカローシスを呈するが ECF の増大を呈する Liddle 症候群の分子病態を記した.

2. 高 K 血症および高 Cl 性代謝性アシドーシス（図 5）

【症例 3】3 カ月, 男児

生後 2 カ月で体重増加不良に気づく. その後も体重増加不良は続き近医再診. 低 Na 血症, 高 K 血症（7.2 mEq/L）を指摘される. 3 カ月で精査加療目的にて当科入院. 体重 4,676 g（－2.7 SD）

血液生化学：Na 128 mEq/L, K 6.2 mEq/L, Cl 94 mEq/L, BUN 10.5 mg/dL, Cr 0.23 mg/dL, 血清浸透圧 271 mOms/kg

血液ガス：pH 7.445, CO_2 23.2 mmHg, HCO_3^- 19.2 mmol/L, BE－6.2 mmol/L

PRA 290.3 ng/mL/hr, アルドステロン 209 ng/dL

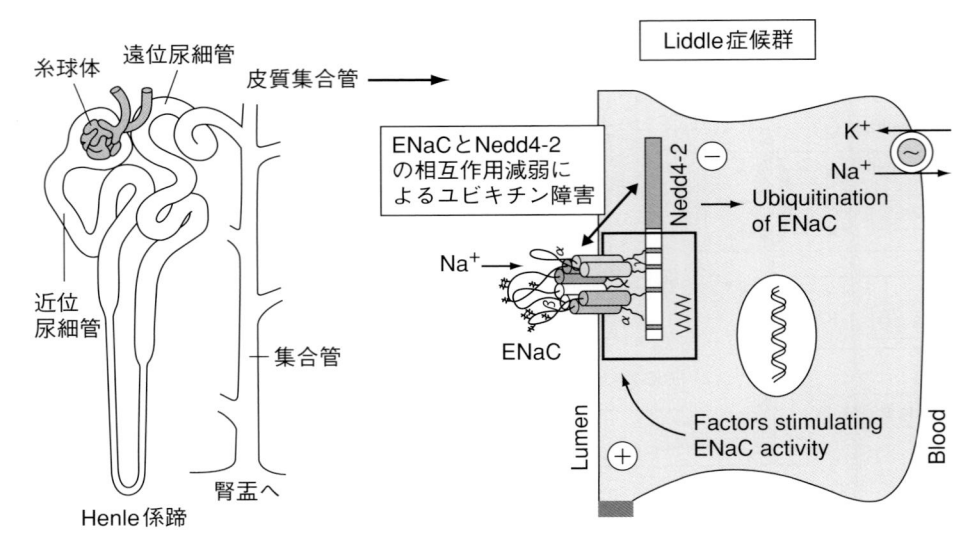

図4 低K血症，代謝性アルカローシス，細胞外液増大を呈する疾患

ENaCはNedd4-2とPY motifを介して結合し，ユビキチン化される。Nedd4-2によるこのユビキチン化によりENaCの膜発現レベルが調節されるが，Liddle症候群ではENaCのPY motifの変異によりNedd4-2との相互作用が減弱し，ユビキチン化を受けにくくなるためENaCが恒常的に皮質集合管に発現し，生理的制御のないNa再吸収が生じる。

（文献3より引用，改変）

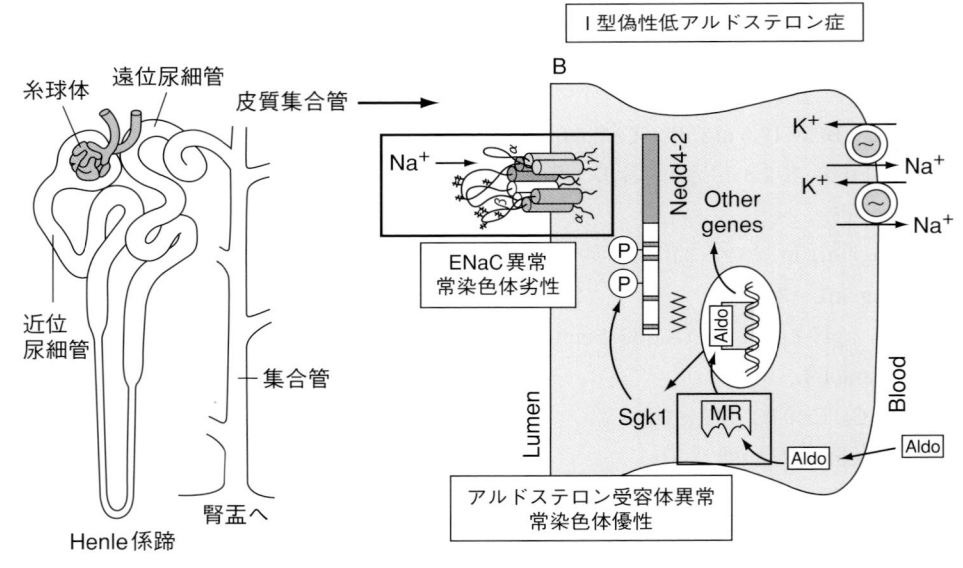

図5 高K血症，代謝性アシドーシスを呈する疾患の責任分子（文献3より引用，改変）

ACTH 22 pg/mL（7.0〜56.0），コルチゾール 14.5 μg/dL（4.0〜23.3）

診　断：偽性低アルドステロン症Ⅰ型

解　説：本症例の特徴は，腎不全が存在しないにもかかわらず著明な高K血症，代謝性アシドーシス（アニオンギャップ正常），低Na血症を呈している点である。第一に副腎不全を疑うが，アルドステロンは著明高値，コルチゾール，ACTHも正常である。以上の結果は偽性低アルドステロン症Ⅰ型に合致す

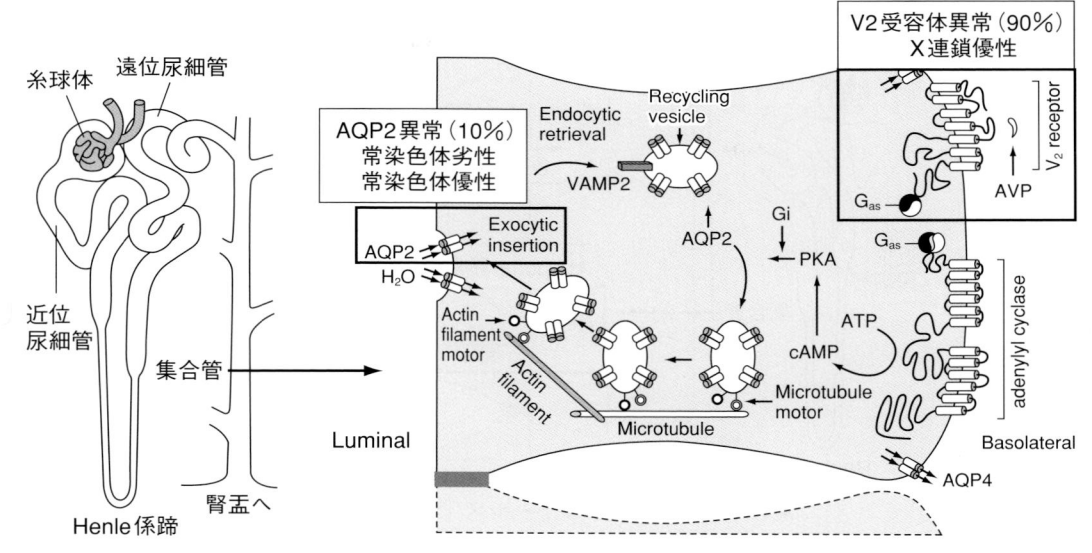

図6 自由水の異常を呈する疾患の責任分子（文献3より引用，改変）

る．本症例は NaCl の投与のみでその後体重増加が認められ，血清アルドステロン値も次第に低下した．なお，偽性アルドステロン症Ⅱ型（Gordon 症候群）は，WNK（serin/threonine kinase with-no-lysine［K］）系キナーゼである WNK1 および WNK4 の遺伝子異常などにより NCCT の機能亢進が起こり，高 K 血症，代謝性アシドーシス，高血圧を呈するもので，Gitelman 症候群の mirror image と捉えられる．WNK1 および WNK4 はセリン/スレオニンキナーゼである SPAK（STP20/SPS1-related proline/alanine-rich kinase）や OSR1（oxidative stress responsive kinase 1）を介してリン酸化によって NCCT の活性を高める．

3. 高 Na 血症（図6）

【症例4】4カ月，女児

39週，2,355 g にて出生．生後1カ月半頃に発熱あるも数日にて解熱．受診の少し前よりミルクをしきりに欲しがるようになった．体重増加不良，頻脈，発熱，活動性の低下があり，生後4カ月に精査入院となる．多飲，多尿の家族歴なし．入院時の体重 4.5 kg，身長 57.5 cm と著しい体重増加不良と脱水の所見あり．

血液生化学：Na 180 mEq/L，K 3.9 mEq/L，Cl 139 mEq/L，BUN 37.5 mg/dL，Cr 0.7 mg/dL（この年齢での正常値は 0.2 mg/dL 程度），血清浸透圧 380 mOms/kg，ADH 53.0 pg/mL（0.3〜3.5）

検尿：SG＜1.005，pH 6.5，Pro（−），OB（−），Glu（−）

診 断：腎性尿崩症

解 説：本症例は，高度脱水があるにもかかわらず多尿（低張尿）が存在し，高 Na 血症，ADH 高値であり，典型的な腎性尿崩症の所見である．腎性尿崩症は通常 X 連鎖遺伝であり（90%），男子のみが発症する．X 連鎖の家系では家族は水分摂取の重要性を認識しており（腎性尿崩症と診断されていない症例でも家族が水分を過剰に摂取しなければならないことを経験的に知っていることが多い），本症例のような高度の脱水，高 Na 血症に陥ることは少ないが，本症例は女児で家族歴もなく，家族はこうした異常に気づかなかった．腎性尿崩症の 10% は水チャネル（AQP2）の異常であることが知られており，この患者も AQP2 の常染色体劣性遺伝形式によるものと

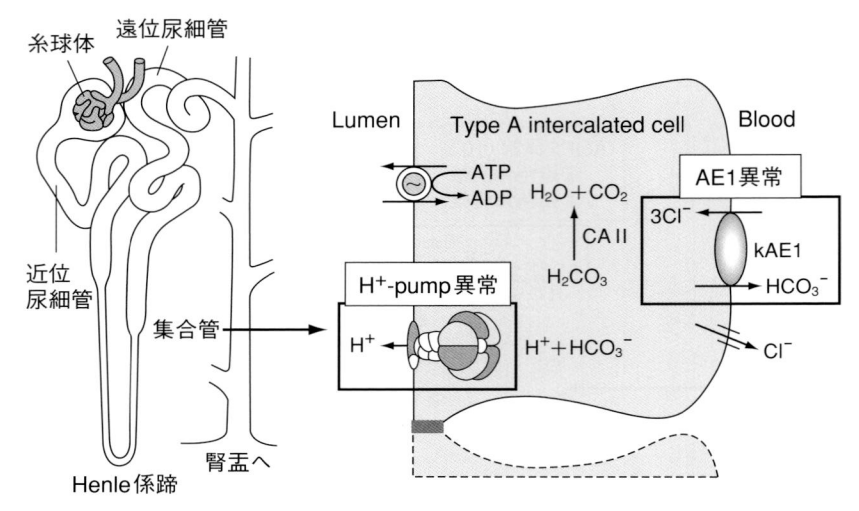

図7 遠位尿細管性アシドーシス（文献3より引用，改変）

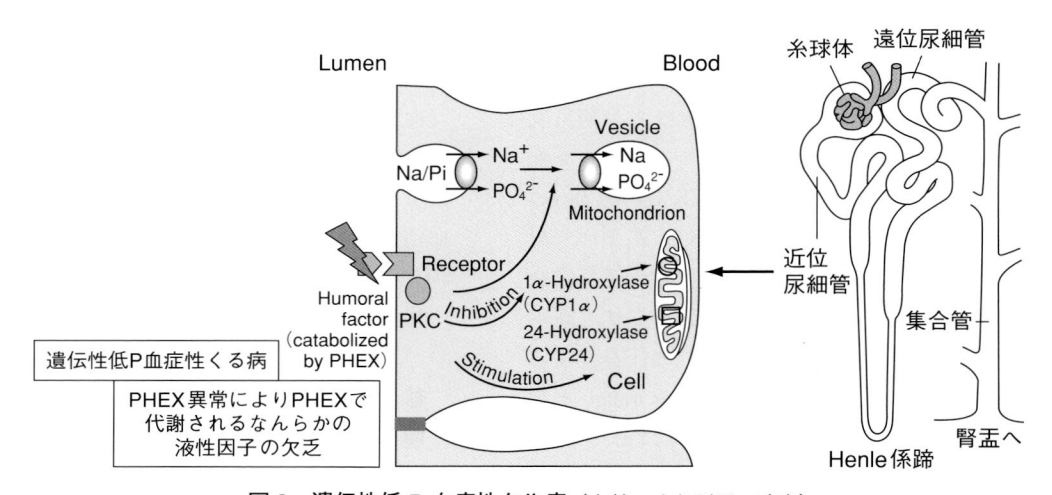

図8 遺伝性低P血症性クル病（文献3より引用，改変）

推察される。

4．高Cl性代謝性アシドーシス（図7）

【症例5】 10ヵ月，男児

生後4日目よりミルクの飲みが悪く，体重減少があったため生後9日に入院した。体重は出生時は2,710gであったが，入院時には2,348gにまで減少していた。（後に出生する男児も同様な疾患を発症）

血液生化学：K 4.8 mEq/L，Cl 131 mEq/L
血液ガス：pH 7.05，HCO_3^- 1.9 mmol/L
尿pH：6.5

尿中滴定酸排泄：1.63 mEq/min/1.73 m²（新生児の正常値：12〜52 mEq/min/1.73 m²）

尿中アンモニア排泄：5.2 mEq/min/1.73 m²（新生児の正常値：14〜47 mEq/min/1.73 m²）

診　断：遠位尿細管性アシドーシス（dRTA）

解　説：本症例は発育障害に高度の高Cl性代謝性アシドーシスを合併している。著明なアシドーシス存在下でも尿pHは6.5とわずかな酸性化しかできず，尿中滴定酸および

アンモニア排泄低値であり，遠位尿細管性アシドーシス（dRTA）と診断される。

5．低P血症（図8）

【症例6】 1歳7カ月，男児

1歳1カ月でひとり歩きを開始してからO脚を指摘された。1歳過ぎより身長増加の低下を認めたため精査となる。

血液生化学：Ca 8.9〜9.3 mg/dL，P 2.1〜2.8 mg/dL，ALP 1,732〜2,495 IU/L，iPTH 46〜75 pg/mL，1,25（OH）$_2$ ViTD$_3$ 37.7〜40.0 pg/mL

尿生化学：Ca/Cr 0.0，TmP/GFR 2.48（正常値：4.9±0.2）

診　断：低P血症性くる病

解　説：本患者は低P血症を示し，血清CaおよびPTHは正常である。TmP/GFRは低下しており尿細管でのP再吸収障害が主たる病態と考えられる。O脚はくる病の結果である。遺伝性低P血症性くる病で最も頻度が高いのは，X連鎖優性家族性低リン血症（XLH）である。

血清Pの調節は近位尿細管でのNaリン酸共輸送体（NaPi-II）により行われている。NaPi-IIの膜表面の発現は，neutral endopeptidaseと相同性を有するPHEXにより代謝される未知の液性因子により調節されている。XLHはPHEXの遺伝的変異により，NaPi IIの膜発現が恒常的に減弱していることによる。

6．低Mg血症

Ca輸送およびMg輸送を担うHenle係蹄の太い上行脚の細胞間接着分子であるparacellin-1（別名：claudin 16）の異常による腎石灰化を伴う遺伝性高Ca尿症性低Mg血症（FHHNC：familial hypomagnesemia with hypercalciuria and nephrocalcinosis）というまれな疾患が存在する。近年同じくTALに存在するclaudin 19異常による低Mg血症も報告されている。

有機物輸送異常症

近位尿細管では電解質の輸送とともに糸球体で濾過された有機溶質の輸送を行っている。近位尿細管ではNaは濾過量の60%程度が輸送されるが，その多くは有機溶質輸送と共役しており，有機溶質の輸送のためにNa輸送が行われていると言っても過言ではない[注2]。近位尿細管全体の障害であるFanconi症候群では糖尿やリン酸尿，アミノ酸尿などさまざまな溶質が尿中に漏出する。ここでは近位尿細管における2つの代表的な疾患について記す。

【症例7】 7歳，男児

小学校1年生の学校検尿で蛋白尿（1+）を指摘された。兄弟にも同様の者がいる。

血液生化学：異常なし

検尿：蛋白尿（1+），血尿（1+），尿中RBC 0〜3/HPF，尿中β_2 microglobulin 28,500 μg/L，尿Ca/Cr 0.5

他院での腎生検の結果：minor glomerular abnormalities

腎エコー：軽度の石灰化を認める。

診　断：Dent病[注3]

解　説：本症例はDent病である。本症の特徴は，尿細管性蛋白尿（低分子蛋白尿），高Ca尿症，腎石灰化であり，X連鎖遺伝のため男児のみが症状を呈する。成人では尿路結石（リン酸カルシウム結石）を認めることがある。遺伝学的にはCLCN5の異常が約70%，OCRL1異常が約10%を占める。本患者も遺伝子解析でCLCN5遺伝子にミスセンス変異が同定された。欧米のDent病は40歳代で約半数が末期腎不全となるが，本邦のDent病の長期予後は不明である。成人の原因

注2）ただし溶質の輸送の機動力（driving force）はあくまでも細胞内外のNa濃度勾配である。

注3）Dent病の本態は低分子蛋白のendocytosis障害で輸送体異常症とは言えないが，重要な疾患のためあえてここに記載した。

不明の腎不全の一部に本症が含まれている可能性がある。

【症例8】 12歳，男児

8月の午前中にサッカーの練習を行う。翌日夕方に腰痛・腹痛，嘔吐出現。3日後も嘔吐持続のため来院。腎疾患の既往なし

血液生化学：BUN 100 mg/dL，Cr 5.1 mg/dL，UA 2.6 mg/dL，CK 67 IU/L

検尿：Prot（1+），OB陰性

尿生化学：FE_{Na} 2.9%，UNa 81 mEq/L，尿ミオグロビン＜5 ng/mL

入院後の経過：輸液管理のみで腎不全は軽快。退院時の血清UAは0.7 mg/dL

診　断：腎性低尿酸血症に伴う運動後急性腎不全（ALPE）

解　説：若年成人に発症した運動後腎不全の症例である。運動後腎不全としてはマラソンやトライアスロンなど長時間の激しい運動後に発症するミオグロビン尿症によるものが第一にあげられる。本患者は，半日間軽いサッカーの運動をしたのみであり，ミオグロビン尿症もなくこの病態は否定的である。本症例に特徴的なのは腎不全時にも血清尿酸値が比較的低く，腎不全から回復した後は著明な低値（0.7 mg/dL）を示したこと，また，腎不全発症時に強い腹痛，腰背部痛を訴えたことである。

これらの所見は，「腎性低尿酸血症に合併した運動後急性腎不全」に合致する。この患者は後に，尿酸輸送体（hURAT1）のW258X変異が同定された。近位尿細管での尿酸の再吸収の半分はURAT1によると考えられているが，最近のSNP解析によりSLC2A9（solute carrier 2群 A9：GLUT9）も尿酸排泄に関連することが示され，同部位での再吸収に関与していると考えられている。

chapter I
2. 尿細管機能と膜輸送体異常症

問題

問題1 疾患と電解質異常の組み合わせで<u>誤り</u>はどれか。
a. Bartter 症候群 ———————— 低 K 血症
b. Gitelman 症候群 ——————— 低 K 血症
c. 腎性尿崩症 ————————— 高 Na 血症
d. 偽性低アルドステロン症 ——— 低 Na 血症
e. 遠位尿細管性アシドーシス —— 低 Cl 性代謝性アシドーシス

問題2 尿細管分節とその機能の特徴の組み合わせで<u>誤り</u>はどれか。
a. 近位尿細管 ————————— リン酸の再吸収
b. Henle 係蹄細い上行脚 ——— 水の透過性が高い
c. Henle 係蹄太い上行脚 ——— NaCl の能動輸送
d. Henle 係蹄太い上行脚 ——— Ca および Mg の細胞間輸送
e. 皮質集合管 ————————— アルドステロンを介した Na 再吸収

問題3 疾患と尿細管の障害部位の組み合わせで<u>誤り</u>はどれか。
a. Fanconi 症候群 ——————— 近位尿細管
b. Bartter 症候群 ——————— Henle 係蹄太い上行脚
c. Gitelman 症候群 —————— 遠位尿細管
d. Liddle 症候群 ——————— 髄質内層集合管
e. 偽性低アルドステロン症 —— 皮質集合管

問題4 疾患と症状の組み合わせで<u>誤り</u>はどれか。
a. シスチン尿症 ——— 尿路結石
b. シスチン症 ——— Fanconi 症候群
c. 腎性低尿酸血症 ——— 運動後腎不全
d. Hartnap 病 ——— 中性アミノ酸尿
e. Dent 病 ——— 低 Ca 尿症

問題5 Bartter 症候群で認められる異常として<u>誤り</u>はどれか。
a. 低 K 血症
b. 代謝性アルカローシス
c. 血中レニン活性高値
d. 尿中プロスタグランジン低値
e. 血中アルドステロン高値

chapter I
2. 尿細管機能と膜輸送体異常症

正解と解説

問題1の 解説

【解説】
　尿細管性アシドーシスは，通常，アニオンギャップ正常の代謝性アシドーシスであり，高Cl性代謝性アシドーシスを呈する。

正解：e

問題2の 解説

【解説】
　Henleの係蹄は細い上行脚も太い上行脚もともに水に対する透過性が低く，Henle係蹄を上行するに従い，尿は希釈される。

正解：b

問題3の 解説

【解説】
　Liddle症候群はENaCの変異によりそのユビキチン化が障害され，皮質集合管において過剰発現状態が続くため過剰なNa再吸収を呈する疾患である。ENaCの主要な発現部位は皮質集合管であり，髄質内層集合管での発現はほとんどない。

正解：d

問題4の 解説

【解説】
　Dent病は，尿細管性蛋白尿症とも呼ばれ，低分子蛋白尿症を特徴とする。高Ca尿症を示す患者が多く，腎石灰化，腎結石を合併することが多い。欧米では中年期以降に末期腎不全に至る症例が多い。本邦におけるDent病の長期予後は不明である。

正解：e

問題 5 の解説

【解説】

　Bartter 症候群は Henle の係蹄太い上行脚の NaCl 輸送が障害された結果，Na 利尿を生じ，volume depletion のためにレニン，アルドステロンの過剰分泌が生じ，低 K 血症，代謝性アルカローシスを呈する疾患である。腎におけるプロスタグランジン産生は亢進しており，治療として NSAIDs が用いられ臨床症状の改善には有効である。一方，NSAIDs の長期使用による腎障害にも注意が必要である。

正解：d

参考文献

1) Valtin H. Renal function, mechanisms preserving fluid and solute balance in health, 2nd ed, 飯田喜俊（監訳）．東京：メディカル・サイエンス・インターナショナル，1983.
2) Sekine T, Miyazaki H, Endou H. Solute transport and energy production in the kidney. In：Alpern RJ, Hebert SC（eds），Seldin & Giebisch's The Kidney, Physiology and Pathophysiology, Fourth ed, San Diego：Academic Press, 2008：185-209.
3) Bonnardeaux A, Bichet DG. Inherited disorders of the renal tubule. In：Brenner BM（ed）The Kidney 7th ed, Philadelphia：Saunders, 2004：1697-1742.

chapter I

3. 水電解質と酸塩基平衡を攻略する

はじめに

　水電解質異常も酸塩基平衡異常も腎臓内科を専門とする医師にとっては攻略すべき領域である。実地診療においてはいずれも，外科，麻酔科，小児科をはじめ他科においても日常的に関係してくることから，腎臓内科を超えた存在とも言え，臨床家すべてにとって攻略すべきと言っても過言ではない。

　本稿では酸塩基平衡異常のアプローチという点に絞って記述する。酸塩基平衡の理論は，化学の授業で習った質量作用の法則，解離定数，酸と塩基の定義，緩衝系，Henderson-Hasselbalch の式などの用語が登場してくるため，水電解質よりやや困難な部分がある。しかし血液ガスそのものの読みについては，ある程度機械的に行うことが可能であり，診断自体はそれほど困難ではない。重要な点は，水電解質でも触れたように，推測される酸塩基平衡の異常が実際の患者に本当に認められてよいかの検証と，もしそうであるならばその原因は何かという点である。治療については，水電解質異常のときと同様，原因に即して行えばよいのであって，緊急性がない限り原因除去に努め，次いで対症療法となる。そのあたりを本稿にて感じていただければ幸いである。

酸の生成と排出

　正常の生体で産生される酸には 2 通りあり，1 つは炭水化物，脂肪の代謝に由来する炭酸で，1 日約 15,000～20,000 mEq にもなる（図1）。しかし炭酸は水と二酸化炭素に分解

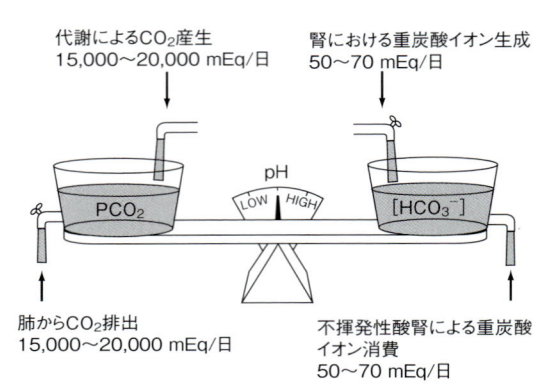

図1　生体における酸の生成と肺および腎からの排出

され，二酸化炭素はそのすべてが呼吸というプロセスによって肺から速やかに排出されることから，揮発性酸と呼ばれる。一方，三大栄養素のうちの蛋白質が代謝されると，イオウ含有アミノ酸から硫酸が生成され，またリン酸含有アミノ酸からリン酸が生成され，これらは腎から尿中に排泄されることから不揮発性酸と呼ばれる。不揮発性酸は食事に左右されるが，およそ 1 日に 50～70 mEq（体重 1 kg 当たり約 1 mEq）であり揮発性酸に比べてかなり少ない（図1）。

　二酸化炭素は肺から速やか，かつ大量に排泄されるため，肺での換気能が障害されない限り，生体内で炭酸が蓄積することはない。したがって，二酸化炭素が蓄積する病態は"呼吸性"と考えられる。しかし，腎からの不揮発性酸の処理能力は，肺に比べて少なく，生成の過剰でも，排泄の低下でも比較的容易に酸が蓄積することになり，このような病態は"代謝性"と呼ばれる。

問題/正解と解説：内田俊也・帝京大学医学部内科

酸・塩基とは，緩衝系とは

酸は H^+（プロトン）を供給しうる分子で HA と表記される。ここで A^- は H^+ を受容しうる分子と定義され塩基と呼ばれる。これらの分子が水という溶液のなかで存在するときは，$HA \rightleftarrows H^+ + A^-$ なる解離式で表わされる。塩基は，HCO_3^-，HPO_4^{2-} などのような弱酸の共役塩基である場合がほとんどであり，解離定数（pK）も正常の 7 に近い。さて，この解離式を質量作用の法則により表記すると，

$$K = \frac{[H^+][A^-]}{[HA]}$$ となり，両辺の対数をとると，

$$pH = pK + \log\frac{[A^-]}{[HA]}$$ となり，これを Henderson-Hasselbalch（HH）の式と呼ぶ。

ここで緩衝系というものを考えてみる。もし塩酸（HCl）10mmoL を pH 7.4 の水 1L に加えた場合，塩酸は強酸で 100% 解離するため，プロトン濃度は 10^{-2}M となり，pH は 2 となる。ところが，50 mM のリン酸バッファー 1 L（pH 7.4）に加えたときはどうなるであろうか。

リン酸の HH 式は，$pH = pK + \log\frac{[HPO_4^{2-}]}{[H_2PO_4^-]}$ のように表記され，pH 7.4 では $\frac{[HPO_4^{2-}]}{[H_2PO_4^-]} = \frac{4}{1}$ に解離している（理由：$7.4 = 6.8 + \log\frac{[40]}{[10]}$ $6.8 + 2 \times \log 2 (= 0.3)$。ここに強酸である

塩酸を 10mmoL 添加すると，$pH = 6.8 + \log\frac{[40-10]}{[10+10]} = 6.98$

のように反応して，最終の pH は 6.98 にしか下がらないのである。このような反応を緩衝と呼び，緩衝系は**図2**のように S 字カーブのグラフで示される。すなわち縦軸で示される添加プロトン量の変化に対してもプロトン

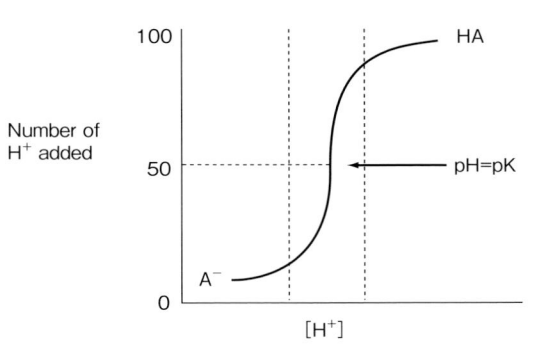

図2 緩衝系のグラフ

濃度は比較的狭い範囲に調節されるという機構である。

生体の緩衝系について

では，生体内の緩衝系はどうなっているのだろうか。細胞外液の緩衝系は，**図3**に示すように，重炭酸/炭酸系が主たる役割を担っている。しかし赤血球のヘモグロビンも意外と大きな役割を果たしている。それはヘモグロビンの構成アミノ酸として多く存在しているヒスチジンの pK が 6.5 と細胞外液の正常 pH に近いことが関与している。一方，時間経過とともに細胞内緩衝系も重要な役割を果たすようになる。タンパク質，有機リン酸，さらに骨が機能していることが知られている[2]。

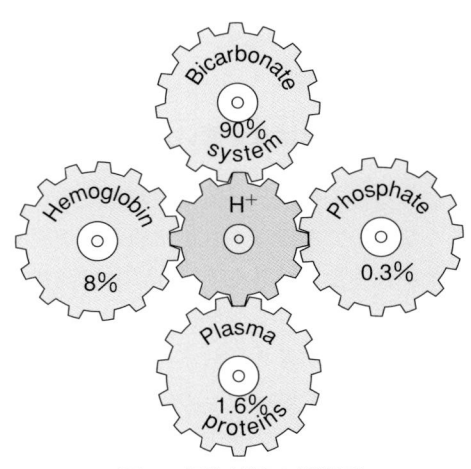

図3 細胞外液の緩衝系

細胞外液で最も重要なのは，量的な理由と揮発性酸の炭酸を利用することから，重炭酸/炭酸による緩衝系である。重炭酸/炭酸緩衝系を Henderson-Hasselbalch 式で表わすと，次のようになる。分母は二酸化炭素が血液に溶解している炭酸を意味し，0.03 は溶解係数である。

$$pH = 6.1 + \log \frac{HCO_3^-}{0.03 \times pCO_2} \quad \cdots\cdots 式①$$

さて，1日に生成される 50～70 mEq の不揮発性酸はどのように処理されているのであろうか。正常の血中重炭酸イオン濃度は 24 mEq/L であり，糸球体濾過量が約 140 L/日とすると，原尿中に 1 日 24×140＝3,360 mEq が濾過されることになる。しかしその大部分は近位尿細管でナトリウムイオンとともに再吸収され，尿中に喪失することはない（図 4）。したがって，代謝性アシドーシスがあって血中重炭酸イオン濃度が低い状態では，糸球体濾過されたすべてが回収されるだけで正常な状態に回復させることにはならない。

低下した重炭酸イオンの正常状態への回復は，皮質集合管でのプロトンの分泌によってなされている（図 5）。プロトンの受容分子としてアンモニアとリン酸があり，特に前者の役割が大きい。この機構により生体に生じた不揮発性酸はすべて尿中に排泄され，それと交換される形で重炭酸イオンが血液中に放出されるのである[3]。

酸塩基平衡異常はなぜ悪いか

ところで，酸塩基平衡異常が生じると何がよくないのであろうか。正常値から逸脱することがよくないだろうということは漠然と理解できるが，それを医学的に説明すると**表 1**のようなことが考えられる。まずアシドーシスである。すぐ思いつくのは細胞内外の移動による細胞内からのカリウム（K）放出で，高 K 血症を招く。そして心血管系に及ぼす影

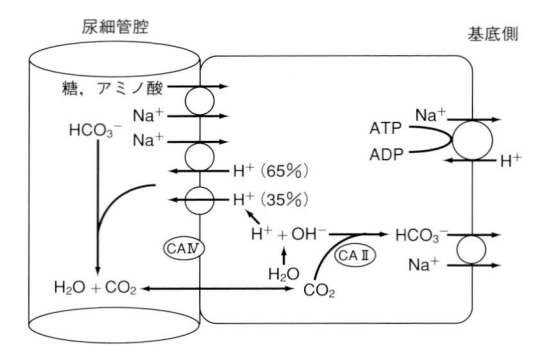

CA II：carbonic ancydrase II 型
CA IV：carbonic ancydrase IV 型

図 4 近位尿細管における重炭酸イオンの回収機構

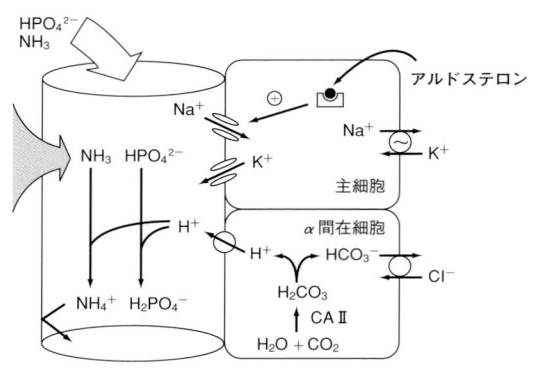

図 5 皮質集合管における重炭酸イオンの新規生成の機構

響が重要で，不整脈，心機能低下も致命的となりうる。長期的には骨という緩衝系に悪影響をもたらし，これは腎不全のときの骨吸収という現象につながる。腎に及ぼす影響も石灰化や結石出現で知られており，慢性腎臓病（CKD）の集学的治療においても，代謝性アシドーシスを治療することが記載されている[4]。具体的には重炭酸イオン濃度を 20～22 mEq/L に保持することが望ましいとされる。

一方のアルカローシスは何が悪いのであろうか。K については逆向きに動くため低 K 血症となる。低 K 血症に続いてアンモニア産生が高まり肝性昏睡の悪化を招く。イオン化 Ca の低下によるテタニーも容易に理解される。気づきにくい点として，高度のアルカリ

表1　酸塩基平衡異常が生態に及ぼす悪影響[5]

アシドーシスが悪い理由	アルカローシスが悪い理由
・高K血症 ・不整脈の出現 ・心筋収縮力の低下（特にβ拮抗薬，Ca拮抗薬存在下で） ・末梢血管拡張→ショック ・肺水腫 ・骨融解 ・筋肉異化 ・腎障害進行（補体活性化），腎石灰化，尿路結石	・低K血症 ・テタニー ・脱水（HCO_3^-排泄時にNa^+牽引） ・末梢組織の低酸素血症（酸素解離曲線の左方移動） ・脳血管収縮 ・肝性昏睡の悪化 ・心臓への影響（冠血流低下，不整脈，ジギタリス中毒）

血症では酸素解離曲線の左方移動により末梢で酸素分圧が低下してもヘモグロビンが酸素を放さない結果となり（図6），末梢組織は酸素欠乏に陥る。その結果乳酸アシドーシスをもたらして，複雑な酸塩基平衡異常を呈することになる。

血液ガスの評価法

細胞外液の水素イオン濃度は，臨床的に"血液ガス"検査を行うことで評価されている。動脈血のサンプルを用いてpH，pCO_2を実測し，前述の式①によって重炭酸イオンを計算で求めている。動脈血採血は，疼痛や出血のリスクもあり，手技もやや面倒であることから，敬遠される嫌いがある。しかし，欧米などでは従来から静脈血のCO_2含有量を用いて重炭酸イオン濃度を推測していた。すなわち，式①でわかるようにCO_2含有量の97%は重炭酸イオンで占められるからである。ただ静脈血は組織代謝の結果放出される二酸化炭素分圧が高いため，動脈血より2 mEq/Lほど高い数値になる。最近では静脈血で血液ガスを測定し，酸塩基平衡状態を評価する方法も浸透しつつある。血液酸素分圧や酸素飽和度についてはあてにならないが，酸塩基平衡異常の診断に関しては，静脈血のHCO_3^-でも十分である。

そして酸塩基平衡異常の最終的な鑑別診断のためには，血液や尿の電解質，臨床経過，

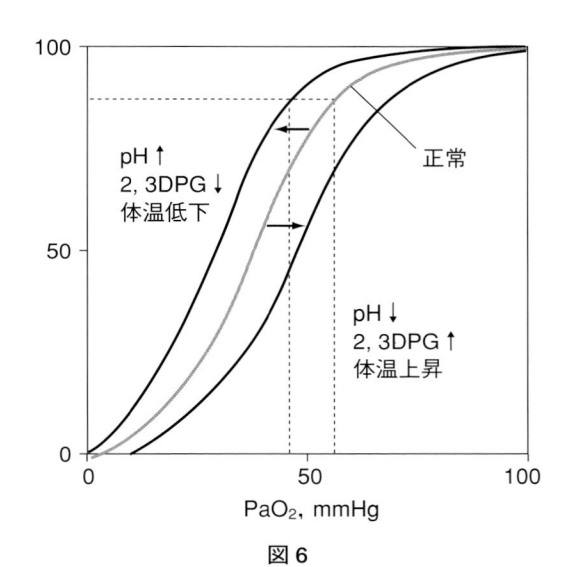

図6
ヘモグロビンの酸素解離曲線はアルカリ血症で左方移動する。

身体所見を加味して総合的に評価することが必要である。特に血清アルブミンと尿のNa，K，Clは次項で述べるように重要である。

血液ガスの読み方

「はじめに」で述べたように，血液ガスのデータを読むことは，かなりの部分機械的に行うことが可能で，次のステップごとの解析方法がベッドサイドでは有用である[6]。

ステップ1：pHよりアシデミアかアルカレミアかを判断し，それがHCO_3^-の変化（代謝性）によるものか，pCO_2の変化（呼吸性）によるものかを判定する。

ステップ2：アニオンギャップ（AG）を計算する。

AG＝Na－Cl－HCO$_3^-$（基準 12±2 mEq/L）

このとき，低アルブミン血症があれば，次のように補正する（後ろの問題2と解説を参照のこと）。

補正 AG＝AG＋（4－アルブミン）×2.5

ステップ2'：もし AG（あるいは補正 AG）が上昇していれば補正 HCO$_3^-$ 値を計算する。

ΔAG＝実測 AG－12

補正 HCO$_3^-$ 値＝実測 HCO$_3^-$ 値＋ΔAG

これは AG が増加する前の HCO$_3^-$ 値を意味する。

ステップ3：代償性変化を評価する。

一次性酸塩基平衡異常に対し生理的代償性変化が予測された範囲内であるかどうかを判定する。

ステップ4：患者の病態からの最終診断を検証する。

少し補足説明すると，AG の計算の際に，血清アルブミン値で補正する理由は，アルブミンがマイナスイオンとして大きい役割を果たしており，1 g/dL 当たり 2.5 mEq/L 相当になるためである。この補正が重要なのは，低アルブミン血症のときに AG 増加型の代謝性アシドーシスを見逃してしまう危険があるからである（図7）。

ステップ3の代償式のところで少しハードルがある。それは，各種病態に応じて代償式が異なり計算がやや面倒なことである。し

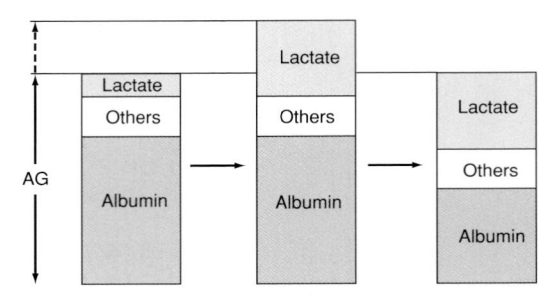

図7 低アルブミン血症のときの見た目の AG 減少の機序

かも一次性の呼吸性異常の場合は，急性発症か慢性的かによって，代償変化が異なることも理解を複雑にしている。ここを通過できれば血液ガスの読解力としては十分なものとなるので，是非頑張ってもらいたい。筆者が使用している最も簡便と思える代償式を表2にまとめた。得られた数値の±2 mmHg（もしくは mEq/L）を超えていれば，隠れた酸塩基平衡異常の存在を疑うとよい。また代償の限界は，通常の教科書よりは広くとってある。

ただ，やはり最も重要なことは，血液ガスの読みから得られた結論が机上の空論にならないように，実際の患者に戻って，ありうるか否かを検証することである。この部分が最も大切なステップであることを強調しておきたい。

最後に代謝性アシドーシスと代謝性アルカローシスをもたらす代表的な病態を表3にまとめる。各論について触れるスペースはないが日常診療の参考になれば幸いである。

表2 一次性の酸塩基平衡異常に対する代償式

一次性異常	経過	Δ比	係数	代償の限界
代謝性アシドーシス		ΔPaCO$_2$/ΔHCO$_3$	1.2	10
代謝性アルカローシス			0.7	90
呼吸性アシドーシス	急性		0.1	30
	慢性	ΔHCO$_3$/ΔPaCO$_2$	0.3	45
呼吸性アルカローシス	急性		0.2	16
	慢性		0.5	12

表3 代表的な代謝性アシドーシスと代謝性アルカローシス

代謝性アシドーシス		代謝性アルカローシス
アニオンギャップ増加	アニオンギャップ正常	
中等度〜高度腎不全	下痢, 尿管S状結腸吻合, 回腸瘻, 人工肛門	嘔吐・胃液吸引
ケトアシドーシス（糖尿病, アルコール, 飢餓）	低アルドステロン症（アルドステロン拮抗薬を含む）, 軽度腎不全, Gordon症候群	二次性アルドステロン症（脱水, 利尿薬, Bartter症候群, Gitelman症候群, Mg欠乏）
乳酸アシドーシス（低酸素, ショック, ビタミンB_1欠乏）	尿細管性アシドーシス（近位型, 遠位型）	偽性アルドステロン症（甘草, ステロイド投与, Cushing症候群）
アルコール代替薬（エチレングリコール, メタノール）	高カリウム血症	低カリウム血症
薬剤（アスピリン, アセトアミノフェン, NSAID, パラアルデヒドなど）	酸投与（塩化アンモニウム, アミノ酸製剤, 特にアミノレバン）	重曹・有機酸投与, 大量輸血（抗凝固薬のクエン酸のため）

おわりに

　酸塩基平衡は生体の恒常性維持の典型的な例の一つである．重要なことは，正常と異常のときの酸と塩基の生成と排出の機序と，大きく変動するプロトン量を小さな変化にとどめるという優れた緩衝システムについての理解である．そして，その恒常性維持のために腎がいかに大切な役割を演じているかを理解することである．

　本稿ではまた，実際的な血液ガスの読み方と注意事項についても触れた．具体的な異常の診断と治療については割愛した．

文献

1) 内田俊也.「特集：水電解質と輸液」水電解質異常のアプローチ. 日腎会誌 2008；50：70-75.
2) 鈴木快文, 内田俊也. 生命維持に必要な『血液ガス』とは. 薬局 2008；59：3-8.
3) Brenner & Rector's The Kidney 8th ed, Saunders, 2008.
4) 日本腎臓学会編. CKD診療ガイド. 東京：東京医学社, 2007.
5) Gennari FJ, et al. Acid-base disorders and their treatment. Taylor & Francis, 2005.
6) 黒川 清. 水・電解質と塩酸基平衡―Step by Stepで考える―, 改訂第2版, 東京：南江堂, 2004.

chapter I
3. 水電解質と酸塩基平衡を攻略する

問題

問題1 緩衝能力が最も高いアミノ酸はどれか。
a．アスパラギン酸
b．グルタミン酸
c．ヒスチジン
d．チロシン
e．アルギニン

問題2 血清アルブミン1g/dLの低下でアニオンギャップはどのくらい低下するか。
a．0.5 mEq/L
b．1.0 mEq/L
c．2.5 mEq/L
d．4.0 mEq/L
e．5.0 mEq/L

問題3 アニオンギャップ増加型の代謝性アシドーシスのなかで浸透圧ギャップを認めるのはどれか。
a．エタノール
b．アスピリン
c．エチレングリコール
d．乳酸アシドーシス
e．ケトアシドーシス

問題 4　25歳，男性。東南アジアに旅行後，激しい下痢と倦怠感が持続していた。血圧 95/40 mmHg，脈拍 90/分 整。
Na 138 mEq/L，K 2.2 mEq/L，Cl 118 mEq/L
pH 7.22，pCO$_2$ 20 mmHg，HCO$_3^-$ 8 mEq/L
尿：pH 5.0，Na 18 mEq/L，K 8 mEq/L，Cl 83 mEq/L
酸塩基平衡異常の診断は何か。
a．アニオンギャップ正常型代謝性アシドーシス
b．アニオンギャップ増加型代謝性アシドーシス
c．代謝性アルカローシス
d．呼吸性アルカローシス
e．呼吸性アシドーシス

問題 5　55歳，男性。自殺目的に大量のアスピリンを服用して ER に搬送された。
Na 140 mEq/L，K 3.0 mEq/L，Cl 104 mEq/L，pH 7.48，pCO$_2$ 21 mmHg，HCO$_3^-$ 18 mEq/L
尿：Na 40 mEq/L，K 40 mEq/L，Cl 8 mEq/L
正しいのはどれか。
a．低 K 血症は細胞内へのシフトのためである。
b．pCO$_2$ 低下は呼吸性代償のためである。
c．尿 Cl 低値は嘔吐のためである。
d．血清乳酸値は正常範囲である。
e．低尿酸血症を認める。

chapter I

3. 水電解質と酸塩基平衡を攻略する

正解と解説

問題1の解説

　アミノ酸も名前の通り酸であり，溶媒の中では解離する。血液中での緩衝能力は，正常血液のpHである7.4に近い解離定数を示すものが最も高い。各アミノ酸の解離定数（pK）は以下の通りである。
　a．アスパラギン酸：pK 3.9
　b．グルタミン酸：pK 4.3
　c．ヒスチジン：pK 6.5
　d．チロシン：pK 10.1
　e．アルギニン：pK 12.5
　したがって，ヒスチジンのpK 6.5が7.4に最も近く，緩衝能力が最も高いことが推測される。実際，赤血球のヘモグロビンの構成アミノ酸としてヒスチジンを多く含んでいる。ヒスチジン残基の平衡式は以下のように表わされる。

$$HA \rightleftarrows A^- + H^+$$

　ちなみに，pKが小さいアスパラギン酸とグルタミン酸はカルボキシル基が2つあるもので，酸性アミノ酸と呼ばれる。一方のpKが高いアルギニンはアミノ基が2つあるもので，リジンとともに塩基性アミノ酸と呼ばれる。ペプチド全体の荷電を考えるときに，酸性アミノ酸はマイナス荷電を，塩基性アミノ酸はプラス荷電を付与することになる。

正解：c

問題2の解説

　アルブミンは，分子量7万くらいの蛋白質である。アミノ酸の連なったペプチドであることから，1分子に−17に荷電している。そうすると以下の計算が成立する。すなわち，アルブミン1 g/dLを1 L中の質量に変換するために10倍して，分子量70,000で割るとアルブミンのモル濃度となる。1モルは17等量あることから，2.4 mEq/Lと計算される。したがってc. 2.5 mEq/Lが正解である。

$$\frac{1\,g/dL \times 10}{70,000} \times 17 = 0.0024 = 2.4\,mEq/L$$

　低栄養，ネフローゼ症候群などで高度の低アルブミン血症が存在するときは，アニオンギャップ増加を見逃してしまうおそれがある。基本的には，アニオンギャップを計算する際は，血清アルブミン値での補正を心がけるとよい。

正解：c

問題3の解説

　選択肢はすべてアニオンギャップが増加する代謝性アシドーシスをきたすものである。いくつかの覚え方があるが，MEG'S LARDと覚える方法がある。

3. 水電解質と酸塩基平衡を攻略する

一方，浸透圧ギャップは，実測浸透圧と次式による推測浸透圧との間に差異を認めるものをいう。通常，実測値が 15〜20 mOsm/kg H₂O 以上高値を示す。

$$\text{Osmolality} = 2[Na^+] + \frac{BUN}{2.8} + \frac{glucose\,(mg/dL)}{18}$$

すなわち，式に表われない Na と等量の陰イオン，尿素窒素，グルコース以外の非イオン性小分子物質の存在を意味する。例えばマンニトール，造影剤，メタノール，エタノール，エチレングリコール，アセトン，イソプロピルアルコールなどが血液中に存在している場合である。

このなかで，アニオンギャップ増加型の代謝性アシドーシスを示すのは，メタノール，エチレングリコールのみである。したがって正解はc．エチレングリコールである。エタノールはアシドーシスをきたさない。アスピリンは，ミトコンドリアのアンカップリングを起こして低酸素血症から乳酸アシドーシスを起こすもので，アスピリン中毒を示す 100 mg/dL でも 7 mM の上昇しかもたらさない。乳酸アシドーシスとケトアシドーシスは，蓄積するアニオンの増加は陽イオンである Na の上昇に反映されているため浸透圧ギャップをきたさない。

原因	蓄積するアニオン
Methanol	formate
Ethylene glycol	glyoxylate, glycolate, oxalate
Salicylate	ketoacid, lactate, salicylate
Lactic acidosis	lactate
Alcoholic/Diabetic ketoacidosis	acetoacetate, βhydroxybutylate
Renal failure	sulfate, phosphate, urate, hippurate

正解：c

問題 4 の 解説

ステップごとに評価する。まず pH＜7.22 からアシデミアがあり，HCO₃⁻＜24 から，代謝性アシドーシスと判断できる。アニオンギャップ（AG）は 138－118－8＝12 であり，正常範囲である。

次に，代償を評価する。ΔpCO₂＝1.2ΔHCO₃⁻＝1.2(24－8)＝19.2 と計算できるので，予測 pCO₂ は 40－19.2＝20.8 となり実測 pCO₂ はこの値の±2 の範囲にあるので，pCO₂ の低下は生理的代償の範囲内と判断できる。以上から，AG 正常型代謝性アシドーシスと診断できる。

ここで尿のデータが参考になり，尿 pH 5.0 と酸性化されており，尿の AG＝尿 Na＋尿 K－尿 Cl＝－57 と計算される。すなわち陽イオンとしてアンモニウムイオンの存在が示唆される。アシドーシスに呼応して腎はアンモニアを大量に生成していると考えられる。病歴でも激しい下痢という記載があるので，症例の原因は下痢であることと矛盾しない。

正解：a

問題 5 の 解説

まず血液ガスを解読する。pH＞7.40 からアルカリ血症があり，原因は pCO₂ 低下による呼吸性アルカローシスである。AG は 140－104－18＝18 mEq/L と増加している。血清アルブミンの情報がないので補正できない。ΔAG は 18－12＝6 mEq/L となり補正 HCO₃⁻ は 18＋6＝24 mEq/L と正常範囲。もともと代謝性の酸塩基異常はなかったと考えられる。代償は急性呼吸性アルカローシスと考えられるので，

$$\Delta HCO_3^- = 0.2\Delta pCO_2 = 0.2 \times (40-21) = 3.8$$

mEq/L

と計算され，推測 HCO_3^- は 24－3.8＝20.2 と見込まれ，実測 HCO_3^- がその±2 の範囲にあるので，その他の異常はないと考えてよい．まとめると，呼吸性アルカローシスとアニオンギャップ増加型代謝性アシドーシスの 2 つの混合型を示している．

アスピリン中毒では，アスピリンの肝での代謝（グルクロン酸抱合）が飽和するため，フリーのアスピリンが腎から排泄されるようになる．低 K 血症は細胞内へのシフトのためならば，尿 K は低値となるはずである（a は誤り）．

腎からの K 排泄亢進のためである．サリチル酸 Na の形で尿中に排泄されるため，皮質集合管での Na/K 交換が亢進することと Na 喪失による体液量減少による続発性アルドステロン症のためである．呼吸中枢を刺激するため呼吸性アルカローシスをきたすのは重要である（b は誤り）．

尿 Cl 低値はサリチル酸および乳酸の腎からの排泄亢進のためである．上記の検討により，嘔吐による代謝性アルカローシスは合併していない（c は誤り）．

アスピリンはミトコンドリアの酸化的リン酸化においてアンカップリングを起こすため，乳酸とケト酸の生成が増しアニオンギャップ増加型の代謝性アシドーシスとなる（d は誤り）．

アスピリン自体は高度中毒域の 100 mg/dL でも 7 mEq/L であり，AG 増加にはさほど寄与しない．問 3 で述べたように浸透圧ギャップも認めない．アスピリンは近位尿細管管腔側にある URAT1 での尿酸輸送を抑制するため，尿酸排泄が亢進する（e は正しい）．

参考文献

1) 内田俊也．「特集：水電解質と輸液」水電解質異常のアプローチ．日腎会誌 2008；50：70-75.
2) 鈴木快文，内田俊也．生命維持に必要な『血液ガス』とは．薬局 2008；59：3-8.
3) Brenner & Rector's The Kidney 8th ed, Saunders, 2008.
4) 日本腎臓学会編．CKD 診療ガイド．東京：東京医学社，2007.
5) Gennari FJ, et al. Acid-base disorders and their treatment. Taylor & Francis, 2005.
6) 黒川 清．水・電解質と酸塩基平衡—Step by Step で考える—，改訂第 2 版，東京：南江堂，2004.

正解：e

chapter I

4. 保存期腎不全，透析，腎移植に関する問題と解説

はじめに

慢性腎臓病（CKD）の各ステージには，それぞれ腎不全病態に関する特有の問題点と合併症が出現する．しかも，これらはステージの進行とともに変化してくる．また CKD ステージ 5 に至り，透析医療，移植医療を受けた後にも特有の問題点や合併症が出現する．腎臓専門医は，各段階における腎不全病態について深い知識が要求される．ここでは，CKD ステージ 3，4，5 に相当する保存期腎不全，CKD ステージ 5D の透析療法，そして移植医療における CKD-T の基礎的問題点を，一部は最近の新薬などのトピックスも含め，設問形式で提示して理解を深めるための解説を用意した．

保存期腎不全期の問題点

2009 年，日本腎臓学会より「エビデンスに基づく CKD 診療ガイドライン 2009」[1]が発刊された．この内容は，腎臓専門医としては熟知している必要があると思われる．

本邦の CKD ステージ 3，4，5 に相当する症例は，ステージ 3：1,906,300 人，ステージ 4：160,000 万人，ステージ 5：40,000 人程度とされている[2]．ステージ 5 に入ると，やがて腎代替療法である透析療法か移植医療が必要となる．本邦では透析療法を受けている症例が圧倒的に多い．世界的には，腎代替療法の 25％程度は移植医療でまかなわれている[3]．2009 年度末の透析調査の結果では，透析療法を受けている約 29.1 万人の症例のなかでも，血液透析を受けている症例が 96.6％であり，腹膜透析を受けている症例が 3.4％程度を占める[4]．腎代替療法の選択に関しては，日本腎臓学会，日本透析医学会，日本移植学会が合同で作成した患者向けの小冊子である「腎不全の治療選択」が 2007 年に発行された[5]．腎臓外来にて是非使用していただきたい冊子である．

透析期の問題点

透析期における最大の問題点は，透析合併症のコントロールであると言ってもよい．日本透析医学会では，二次性副甲状腺機能亢進症，腎性貧血などに関する診療ガイドラインを発表している．これらのガイドラインは，将来的には新しい治療薬が出てくるため，また改訂が必要となる．このようなガイドラインの内容を一度は読破しておく必要があると思われる．日常診療で特に問題である二次性副甲状腺機能亢進症，腎性貧血に関する基本的知識を問う．

腎移植の問題点

腎移植に関する知識を得たい場合は，日本移植学会のホームページを覗いていただくとよい．腎移植分野にも興味のある方で，腎臓専門医を目指す日本腎臓学会員の方には，日本移植学会，日本臨床腎移植学会に入会していただくとさらによい．腎移植に関する多くの基礎知識や臨床情報が得られる．施設に

問題/正解と解説：西　慎一・神戸大学大学院腎臓内科　腎・血液浄化センター

よっては，腎移植があまり行われていないことと思われる．それでも，腎移植関連の勉強をしたいと考えている方は，日本移植学会のホームページに関連サイトへ多くのリンクが張られており，そこを利用して勉強することも可能である．日本移植学会からは学会誌である「移植」が発行されており，移植関連の統計資料が掲載されている．

おわりに

CKDの各ステージにわたる問題点に関する設問を作成し，最近のトピックスも含めて解説した．参考文献を参照して理解を深めていただきたい．

参考文献

1) 日本腎臓学会編．エビデンスに基づくCKD診療ガイドライン．東京：東京医学社，2009：1-283.
2) Imai E, Horio M, Iseki K, Yamagata K, Watanabe, T, Hara S, Ura N, Kiyohara Y, Hirakata H, Moriyama T, Ando Y, Niita K, Inaguma T, Narita I, Iso H, Wakai K, Yasuda Y, Tsukamoto Y, Ito S, Makino H, Hishida A, Matsuo S. Prevalence of chronic kidney disease (CKD) in the Japanese general population predicted by the MDRD equation modified by a Japanese coefficient. Clin Exp Nephrol 2007；11：156-163.
3) 田中　寛．全世界の透析・腎移植事情．臨牀透析 2007；23：161-167.
4) 日本透析医学会．図説わが国の慢性透析療法の現況．2009年12月31日現在．東京：日本透析医学会統計調査委員会，
5) 日本移植学会・日本透析医学会・日本移植学会編．腎不全の治療選択．2007：1-42.
6) 酒井　糾．慢性腎不全の原因（小児）．腎と透析 2000；臨時増刊号：20-24.
7) 服部新三郎．小児腎不全の疫学調査．臨牀透析 2005；21：1315-1322.
8) Yamagata K, Ishida K, Sairenchi T, Takahashi H, Ohba S, Shiigai T, Narita M, Koyama A. Risk factors for chronic kidney disease in a community-based population：a 10-year follow-up study. Kidney Int 2007；71：159-166.
9) Iseki K, Tozawa M, Ikemiya Y, Kinjo K, Iseki C, Takishita S. Relationship between dyslipidemia and the risk of developing end-stage renal disease in a screened cohort. Clin Exp Nephrol 2005；9：46-52.
10) 横田雅史，山田　明．Na代謝とその異常．慢性腎不全のすべて．腎と透析増刊号 2000；49：178-181.
11) Baigent C, et al. The effects of lowering LDL cholesterol with simvastatin plus ezetimibe in patients with chronic kidney disease (Study of Heart and Renal Protection)：a randomised placebo-controlled trial Lancet 2011 e-pub
12) 深川雅史，平方秀樹，秋澤忠男，秋葉　隆，石村栄治，角田隆俊，風間順一郎，衣笠えり子，塚本雄介，冨永芳博，弓田　滋，横山啓太郎，木全直樹，中井　滋，社団法人日本透析医学会．透析患者における二次性副甲状腺機能亢進症治療ガイドライン．透析会誌 2005；39：1435-1455.
13) 日本透析医学会．慢性腎臓病患者における腎性貧血治療のガイドライン．透析会誌 2008；41：661-716.
14) 日本透析医学会．慢性血液透析患者における腎性貧血治療のガイドライン（解説）．透析会誌 2004；37：1737-1763.
15) 日本臨床腎移植学会，日本移植学会．腎移植臨床登録集計報告（2007）-3 2006年経過追跡調査結果．移植 2007；42：545-557.
16) http://www.asas.or.jp/jst/news_top.html
17) Delmonico F. Council of the Transplantation Society. A Report of the Amsterdam Forum On the Care of the Live Kidney Donor：Data and Medical Guidelines. Transplantation 2005；79 (6 Suppl)：S53-66.

chapter I
4. 保存期腎不全，透析，腎移植に関する問題と解説

問題

CKD の原因疾患の推移

問題 1 CKD ステージ 5 の原因疾患について正しいのはどれか。
- a．成人 CKD ステージ 5 では，慢性糸球体腎炎の患者数は減少している。
- b．成人 CKD ステージ 5 では，腎硬化症の患者数は増加している。
- c．成人 CKD ステージ 5 では，糖尿病性腎症が第 1 位の原疾患である。
- d．小児 CKD ステージ 5 では，巣状分節性糸球体腎炎（FSGS）が第 1 位の原疾患である。
- e．小児 CKD ステージ 5 では，先天性腎低形成・異形成が第 2 位の原疾患である。

CKD の進行・増悪因子

問題 2 日本人 CKD の進行・増悪因子（CKD ステージ 3 以上となる）として明らかなものを 2 つ選べ。
- a．高血圧
- b．高コレステロール血症
- c．高トリグリセリド血症
- d．肥満
- e．喫煙
- f．アルコール

CKD における水・電解質代謝

問題 3 次のうち正しいものはどれか。
- a．GFR 低下とともに，FE_{Na}% は低下する。
- b．GFR 10 mL/分/1.73 m² では，尿中 Na20mEq/日以下にできない。
- c．GFR 低下とともに，尿希釈能は低下する。
- d．GFR 低下とともに，血中心房性 Na 利尿ホルモンは増加する
- e．GFR 低下ともに，血中アルドステロンは低下する。

骨ミネラル代謝異常

問題 4 次の透析症例の治療として選択すべきものは？
　　　　P 6.2 mg/dL, Ca 10.2 mg/dL, intact PTH 380 pg/mL
　a．塩酸セベラマー
　b．沈降炭酸 Ca
　c．活性型ビタミン D
　d．シナカルセト
　e．副甲状腺摘出術

腎性貧血の管理

問題 5 透析患者の鉄欠乏として鉄剤を使用してよい基準は？
　a．TIBC　　　360 μg/dL
　b．Ferritin　　120 ng/mL, TSAT 18%
　c．Ferritin　　80 ng/mL, TSAT 18%
　d．Ferritin　　80 ng/mL, TSAT 22%
　e．S-Fe　　　60 μg/dL
　　TIBC（総鉄結合能），TSAT（トランスフェリン飽和率）

腎移植統計に関する問題

問題 6 次のうち追跡されている腎移植者数に関して正しいのはどれか。
　a．本邦では，年間 1,000 例を超える腎移植数がある。
　b．本邦では，生体腎移植が 80％を占める。
　c．移植患者の死因の第 1 位は心疾患である。
　d．2000 年以降の生体腎移植の 5 年生着率は 90.9％である。

腎移植ドナーに関する問題

問題 7 45 歳の透析患者に対する生体腎移植ドナーとして適応が認められるのはどれか。
　a．年齢　　　　：76 歳の父親
　b．年齢　　　　：20 歳の娘
　c．家庭血圧　　：150/100 mmHg
　d．尿蛋白量　　：0.20 g/日
　e．早期胃癌　　：5 年前 EMR
　f．ECG　　　　：IRBBB

免疫抑制薬に関する問題

問題 8 副作用と薬剤の組み合わせで正しいのはどれか。

a．シクロスポリン　　　　　　　：歯肉増殖
b．タクロリムス　　　　　　　　：振戦
c．ミコフェノール酸モフェチル　：消化器症状
d．バジリキシマブ　　　　　　　：痙攣
e．エベロリムス　　　　　　　　：高脂血症

chapter I

4. 保存期腎不全，透析，腎移植に関する問題と解説

正解と解説

問題1の解説

設問に関する答えは，a○，b○，c○，d×，e×としたい．

日本透析医学会の統計資料にある新規透析導入患者の推移をみると，慢性糸球体腎炎の患者数は減少し，腎硬化症の症例数は年々増加している[4]．また，1998年より糖尿病性腎症患者が新規導入患者の第1位を占めるようになった（図1）．

このようなデータから推測して，CKDの原因疾患はステージ5以外でも，糖尿病性腎症が増加していると考えられるが，実際には，CKDステージ1～5に相当する症例の全国調査データは現在のところなく，これらのステージに該当する症例の腎原疾患は正確には把握されていない．一方，小児CKDに関しても，十分な全国調査はなく，日本透析医学会の統計資料に関しても，15歳以下の症例がすべて網羅されている現状ではないようである．したがって，ステージ1～4のCKD原因疾患の全容はなかなか把握できない．ただし，小児の末期腎不全症例（CKDステージ4あるいは5）の腎原疾患に関しては，いくつかの統計データがある[7,8]．それによると，先天性腎低形成・異形成が第1位の原疾患であり，続いて慢性糸球体腎炎となっている．慢性糸球体腎炎のなかでは，CKDステージ5にまで進行する症例は，FSGSが最も頻度が高いようである[7,8]．

正解：a，b，c

問題2の解説

設問に関する答えは，a○，b△，c△，d△，e○，f×としたい．△は，意見が分かれる因子である．

Yamagataらの解析では，明らかに強いCKDの進行・増悪因子は高血圧である（図2）[9]．しかも，血圧が高いほど強い危険因子であり，高

図1　年別透析導入患者の主要疾患の推移
（文献4より引用，改変）

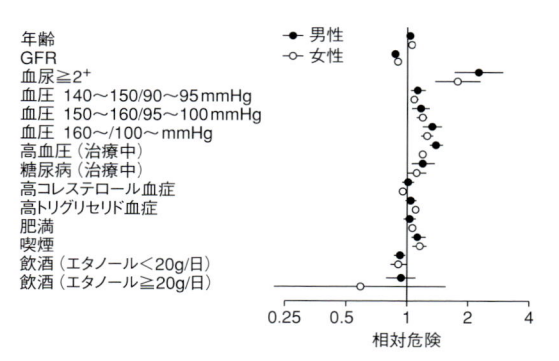

図2　10年間の経過観察中にCKDステージ3以上となる危険因子　（文献9より引用，改変）

血圧治療をしているだけで危険因子であることも示されている。その他の明らかな進行・増悪因子は，蛋白尿，治療中の糖尿病，喫煙とされており，これらは CKD のハイリスク群では避けるべきとされている。ところが，脂質異常症である高コレステロール血症，高トリグリセリド血症と肥満に関しては，男女によっても結果が異なり，男性では明らかな危険因子であるかどうか不明である。アルコールは一般に危険因子ではない。Iseki らの沖縄の住民を対象とした解析でも，高コレステロール血症，高中性脂肪血症は，多変量解析の結果では，腎機能低下の有意な危険因子ではないとする結論が示されている[10]。2010 年にアメリカ腎臓学会で発表された SHARP 試験（the Study of Heart and Renal Protection）の結果でも，脂質異常症治療による腎保護効果は示されていない[11]。とは言え，脂質代謝異常，肥満などの因子は，心血管系疾患の危険因子でもあり，CKD 症例では避けることは必要と思われる。このような疫学的解析は，対象とした症例群により結論が異なることも多く，解析結果の判断には慎重を要する。

正解：a, b

問題 3 の 解説

設問に関する答えは，a×，b○，c○，d○，e×としたい。

CKD 症例において水，食塩管理はきわめて重要である。どの程度水や食塩を摂取していいのか，担当患者からも聞かれることは多いと思われる。腎機能が低下するとともに，尿細管での Na 再吸収能力は低下する。しかも，Na クリアランスはクレアチニンクリアランスより高くなるために $FE_{Na}\%$ は上昇する。一般的に CKD 症例は腎機能低下とともに低 Na 傾向を示す。これは，GFR 低下による水貯留に加えて $FE_{Na}\%$ の上昇傾向があることが関与している。低 Na 血症がありながら，末期腎不全状態である GFR 10 mL/分/1.73 m² に低下しても，尿中 Na 濃度を 20 mEq/日以下にはできない[12]。したがって，CKD 症例に関しては，塩分制限を勧めるのが基本であるが，Na 喪失傾向が顕著に認められる症例では，低 Na 血症も予想外に強くなる場合がある。塩分制限を注意せずに続けていると，血清 Na 濃度が 120 mEq/L 近くまで低下することも稀ではない。このような状態で透析治療が必要となった場合は，急激な Na 補正がかかることになり，中枢神経系への障害が懸念される。常に Na 濃度の推移をみながら，塩分制限を行うことが肝要である。

GFR の低下とともに，Na 排泄をコントロールするホルモン因子である血中の心房性 Na 利尿ホルモンとアルドステロンは一般的には上昇する。この 2 つのホルモンは Na の調節に関しては拮抗するような働きをしている。水貯留がある状態では，レニン・アルドステロン分泌は抑制されるはずであるが，腎組織からのレニン産生が強いために，CKD 症例ではアルドステロンは高いのが一般的である。

正解：b, c, d

問題 4 の 解説

設問に関する答えは，a○，b×，c×，d○，e×としたい。

透析歴，あるいは骨ミネラル代謝に関する全身合併症，副甲状腺の腫大などの情報もなく，少々乱暴な設問の設定である。しかし，日常遭遇する透析患者の一般的検査データとして考えて欲しい。日本透析医学会の「透析患者における二次性副甲状腺機能亢進症治療ガイドライン」が 2005 年に発表され，日本人透析患者の管理指針が示された[13]。このガイドラインを参考にすると，P は 3.5〜6.0 mg/dL に，Ca は 8.4〜10.0 mg/dL に管理することが求められている（図 3）。

Intact PTH の理想値は 60〜180 pg/mL とされている。これらの値は日本人の透析患者の生命予後を基に割り出された数字である。した

	低	3.5 mg/dL　P　6.0 mg/dL	高
低	CaCO3↑ （食間投与） ビタミンD↑	CaCO3↑ （食間投与） ビタミンD↑	CaCO3↑ ビタミンD↓
8.4 mg/dL　Ca　10.0 mg/dL	CaCO3↓ セベラマー↓		CaCO3↑ セベラマー↑ ビタミンD↓
高	CaCO3↓ セベラマー↓ ビタミンD↓	CaCO3↓ セベラマー↑ ビタミンD↓	CaCO3↓ セベラマー↑ ビタミンD↓

食事量・栄養評価　　P制限・透析量・服薬

図3　透析患者における二次性副甲状腺機能亢進症治療ガイドライン（文献13より引用，改変）

がって，本症例においては，すべてのパラメーターを低下させなければならない。最初に低下させるべきものはPである。そこで，塩酸セベラマーと沈降炭酸Caが選択されるはずである。しかし，同時にCaも低下させる必要がある。そこで，沈降炭酸Caは積極的な選択からは外される。Intact PTHも低下させたい。この場合，活性型ビタミンD，シナカルセト，副甲状腺摘出術がその手段であるが，Caが高いことを考慮すると活性型ビタミンDよりカルシウム受容体作動薬であるシナカルセトが選択されるべきではないかと考えられる。副甲状腺摘出術は，この程度のintact PTHレベルでは一般的にはまず選択されない。Intact PTH＞500 pg/mLが持続する場合，副甲状腺摘出術が考慮される。したがって，この症例では薬剤治療を優先すべきであると考えられる。ただし，シナカルセトが発売承認されたのは2007年であり，2006年に発表された「透析患者における二次性副甲状腺機能亢進症治療ガイドライン」[13]にはその利用法が記載されていない。2009年より使用可能になった炭酸ランタンについても，同様である。ランタンは，希土類元素で食物中のP（リン）と不溶性複合体を形成することによって腸管でのP吸収を抑制するもので，本薬剤も高Ca血症の副作用が少ないとされる。将来ガイドラインが改正されるときには，シナカルセトや炭酸ランタンの適応基準が記載されることになろう。

正解：a，d

問題5の解説

設問に関する答えは，a×，b×，c○，d×，e×としたい。

今年2008年には，日本透析医学会より「慢性腎臓病患者における腎性貧血治療のガイドライン」が発表された[14]。そのなかではFerritin 100 ng/mL以下かつTSAT 20％以下と，この両者が同時に低下しているときに鉄欠乏と判断するとしている。この新しいガイドラインは，2004年発表された「慢性血液透析患者における腎性貧血治療のガイドライン」が改訂されたものである[15]。

一般に，腎機能低下がある症例では，腎機能低下のない症例より高いレベルの鉄指標から治療を開始することが必要とされている。Ferritinの正常下限値は，通常は一桁台である。そのために，安易に鉄補充を行うと鉄過剰の問題が出てくることにも注意が必要である。特に静注により体内に入る鉄は，酸化ストレス物質を産生する可能性がある。余分な鉄が入ることは慎まなければならない。単独の鉄指標だけで鉄欠乏を判定することは難しい。現在，保険適用となっており，どの施設でも判定が可能な指標である，FerritinとTSATを同時に測定し，適切に鉄欠乏状態を判断することが必要である。FerritinあるいはTSAT単独で判断すると，不必要に鉄補充をしてしまうことになりかねない。

正解：c

問題6の解説

設問に関する答えは，a×，b○，c○，d○としたい。

本邦の移植患者数は少ないといわれる。確かに年間移植数は2006年度の統計でやっと1,000例を超える程度となったが，アジアの諸国と比べても少ない傾向がある。ただし，日本移植学会の学会誌「移植」の統計を見る限り，

2004年までに17,744人，2006年末には10,655人が追跡されている[16]。本邦では献腎移植，脳死移植の割合は少なく生体腎移植が全体の80％を占める。透析患者の死亡原因の第1位は心疾患であるが，日本移植学会誌の統計資料を見ても心疾患が第1位である。移植後の生着率は年々向上しており，日本移植学会の2006年度の統計では，生体腎移植の5年生着率は90.9％である[16]。このような数字を列挙した問題は，設問としては単なる知識問題であるが，日本腎臓学会に所属し腎臓専門医を目指す人は，関連学会である日本透析医学会や日本臨床腎移植学会に，透析専門医，腎移植認定医などの制度もあり，日本透析医学会誌，日本移植学会誌（移植）にも目を通す機会を持っていただきたいと思うからである。これらの学会からは，本邦の腎疾患関連の統計データが多数公表されており，大変勉強になる。

正解：b，c，d

問題7の解説

設問に関する答えは，a○，b△，c×，d○，e○，f○としたい。

腎移植に関するガイドラインが日本移植学会ホームページに記載されている（表1）[17]。70歳以上は慎重に判断が必要と記載されているが，全身状態が良好であれば禁忌ではない。20歳の娘が親のドナー候補となることは法的には禁じられていない。しかし，倫理的な観点から日本では子供から親への移植は生体腎移植においては積極的に勧められていない。この点は肝移植と大きく異なる点である。

世界的なドナー基準としては，アムステルダムリポートがある（表2）[18]。ここに記載された基準では，ABPMで測定した血圧として140/90 mmHgを超える場合は禁忌となっている。したがって，家庭血圧150/100 mmHgは，ドナーとして不適格と判断される。アムステルダムリポートでは，尿蛋白量は300 mg/日を超えるとドナー不適格としている。ゆえに0.20 g/日はぎ

表1　日本移植学会における腎移植ガイドライン

I．腎移植希望者（レシピエント）適応基準
　1．末期腎不全患者であること
　　透析を続けなければ生命維持が困難であるか，または近い将来に透析に導入する必要に迫られている保存期慢性腎不全である。
　2．全身感染症がないこと
　3．活動性肝炎がないこと
　4．悪性腫瘍がないこと
II．腎臓提供者（ドナー）適応基準
　1．以下の疾患または状態を伴わないこととする。
　　a．全身性の活動性感染症
　　b．HIV抗体陽性
　　c．クロイツフェルト・ヤコブ病
　　d．悪性腫瘍（原発性脳腫瘍および治癒したと考えられるものを除く。）
　2．以下の疾患または状態が存在する場合は，慎重に適応を決定する。
　　a．器質的腎疾患の存在（疾患の治療上の必要から摘出されたものは移植の対象から除く。）
　　b．70歳以上
　3．腎機能が良好であること

（文献17より引用）

表2　アムステルダムリポートによるドナー不適格基準

1．	GFR	<80 mL/min
2．	Hypertension	BP>140/90 mmHg by ABPM
3．	Obesity	BMI>35 kg/m²
4．	Urine protein	24h urine protein of >300 mg
5．	Urine blood	not recommended
6．	Diabetes	FBS 126 mg/dL (7.0 mmol/L) on at least two occasions or 2h glucose with OGTT 200 mg/dL (11.1 mmol/L) should not donate.
7．	Malignancy	melanoma, testicular cancer, renal cell, carcinoma, choriocarcinoma, hematological malignancy, bronchial cancer
8．	Cardiovascular risk	abnormal ECG, rhythm other than sinus, low cardiac functional capacity, history of stroke, or uncontrolled hypertension warrant individual consideration

（文献18より引用，改変）

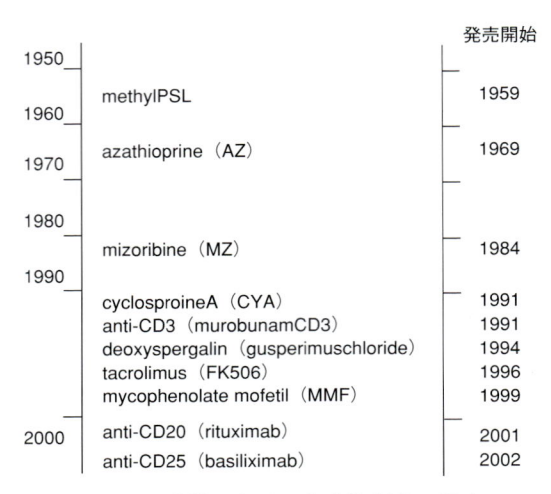

	発売開始
1950	
methylPSL	1959
1960	
azathioprine（AZ）	1969
1970	
1980	
mizoribine（MZ）	1984
1990	
cyclosproineA（CYA）	1991
anti-CD3（murobunamCD3）	1991
deoxyspergalin（gusperimuschloride）	1994
tacrolimus（FK506）	1996
mycophenolate mofetil（MMF）	1999
2000	
anti-CD20（rituximab）	2001
anti-CD25（basiliximab）	2002

図4　腎移植における免疫抑制薬の進歩

表3　免疫抑制薬とその副作用

シクロスポリン	：S-Cr 上昇，高血圧，血糖上昇，高脂血症，肝機能障害，歯肉増殖，多毛，グレープフルーツ 禁
タクロリムス	：S-Cr 上昇，高血圧，血糖上昇，高脂血症，肝機能障害，歯肉増殖，多毛，グレープフルーツ 禁
ミコフェノール酸	：嘔気，下痢，腹部不快感，白血球減少，肝機能障害
ミゾリビン	：白血球減少，高尿酸血症，肝機能障害
バジリキシマブ	：発熱，痙攣
エベロリムス	：高脂血症，創傷治癒遅延

りぎり適格ということになる。早期胃癌を5年前 EMR で治療している症例をドナーと認められるかどうか。これはかなり微妙な問題である。5年間再発がない場合は，完治していると考えてよいのではないだろうか。ただ，この点に関しては反論もあると思われる。ドナーが罹患している悪性腫瘍のなかでも，ドナー体内に遺残した腫瘍細胞がグラフトとともにレシピエントに移行し，移植後にレシピエント体内で再発しやすい腫瘍が列挙されている。胃癌はこのなかにはあげられていない。心電図所見の IRBBB は，危険な不整脈ではないと考えられる。よって，この所見のみでドナー不適格となることはないと思われる。

正解：a, d, e, f

問題8の解説

設問に関する答えは，a◯，b◯，c◯，d◯，e◯としたい。

腎移植で使用される免疫抑制薬は，ここ20〜30年の間に急速に進化している（**図4**）。かつては，ステロイド薬と代謝拮抗薬イムランが主体であったが，1990年代からカルシニューリン阻害薬であるシクロスポリンが登場し，拒絶反応の出現頻度が低下した。1990年代半ば以降，もう一つのカルシニューリン阻害薬タクロリムスが認可され，さらに代謝拮抗薬ミコフェノール酸モフェチルも使用可能となった。この時点から，急性拒絶反応の頻度は目に見えて低下している。2000年を越えてから，IL-2 リセプター（CD25）に対する抗体製剤であるバジリキシマブが登場し，さらに移植後早期の急性拒絶反応が抑制できるようになった。ただし，これらの薬剤にはそれぞれ副作用があり，その副作用を熟知して使用する必要がある。

表3に薬剤とその主な副作用をまとめた。カルシニューリン阻害薬であるシクロスポリン，タクロリムスの歯肉増殖は有名な副作用である。腎移植外来ではレシピエントの口腔内ケアも重要なポイントである。歯肉増殖が顕著であると感染，出血なども起こりやすくなる。薬剤の減量，変更が必要となる。カルシニューリン阻害薬は，薬剤の血中濃度が高いときに振戦などの神経症状が出ることがしばしばある。また，インスリン分泌を抑制する効果があるために糖尿病を誘発する。代謝拮抗薬であるミコフェノール酸モフェチルは，消化器症状，血球減少などがよく知られた副作用である。バジリキシマブは，抗体製剤であり，使用後の生物学的反応として発熱，痙攣が発症することが稀にある。エベロリムスは現在治験が日本国内で行われている代謝拮抗薬で，シロリムスの誘導体である。高脂血症，創傷治癒遅延などが副作用として報告されている。

正解：a, b, c, d, e

chapter Ⅱ-1

Ⅱ．実践編　1．形態・機能・生理

chapter Ⅱ
1．形態・機能・生理

問題

問題1 腎循環に関する下記の記載で正しい組み合わせはどれか。
1．腎臓には安静時，心拍出量の約20％の血液量が供給されている。
2．運動で心拍出量が増加したとき腎血流量は増加する。
3．腎髄質部は腎皮質部より血流量が多い。
4．腎交感神経は afferent arterioles に分布している。
5．腎血流量は比較的狭い範囲で維持されている。

　　　a（1, 2, 3）　　b（1, 2, 5）　　c（1, 4, 5）　　d（2, 3, 4）　　e（3, 4, 5）

問題2 FENa（％）を求めよ。
1日尿量＝1,440 mL
尿中 Na 濃度＝144 mEq/L
尿中クレアチニン濃度＝90 mg/dL
血清 Na 濃度＝140 mEq/L
血清クレアチニン濃度＝0.7 mg/dL

　　　a　0.76　　b　0.80　　c　1.03　　d　1.25　　e　1.29

問題3 糸球体濾過値（GFR）が 150 mL/分であった場合に考えられるものはどれか
1．正常妊娠
2．急性糸球体腎炎
3．急性間質性腎炎
4．良性腎硬化症
5．早期の糖尿病性腎症

　　　a（1, 2）　　b（1, 5）　　c（2, 3）　　d（3, 4）　　e（4, 5）

問題4 正しいものを選べ
1．左腎静脈は下腸間膜動脈と大動脈の間を走る
2．葉間動脈は腎錐体を貫通している
3．弓状動脈は腎錐体底面に沿って走る
4．腎動脈は第2腰椎上縁で大動脈から分枝する
5．右腎動脈は下大静脈の前面に沿って走る

　　　a（1, 2）　　b（1, 5）　　c（2, 3）　　d（3, 4）　　e（4, 5）

問題5　正しいのはどれか。1つ選べ
a．尿の選択性 selectivity index の基準は 0.35 である。
b．血清クレアチニン測定で，酵素法は Jaffé 法より高値を示す。
c．妊婦や浮腫・腹水がある患者では正確な GFR の体表面積補正が困難となる。
d．蓄尿後 24 時間程度であれば，室温保存の尿化学データはほとんど変化しない。
e．腎機能が低下すると，クレアチニンクリアランスは真の GFR との乖離が小さくなる。

問題6　糸球体基底膜の構成成分はどれか。
1．ミオシン
2．ネフリン
3．ラミニン
4．ヘパラン硫酸プロテオグリカン
5．Ⅳ型コラーゲン

　　a（1, 2, 3）　　b（1, 2, 5）　　c（1, 4, 5）　　d（2, 3, 4）　　e（3, 4, 5）

問題7　ネフローゼ症候群発症に関与する糸球体上皮細胞蛋白質で細胞内に局在するものを2つ選べ。
a．ネフリン
b．ポドシン
c．CD2AP
d．アクチニン 4
e．インテグリン

問題8　スポット尿の測定値（濃度）より，1日蛋白排泄量は次のうちどれか。1つ選べ。
尿中蛋白 300 mg/dL　　尿中 Cr 300 mg/dL
a．0.15 g/日
b．0.3 g/日
c．1.0 g/日
d．3.0 g/日
e．4.5 g/日

問題 9　尿沈渣の無染色で図1のようなものがみられた。妥当なものはどれか。1つ選べ。
a．硝子円柱
b．上皮円柱
c．顆粒円柱
d．脂肪円柱
e．赤血球円柱

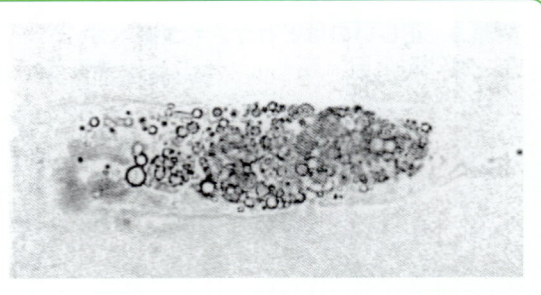

図1

問題 10　リン代謝について正しいのはどれか。
1．リンは細胞外液より細胞内液に多く存在する。
2．蛋白制限はリン摂取量を減少させる。
3．過換気症候群により高リン血症を生じる。
4．副甲状腺ホルモンは尿中リン排泄を抑制する。
5．高度の低リン血症は Hb の酸素親和性を増大させる。

a（1, 2, 3）　　b（1, 2, 5）　　c（1, 4, 5）　　d（2, 3, 4）　　e（3, 4, 5）

問題 11　巣状分節性糸球体硬化症を起こすことが知られている遺伝子異常はどれか。3つ選べ。
a．Nephrin
b．CD2-AP
c．α-actinin 4
d．Integrin
e．Podoplanin

問題 12　急性心不全患者での腎機能（GFR）悪化と最も強い相関を示すのはどれか。1つ選べ。
a．心拍数
b．収縮期血圧
c．中心静脈圧
d．心係数（cardiac index：CI）
e．肺動脈楔入圧（pulmonary capillary wedge pressure：PCWP）

問題 13　尿検査について正しいのはどれか。2つ選べ。
a．試験紙法による尿潜血反応はビタミンCで偽陽性となりやすい。
b．アルカリ性尿（pH>8）では試験紙法で尿蛋白が偽陽性となりやすい。
c．試験紙法で血尿があるのに赤血球を認めない場合，高比重尿を疑う。
d．ヘモグロビン尿は不適合輸血時や重症火傷後などで認める。
e．クラミジア感染症では無菌性膿尿にはならない。

chapter II

1．形態・機能・生理

正解と解説

問題1の解説

　腎臓には心拍出量の20～25％の血液が供給されている。この量は臓器の単位重量当たりにすると肝臓や活動筋肉の約4倍，心筋の約8倍にあたる。このように大量に供給されている理由は，腎臓の血液を濾過により体液の性状を維持する機構のために必要であるからと考えられる。ただし，心不全があると，臓器血流の再分布により，腎血流量は心拍出量の10％程度に低下しており，容易に急性腎障害AKIを発症することに注意を要する。そして，血流量が多いことより，腎生検時には止血操作を十分行う必要性が理解される。

　流れ込んだ血液のほとんどは輸入細動脈（afferent arterioles）から糸球体に入り，毛細血管となる。ここで約20％が濾過され，残りが輸出細動脈（efferent arterioles）を通り，尿細管周囲の毛細血管網を形成する。髄質に向かう血流は，糸球体のうちでも，皮髄境界近くの傍髄質糸球体のみから送られる。残りの表在・中皮質糸球体からは，皮質の尿細管周囲に向かって血液を送り出される。したがって，髄質部の血流量は皮質と比べて少なく，腎血流の10％程度にすぎない。虚血による急性尿細管壊死では血流量が少なく，酸素分圧が低い髄質外層の近位尿細管に障害が最も多く見られることがこのことより理解される。腎の最も重要な機能は体液恒常性の維持であり，このためには大量の血液が供給され，それを濾過し，再吸収する必要がある。この糸球体にかかる圧（糸球体内圧）は体血圧の変動などにかかわらず一定に保たれている。糸球体内圧を一定に保つ主な働きは輸入細動脈の収縮状態である。正常ではほとんどの腎血流が糸球体に流れ込むため糸球体内圧の調節により，腎血流量も平行して比較的狭い範囲に維持されている。

　糸球体内圧および糸球体濾過量（GFR）を一定に保つ機構を調節しているのは，輸入細動脈内圧に反応する筋原性収縮による自動調節，尿細管・糸球体フィードバック，そして神経・体液性因子である。神経・体液性因子としては，アンジオテンシンIIなど種々あるが，交感神経系の刺激は輸入細動脈を直接的に収縮し，またレニン-アンジオテンシンを介して輸出細動脈を収縮することが知られている。そして輸入細動脈周囲には交感神経終末が多く分布している。

正解：c

問題2の解説

　FENaすなわちナトリウム排泄分画（fractional excretion of sodium）とは，糸球体で濾過されたNaのなかで，再吸収を受けずに排泄されたものの割合である。

　糸球体で濾過されるNa量は，血清Na濃度×糸球体濾過量より求められる。これは，糸球体では限外濾過が行われ，濾液中のNa濃度は血清と等しいためにこのように求められるのである。通常，糸球体濾過量はクレアチニンクリアランス（Ccr）より求められる。Ccrは，

　尿中クレアチニン濃度×1日尿量÷血清クレアチニン値

より求められるため，

$Ccr = 90(mg/dL) \times 1.440(L/日) \div 0.7(mg/dL)$
$= 185.1 (L/日)$

となる。

この Ccr より，1日に濾過される Na 量＝185.1(L/日)×140(mEq/L/日)＝25,920 mEq/L となる。尿中に1日で排泄された Na 量は，尿中 Na 濃度×1日尿量であるので，1日で排泄された Na 量＝144(mEq/L)×1.440(L/日)＝207.4 mEq/日となる。すなわち，1日に糸球体で濾過された Na 量 25,920 mEq のなかで，わずか 207.4 mEq，すなわち 0.8％のみが排泄され，残りの 99％以上は尿細管で再吸収されている。FE_{Na} はこの排泄された割合，すなわち，ここでは 0.8％をいう。正常では濾過された水分や Na のおよそ 99％が再吸収されている事実を知っていれば，正常時の FE_{Na} はおおよそ1％前後となるのは推測できる。

以上をまとめると，FE_{Na} は次式より求められる。

FE_{Na}＝（尿中 Na 濃度×1日尿量）／（血清 Na 濃度×尿中クレアチニン濃度×1日尿量÷血清クレアチニン濃度）＝（尿中 Na 濃度／血清 Na 濃度）×（血清クレアチニン濃度／尿中クレアチニン濃度）

正解：b

細胞外液量や腎への血流が減少するような状態では，体液量の保持のため尿細管での Na 再吸収が盛んとなり，尿中 Na 濃度は低下し，そして FE_{Na} は低値となる。腎前性の急性腎不全では Na 再吸収の増加のために，尿中 Na 濃度は通常 20 mEq/L 以下となり，FE_{Na} も 1％以下となる。一方，急性尿細管壊死の場合には，尿細管での Na の再吸収も障害されるため，尿中 Na 濃度は通常 40 mEq/L 以上となり，FE_{Na} も 2％以上となる。このように，尿中 Na 濃度および FE_{Na} は，ともに急性腎不全の際の腎前性と急性尿細管壊死の鑑別に有用である。しかし，尿中 Na 濃度は同時に起こる尿細管での水の再吸収量により濃度が変化するため，水排泄量と関係しない FE_{Na} の値がより信頼性が高い。FE_{Na} が 1～2％の場合にはいずれの可能性もある。FE_{Na} の注意点は，腎機能が正常の場合にはあまり役に立たないことである。Na 排泄量は GFR に依存するため，正常でもこの問題のように 1％以下の値をとる場合があり，細胞外液量減少時にはさらに低下し 0.1％以下となる。また，慢性腎不全がある場合には，腎前性であっても FE_{Na} は低値とならないことに注意する必要がある。

問題 3 の 解説

糸球体濾過値（GFR）は，「輸入細動脈と輸出細動脈の収縮状態による糸球体静水圧（Peff）」と「濾過面積（S）」と「基底膜の透過係数（k）」の積で表される。S は，0.8～1.5 m² が用いられる。k は計算すると，他の組織の毛細血管と比較して 10～100 倍亢進している。Peff における輸入細動脈を収縮させる物質として NSAIDs，トロンボキサン A_2 がある。拡張因子として一酸化窒素，プロスタサイクリンがある。一方，輸出細動脈を収縮させる物質として ADH，アンジオテンシンⅡがある。拡張させる物質として ACE-I，ARB が知られている。

GFR は，加齢によって低下するが，その低下速度は，1年当たり 0.7～1.0 mL/分であり，簡単には 20 歳で約 120 mL/分，40 歳で 100 mL/分，70 歳で 70 mL/分であるとされている。

一方，正常妊娠では，3カ月目に GFR は最大約 40％上昇し分娩数週前まで持続する。また，糖尿病性腎症の早期（微量アルブミン尿期まで）では，GFR が上昇し，顕性蛋白尿期になると次第に低下する。最終的にはネフローゼ症候群を呈するころには腎不全となることが多い。

急性糸球体腎炎，急性間質性腎炎，良性腎硬化症では，GFR が低下することが多い。

参考文献
今井裕一．妊娠と腎．標準腎臓病学．東京：医学書院，2002：287．

正解：b

問題 4 の 解説

腎血管系の解剖の問題である。腎動脈は通常第 2 腰椎の高さで分枝している（4○）。腹腔動脈から両側腎動脈を造影する場合には，第 12 胸椎位の高さにカテ先を置き，造影剤を流すと両側きれいに描出できる。腹腔動脈が第 12 胸椎，上腸間脈動脈が第 1 腰椎，**腎動脈が第 2 腰椎**と順番に覚えておくと便利である。腰椎の高さのみでなく，体表面からの位置を記憶しておくことも大切である。腎動脈狭窄の雑音聴取には，剣状突起（第 10 胸椎）と臍（第 4 腰椎の高さ）の中間くらいの高さに腎動脈があるので，左右季肋部に聴診器を当てなければならない。

腎動脈は 5 本程の区域動脈に分かれ，そして葉間動脈となって腎柱（椎体の間）を通る（2×）。その後数本の弓状動脈となり，皮質と髄質の間を横走する。すなわち腎錐体底面に沿う走行をし（3○），さらに小葉間動脈となって皮質外側へ向かう。

腎門部では前面より腎静脈，腎動脈，尿管とならび，腎動脈はつねに腎静脈や下大静脈の背側に位置する（5×）。そして左腎静脈は上腸間膜動脈と大動脈の間を走行するため（1×），両者の圧迫により左腎静脈のうっ滞から血尿などの症状を呈するものがナットクラッカー現象である。

正解：d

問題 5 の 解説

尿蛋白の selectivity index（IgG クリアランス/トランスフェリンクリアランス比）では 0.2 を基準とし，0.2 未満を高選択性という。

Jaffé法によるクレアチニン測定では，non-creatinine chromogen による非特異的発色が起こるため，真のクレアチニン値よりも高値となる。また，クレアチニンは糸球体濾過だけでなく，尿細管からの分泌があり，特に GFR 40 mL/min/1.73 m² 未満では，分泌されるクレアチニンの割合が多くなるため Ccr は GFR の約 2 倍まで高値となる（**表 1**）[1]。したがって，クレアチニン測定を Jaffé法で行った場合のクレアチニンクリアランスは，Jaffé法による血清クレアチニン値が真のクレアチニン値よりも高値で，結果的に尿細管から排泄されるクレアチニンによ

る誤差が相殺され，真の GFR に近似した値を得ることが可能である。わが国では血清，尿中とも酵素法によるクレアチニン測定が普及しており，真の血清クレアチニン値に近い値が得られる反面，クレアチニンクリアランスの値は，真の GFR との乖離が大きくなる。

体表面積補正が不必要なのは，同一患者でクレアチニン産生量が変化しない状況である。また，腎機能の評価に体表面積補正が必要なのは，発達段階の小児の腎機能の評価（個人，集団），または体格・筋肉量の異なる個人，集団を比較するとき（成人）である。また，妊娠や浮腫・腹

表 1

GFR と Ccr の比較			
GFR (Cin) (mL/min)	80 以上	40〜80	40 未満
Ccr/Cin	1.16	1.57	1.92

水では GFR は低く測定されるが体表面積補正も正確に行うことは困難である。

尿中の糖，尿素窒素，クレアチニンは蓄尿容器の大腸菌，変形菌の影響で濃度低下が認められるため，4〜10℃の冷暗所での保管が必要である。

参考文献
1) Levey AS. Measurement of renal function in chronic renal disease. Kidney Int 1990 ; 38（1）: 167-184.
2) 折田義正，他．日本腎臓学会腎機能（GFR）・尿蛋白測定委員会報告）．日腎会誌 2001 ; 43 : 1-19.

正解：c

問題 6 の 解説

上皮細胞の糸球体基底膜は，厚さ約 240〜370 nm で内透明板，緻密板，外透明板の 3 層構造から成る。基底膜の主成分はIV型コラーゲンで網目構造を成し，分子量 6 万以上の蛋白の透過に対するサイズバリアとなっている。ラミニン，フィブロネクチン，ヘパラン硫酸プロテオグリカン（HSPG）も構成成分で，HSPG は陰性荷電のため，陰性荷電を持つ蛋白（アルブミン）に対するチャージバリアの役割を果たすとされる。

正解：e

問題 7 の 解説

蛋白尿を遺伝的に発生する家系の連鎖解析により同定された 3 つの分子（nephrin, α-actinin 4, podocin）および，動物モデルにより蛋白尿発症との関連が判明した CD2AP（CD2-associated protein）は全て糸球体上皮細胞に発現・関与している。Nephrin は，出生直後から尿中に蛋白尿を呈する先天性ネフローゼ症候群の責任分子として同定された[1]。Nephrin は免疫グロブリンスーパーファミリーに属する膜貫通型接着因子であり，糸球体上皮細胞間をつなぐ slit membrane に局在している。

CD2AP は nephrin の細胞質内領域と相互作用をすると考えられており，nephrin を細胞骨格に固定させるのではないかと推測されている。CD2AP 欠損マウスの腎組織像はヒトにおける特発性ネフローゼ症候群のそれに類似し，その病因を考えるうえで重要視されている。α-actinin 4[2], podocin[3] の 2 つの分子は，遺伝的に蛋白尿を発症する家族性巣状糸球体硬化症の責任遺伝子として同定された。Tryggvason らは糸球体上皮細胞に存在する nephrin 分子の細胞外領域同士が逆向きに結合し，slit membrane を構成するモデルを提唱している[4]。この発見により，slit membrane が限外濾過膜の最も重要な一部を成していることが明らかにされた。CD2AP は T 細胞と抗原提示細胞との細胞間接着を安定化させている分子であるが，CD2AP ノックアウトマウスを作成すると，蛋白尿を呈し腎不全になることが示された[5]。

α-actinin 4 は糸球体上皮細胞の細胞骨格を構成するアクチン filament をクロスリンクし，さらにアクチン細胞骨格を細胞膜に連結させる役割を担っていると考えられている。患者で同定された変異を導入した α-actinin 4 は，wild type の α-actinin 4 に比べ，F actin と有意に高い結合能を示すことが示されている。変異 α-actinin 4 により糸球体上皮細胞足突起のアクチン microfilament の正常な assembly, dissembly が妨げられて糸球体の構造変化をきたし，FSGS を発症するメカニズムが考えられる。

podocin は 1 カ所膜結合領域を有する約 42 kDa の膜タンパクで糸球体上皮細胞に発現する

が，細胞内局在および機能については不明であるが，他の膜タンパク（イオンチャネル）および細胞骨格との結合，あるいは，これらの分子を連結する機能を持つと推測されている。

参考文献

1) Kestilä M, Lenkkeri U, Männikkö M, Lamerdin J, McCready P, Putaala H, Ruotsalainen V, Morita T, Nissinen M, Herva R, Kashtan CE, Peltonen L, Holmberg C, Olsen A, Tryggvason K. Positionally cloned gene for a novel glomerular protrin--nephrin--is mutated in congenital nephrotic syndrome. Mol Cell. 1998 Mar；1（4）：575-82.
2) Kaplan JM, Kim SH, North KN, Rennke H, Correia LA, Tong HQ, Mathis BJ, Rodriguez-Pérez JC, Allen PG, Beggs AH, Pollak MR. Mutations in ACTN4, encoding alpha-actini-4, cause familial focal segmental glomerulosclerosis. Nat Genet. 2000 Mar；24（3）：251-6.
3) Boute N, Gribouval O, Roselli S, Benessy F, Lee H, Fuchshuber A, Dahan K, Gubler MC, Niaudet P, Antignac C. NPHS2, encoding the glomerular protein podocin, is mutated in autosomal recessive steroid-resistant nerphrotic syndrome. Nat Genet. 2000 Apr；24（4）：349-54.
4) Tryggvason K. Unraveling the mechanisms of glomerular ultrafiltration：nephrin, a key component of the slit diaphragm. J Am Soc Nephrol. 1999 Nov；10（11）：2440-5
5) Shih NY, Li J, Karpitskii V, Nguyen A, Dustin ML, Kanagawa O, Miner JH, Shaw AS. Congenital nephrotic syndrome in mice lacking CD2-associated protein. Science, 1999 Oct 8；286（5438）：312-5,

正解：c, d

問題 8 の 解説

スポット尿（随時）の尿蛋白の g クレアチニン補正による 1 日蛋白尿の予測。

スポット尿の蛋白濃度は尿の濃縮・希釈の影響を受け，診断・治療効果の指標となる 1 日尿蛋白量を反映しないことが多い。そこで，尿中クレアチニンを同時測定して，尿中クレアチニン 1g 当たりの蛋白量を算出して，1 日尿蛋白量の指標とするものであり，外来診療などで便利である。成人の 1 日のクレアチニンの排泄量（＝筋肉での産生量）がほぼ 1g であることを原理とするので，男女や体格の差によって誤差があることは留意すべきである。

正解：c

問題 9 の 解説

尿沈渣における円柱の視覚的鑑別。

尿沈渣の鏡検は，血球類，上皮細胞，円柱，微生物，結晶・塩類などの存在や種類から腎での病態把握に役立つ。円柱は，尿細管上皮細胞から分泌された Tamm-Horsfall ムコ蛋白と血漿蛋白がゲル状に沈殿した鋳型に血球，上皮細胞が封入され，さらに変性・崩壊したもので，硝子円柱以外は腎実質障害を意味し，その種類は病態把握に役立つ。

（**解説図 1a, b, c, d** は問題の正解（脂肪円柱）以外の円柱）

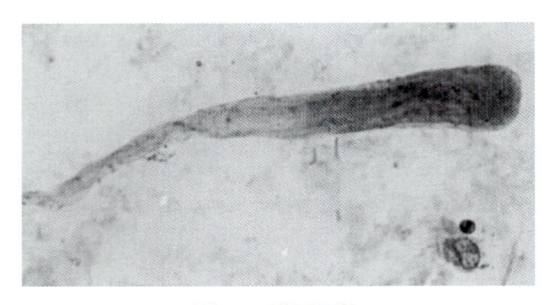

図1a　硝子円柱

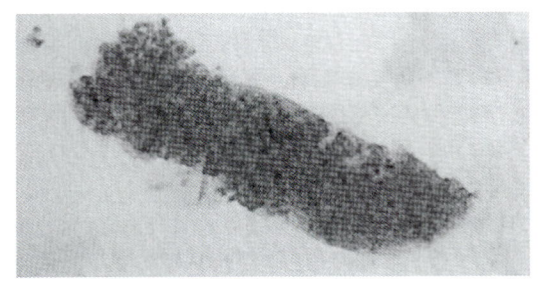

図1c　顆粒円柱

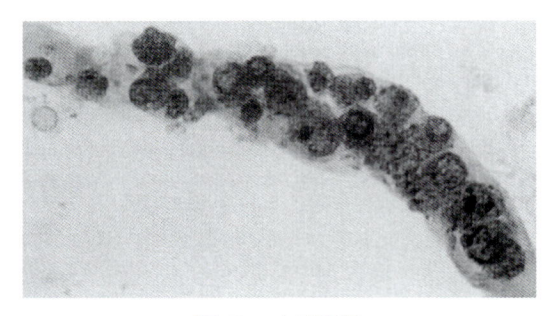

図1b　上皮円柱

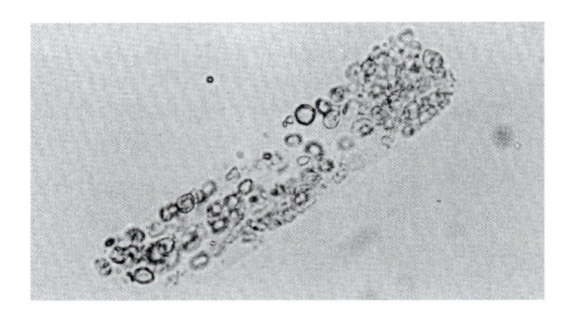

図1d　赤血球円柱

正解：d

問題10の解説

1. リンは細胞内ではATP，AMP，2,3-DPG（2,3-diphosphoglycerate）のような有機リン酸として細胞外液より多量に存在している。
2. 蛋白質はリンを多く含むので蛋白制限はリン制限にもなる。
3. 過換気により呼吸性アルカローシスになると血清中リン酸が細胞内に取り込まれ，低リン血症になるので，この記述は誤り。
4. 副甲状腺ホルモンは尿中リン排泄を促進するので，誤り。
5. 組織へのO_2輸送には，赤血球2,3-DPGがきわめて重要な役割を担っている。ADPおよびATPにはPO_4が含まれ，リン酸基同士の化学結合を利用してエネルギーを貯蔵するが，低リン血症では，2,3-DPGが減少するために酸素がヘモグロビンから離れにくくなり，組織への酸素供給量が減って低酸素状態を引き起こし，乳酸アシドーシスを起こす。

正解：b

問題11の解説

近年，蛋白尿ならびに糸球体硬化の原因としていくつかの遺伝子異常が明らかになっている。フィンランド型先天性ネフローゼ症候群や遺伝性巣状分節性糸球体硬化症での原因遺伝子が同定され，その遺伝子産物が糸球体上皮細胞足突起間のスリット膜に局在する蛋白（nephrin）や糸球体上皮細胞足突起の細胞骨格に関連した蛋白（ポドシン，α-actinin 4，CD2-APなど）であることが判明した。つまり，糸球体における蛋白バリア機能の中心がpodocyteであ

ることを示唆している。

　CD2-AP は糸球体上皮細胞足突起間のスリット膜に見出された糸球体蛋白である。一次性巣状分節性糸球体硬化症の症例において，CD2-AP による遺伝子の突然変異が報告されている。

　染色体 19q13 の上の α-actinin 4 遺伝子の突然変異は巣状分節性糸球体硬化症の常染色体優性遺伝を示す型と関連している。突然変異体である α-actinin 4 は actin とより強固に結びついており，この疾患が糸球体足突起の細胞骨格である actin の変化によるものであることを示唆している。最近，フィンランド型先天性ネフローゼ症候群の原因遺伝子として知られていた nephrin の異常によっても，巣状分節性糸球体硬化症を起こすことが報告された[2]。

参考文献
1) 淺沼克彦, 富野康日己. 腎糸球体上皮細胞の細胞特性 I. 日腎会誌 2008；50：532-539.
2) Santin S et al. Nephrin mutations cause childhood- and adult-onset focal segmental glomerulosclerosis. Kidney Int 2009；76：1268-1276.)

正解：a, b, c

問題 12 の 解説

　急性心不全時の腎機能低下は心拍出量の低下に伴う腎血流低下が主因であると長年考えられてきたが，2007 年頃から「心拍出量低下よりも，腎うっ血のほうが腎機能低下の主原因ではないか」との報告がなされるようになり，2008 年から 2009 年にかけてそれを裏付ける論文が多く報告されるようになった。

　Swan-Ganz カテーテルの臨床的意義について検討し，その後の右心カテーテルの臨床使用の方向性を決めた ESCAPE 試験における 194 名のサブ解析にて，急性心不全患者での eGFR は右房圧と相関するものの心係数（CI）とは関連しないことが示されている[1]。

　Damman らも 2,557 名の右心カテーテルデータから，eGFR が低下し始めるのは中心静脈圧が 10 mmHg 以上となる時点であることを示している[2]。

　さらに Mullens らは 145 名の急性心不全患者を対象に，腎機能悪化予測に関して中心静脈圧が心係数よりも有効な指標となることを ROC 解析にて示し，急性心不全患者の腎機能悪化の原因として腎うっ血が最も重要な血行動態因子であることを報告している[3]。

　以上より急性心不全患者での腎機能悪化と最も強く相関するのは中心静脈圧と考えられる。

参考文献
1) Nohria A, et al. J Am Coll Cardiol 2008；51：1268
2) Damman K, et al. J Am Coll Cardiol 2009；53：582
3) Mullens W, et al. J Am Coll Cardiol 2009；53：589

正解：c

問題 13 の 解説

　尿検査の基本的知識を問う問題。試験紙法は簡便であるが，偽陽性や偽陰性反応が多いことに留意する。尿が通常の pH（4〜7）から大きくずれていたり，尿中にある種の薬物が多量に存在すると反応が妨害される。例えば，pH が 8 以上のアルカリ性尿では蛋白が偽陽性になったり，ビタミン C（アスコルビン酸）摂取により，尿に大量に排泄されると潜血，尿糖，ビリルビン，亜硝酸塩のため陰性となることがある。尿比重は尿に含まれる溶質の質量を反映し，尿量により変化する（基準値：1.015〜1.025）。低比重尿ではしばしば血尿の可能性があっても赤

血球を認めないことがある。尿中に赤血球を肉眼的にも顕微鏡的にも認めないが，多量のHbが存在する場合はHb尿になる。血管内溶血が起き，ハプトグロビンとの結合能を超える状況で確認される。不適合輸血や重症火傷後，先天性溶血性貧血に認める。尿中白血球は，強拡大で1視野あたり5〜10個以上で異常とする。白血球がみられても，細菌を認めないものを無菌性膿尿といい，結核，クラミジア感染症が代表的である。

正解：b, d

chapter II-2

II．実践編　2．水・電解質異常

chapter II
2．水・電解質異常

問題

問題 1 アニオンギャップについて正しいものを 2 つ選べ。
 a．低アルブミン血症で減少する。
 b．正常値は，ほぼ 24 mEq/L である。
 c．腎不全では，初期から増加が見られる。
 d．トルエン中毒では，増加しないことも多い。
 e．下痢による代謝性アシドーシスのときには増加している。

問題 2 アニオンギャップについて正しいのはどれか。2 つ選べ。
 a．低アルブミン血症では低くなる。
 b．ブロマイド中毒では増加している。
 c．遠位尿細管性アシドーシスでは増加している。
 d．IgG 型多発性骨髄腫では低値となることが多い。
 e．糖尿病性ケトアシドーシスでは増加しないことが多い。

問題 3 アニオンギャップが増大しないものはどれか。2 つ選べ。
 a．敗血症
 b．メタノール中毒
 c．尿管 S 状結腸吻合
 d．尿毒症性アシドーシス
 e．遠位尿細管性アシドーシス

chapter II

2. 水・電解質異常

正解と解説

問題1の解説

アニオンギャップ（anion gap：AG）

電解質のうち，通常測定されるのはナトリウム（Na^+），クロール（Cl^-）と重炭酸イオン（HCO_3^-）である。カリウムやカルシウム，マグネシウムなども測定されることはあるが，値が小さいこともあり，便宜上"測定されない陽イオン（unmeasured cation：UC）"として分類される。また，クロール・重炭酸以外の陰イオンは"測定されない陰イオン（unmeasured anion：UA）"となる。通常，UAの合計の濃度はUCのそれよりも$12±2$ mEq/L高いことが知られ，これをアニオンギャップ（anion gap：AG）と呼んでいる（図1）。

尿毒症（進行した腎不全）・乳酸アシドーシス・ケトアシドーシス・一部の薬物中毒などではそれぞれ表1にあげるようなunmeasured anion（UA）が増加し，アニオンギャップは増加する。この際，AGの上昇と同じ分だけ重炭酸イオンは消費され，減少する。一方，下痢や尿細管性アシドーシスなどによる代謝性アシドーシスではUAの代わりにClイオンが蓄積し，同量の重炭酸イオンが消費される。UAは不変であり，UCも変化がない限り，AGは正常となる。トルエンは馬尿酸に変換されるが，糸球体濾過とともに近位尿細管ですみやかに分泌される。したがって血液中の陰イオン蓄積は少ないので，トルエン中毒の初期以外ではAGの増加は認められないことが多い。

AGが正常な代謝性アシドーシスは下痢（腸管への重炭酸イオン喪失）と尿細管性アシドー

$$陽イオンの総量 [cation] = 陰イオンの総量 [anion]$$

$$\underline{測定される\ [cation]} + 測定されない\ [cation] = \underline{測定される\ [anion]} + 測定されない\ [anion]$$
$$\qquad\qquad\qquad\qquad (UC) \qquad\qquad\qquad\qquad\qquad\qquad (UA)$$

$$[Na^+] + UC = [Cl^-] + [HCO_3^-] + UA$$

$$AG = UA - UC = [Na^+] - ([Cl^-] + [HCO_3^-]) = 12±2\ mEq/L$$

図1　アニオンギャップの定義

表1　アニオンギャップの上昇する代謝性アシドーシス

	主な病態	蓄積するUA
L乳酸アシドーシス	組織低酸素・ショック・肝不全	L-乳酸
D乳酸アシドーシス	腸内細菌の異常増殖	D-乳酸
ケトアシドーシス	インスリン不足・アルコール・絶食	βヒドロキシ酪酸
尿毒症	末期腎不全	硫酸・リン酸
中毒	メタノール	ギ酸
	エチレングリコール	グリコール酸・蓚酸
	トルエン*	馬尿酸

*トルエン中毒は馬尿酸イオンが尿中にすぐ排泄され，AG正常の代謝性アシドーシスを呈することも多い。

シス（腎不全の早期を含む。腎での酸排泄障害）に頻度的にはほぼ限られるが，AGが上昇する代謝性アシドーシスは多く，表1にまとめる。腎不全の言葉の定義にもよるが，CKDのstage 1～3では，ネフロン当たりのアンモニア産生の増加により，アシドーシスをきたさないことが多いが，stage 3 後半～4 では，腎での酸排泄障害に伴うAG正常の代謝性アシドーシスをきたすようになり，stage 5 で，リン酸，硫酸などの蓄積によるAG上昇の代謝性アシドーシスがAG正常のアシドーシスに合併するようになる。

AGの上昇は代謝性アシドーシス以外にも，UCの減少（例えば，低ガンマグロブリン血症）によっても起こる。逆に，AGの減少はUAの減少（例えば，肝硬変などによるアルブミンの低下）やUCの増加（例えば，ミエローマや膠原病での高ガンマグロブリン血症や高Ca血症など）で起こりうる。アルブミンは陰性に荷電している蛋白で，陰イオンのなかでもかなりの分画を占めているので低アルブミン血症ではAGは減少する。特に覚えるべきは<u>アルブミン1.0 g/dLの低下に対し，AGは約2.5 mEq/Lの低下をきたすことである</u>。

正解：a，d

問題2の解説

ルチーンに測定されないアニオンの大部分はアルブミンであり，低アルブミン血症ではアニオンギャップ（anion gap：AG）が減少する。アルブミン1.0 g/dLにつき，アニオンとして約2.5 mEq/Lに相当する。近位型尿細管性アシドーシス，遠位型尿細管性アシドーシスではAG正常の代謝性アシドーシスを示す。ブロマイド中毒ではブロマイドがクロールのように測定され，しかもクロールよりmEq当量として大きく測定されてしまうため，見かけ上AGが低値となる。IgG型多発性骨髄腫ではモノクローナルIgGが，より陽イオンで荷電しており，AGが低値となる。糖尿病性ケトアシドーシスはAGが上昇する代謝性アシドーシスである。

$AG = Na^+ - (Cl^- + HCO_3^-)$ の正常値は 12 ± 2 mEq/Lであり，この増加は通常測定されないアニオンの増加によることが多く，代謝性アシドーシスの存在を意味し，糖尿病性ケトアシドーシス，乳酸アシドーシス，尿毒症性アシドーシスなどで認められる。糖尿病性ケトアシドーシスでは，インスリン欠乏と相対的な拮抗ホルモン（グルカゴンなど）の過剰により，中性脂肪の分解の亢進，遊離脂肪酸の増加に続いてケトン体の産生亢進がみられる。

正解：a，d

問題3の解説

cは腸管への重炭酸イオン喪失が原因であり，eは遠位尿細管での水素イオンの排泄障害による。一方，aでは乳酸がbではギ酸が，dでは硫酸，リン酸などが蓄積する。

c，eは正アニオンギャップ性代謝性アシドーシスであり，a，b，dはアニオンギャップが拡大する代謝性アシドーシスである。

正解：c，e

chapter II
2. 水・電解質異常

> 症例問題

問題 1 維持透析患者が意識レベルの低下で救急受診した。心電図でT波の増高，QRS幅の増大などを伴う不整脈がみられた。直ちにするべき処置は何か。1つ選べ。
 a．血液透析
 b．グルコン酸カルシウムをゆっくり静脈注射する。
 c．7%重炭酸ナトリウムを静脈注射する。
 d．グルコース・インスリン療法をする。
 e．陽イオン交換樹脂を注腸する。

問題 2 肝不全患者が低Na血症（118 mEq/L）を呈していた。腹部手術4日後に，血清Na値は160 mEq/Lと上昇し，意識障害が出現した。意識障害の原因として最も可能性の高いものはどれか
 a．急性硬膜下血腫
 b．脳出血
 c．橋中心髄鞘崩壊症
 d．クモ膜下出血
 e．多発性硬化症

症　例：72歳，女性。
主　訴：意識レベル低下，発熱，口内痛
既往歴：平成7年10月，胃がん手術
家族歴：父親：悪性腫瘍，母親：心疾患，妹：SAH
現病歴：平成11年2月口腔外科で上顎癌の診断を受け入院。3月1日　放射線治療。翌日よりCDDP（白金製剤）（60 mg×1day），5-FUによる化学療法開始。化学療法開始4日目ごろから徐々に意識レベルが低下。化学療法を中止し輸液を開始したが2日後には血清Na値109 mEq/Lであり，3日目に当科紹介転科となった。
身体所見：血圧100/50 mmHg，意識レベルⅡ-20，左上顎部の腫瘍はクレーター状。胸部異常なし。浮腫なし。

問題 3 体液量減少を推測するうえで特異度の高いものを 1 つ選べ。
  a．ツルゴール
  b．落ち窪んだ眼
  c．毛細血管充満時間
  d．口腔内乾燥
  e．心胸比

検査成績：検尿：比重；1.019，蛋白；(−)，糖；(＋)，潜血；(＋)，RBC；10〜25/hpf，尿浸透圧；488 mOsm/kg H₂O，WBC 4900/μL，RBC 250 万/μL，Hb 8.0 g/dL，Ht 23.4%，血小板 12.0 万/μL，AST 17 IU/L，ALT 16 IU/L，ALP 70 IU/L，LDH 171 IU/L，BUN 14 mg/dL，Cr 1.0 mg/dL，尿酸 1.0 mg/dL，TP 6.3 g/dL，Alb 3.9 g/dL，Na 115 mEq/L，K 3.2 mEq/L，Cl 82 mEq/L，Ca 8.7 mg/dL，P 2.2 mg/dL，Mg 1.9 mEq/L，血糖値 90 mg/dL

問題 4 推測される血漿浸透圧はいくらか。
  a．210 mOsm/kg H₂O
  b．240 mOsm/kg H₂O
  c．270 mOsm/kg H₂O
  d．300 mOsm/kg H₂O
  e．330 mOsm/kg H₂O

尿中電解質；Na 170 mEq/L，K 34 mEq/L，Cl 201 mEq/L
尿中 NAG 20.4 U/L（1.0〜4.4）　β₂MG 1325 μg/L（16〜518）
ADH 5.3 pg/mL，ACTH 29 pg/mL，cortisol 17.7 μg/dL，HANP 22 pg/mL，TSH 0.14 μIU/dL，FT3 1.6 pg/mL（基準値：2.0〜3.4），FT4 1.9 ng/dL（基準値：0.9〜1.7）

問題 5 妥当な治療法を 1 つ選べ。
  a．水制限
  b．5％ブドウ糖を主体にした輸液
  c．4 号維持液を主体にした輸液
  d．1 号維持液を主体にした輸液
  e．生理食塩液を主体にした輸液

症　例：16 歳，女性

脱力発作を訴えて受診した。2 年前から下肢の脱力発作が出現し数日間で元に戻った。近医を受診し，高血圧を指摘された。同様の発作を繰り返すようになり，精査のため入院した。家族歴，既往歴に特記すべきことはない。

身体所見：血圧 160/110 mmHg，脈拍 70/分，身体所見で特に異常を認めない。眼底 Scheie I 度であった。

検査所見：TP 7.5 g/dL，BUN 9.2 mg/dL，Cr 0.8 mg/dL，UA 4.3 mg/dL，Na 143 mEq/L，K 2.6 mEq/L，Cl 100 mEq/L，Ca 9.2 mg/dL，P 3.6 mg/dL，血液ガス：pH 7.451，PaO_2 89.2 Torr，$PaCO_2$ 41.7 Torr，HCO_3^- 27 mEq/L，内分泌学的検査：PRA 0.1 ng/mL/h（normal 0.6〜1.2 ng/mL/h），PAC 2 pg/mL（normal 46〜126 pg/mL），cortisol：9 am：13.5，5 pm：12.3，9 pm：3.8 μg/dL，血漿 DOC 10 ng/mL（基準値内）。

問題 6　可能性の高い疾患を 1 つ選べ。
- a．Liddle 症候群
- b．Cushing 症候群
- c．腎血管性高血圧
- d．異所性 ACTH 症候群
- e．原発性アルドステロン症

問題 7　妥当な治療法を 2 つ選べ。
- a．塩分制限
- b．デキサメサゾン
- c．トリアムテレン
- d．経口カリウム製剤
- e．スピロノラクトン

症　例：64歳，男性
　夕食時に痙攣と意識障害が出現し，救急車で来院。来院時は刺激でわずかに反応する状態であった。血圧：124/84 mmHg，脈拍：82回/分，整，呼吸数：15回/分，体温：36.3℃。
　緊急の検査所見は以下のようであった。
　尿検査：異常なし，WBC 5,400/μL，RBC 430万/μL，Hb 12.8 g/dL，Ht 40%，血小板 23万/μL，TP 6.8 g/dL，Alb 3.5 g/dL，BUN 6 mg/dL，Cr 0.6 mg/dL，Na 120 mEq/L，K 4.6 mEq/L，Cl 85 mEq/L，血糖 94 mg/dL。
　家人が到着し，話を聞いたところ，これまで大きな病気はなく，病院にもかかっていなかったとのことであった。追加で行った検査成績は次の通りであった。血漿浸透圧 249 mOsm/kg H_2O，尿中 Na 濃度 80 mEq/L。

問題 8　さらに追加すべき検査として<u>不適切なもの</u>を 1 つ選べ。
　　a．TSH 測定
　　b．コルチゾール測定
　　c．ADH 測定
　　d．胸部 X 線撮影
　　e．Fishberg 濃縮試験

症　例：62歳，男性
　激しい胸痛と特徴的な ECG 所見があり，急性心筋梗塞と診断された。CCU 入院後まもなく，呼吸困難，チアノーゼ，喘鳴，両肺野にラ音が出現した。脈拍 120/分，整。血圧 90/60 mmHg。動脈血ガス分析（room air）pH 7.10，PaO_2 41 Torr，$PaCO_2$ 63 Torr，HCO_3 21 mEq/L

問題 9　この患者の酸塩基平衡で妥当なものを選べ。
　　a．代謝性代償を伴わない呼吸性アシドーシス
　　b．代謝性代償を伴う呼吸性アシドーシス
　　c．呼吸性アシドーシスと代謝性アルカローシス
　　d．呼吸性アシドーシスと代謝性アシドーシス
　　e．部分的な呼吸性代償を伴った代謝性アシドーシス

症　例：69 歳，女性
　高血圧があり外来通院中。2 年前に脳梗塞に罹患したが，機能は回復していた。降圧薬を内服し外来血圧は 160/80 mmHg 程度であった。数日前より尿路感染による熱発を契機として食事が摂れず，ぐったりしてきたとのことで救急搬送された。
　身体所見：推定体重 50 kg 程度。臥位血圧 110/66 mmHg，脈拍 110/分，体温 37.8℃
　尿比重 1.030，尿中 Na 13 mEq/L，尿中 Cr 50 mg/dL
　血液検査：Na 130 mEq/L，K 5.0 mEq/L，Cl 96 mEq/L，TP 7.0 g/dL，Alb 4.4 g/dL，BUN 45 mg/dL，Cr 2.0 mg/dL，血糖 230 mg/dL，HbA$_{1c}$ 6.0%
　動脈血ガス分析：pH 7.23，PO$_2$ 75 Torr，PCO$_2$ 33 Torr，HCO$_3^-$ 14 mEq/L

問題 10　FE$_{Na}$ として最も近い値はどれか。
　a．0.1
　b．0.5
　c．1.0
　d．1.5
　e．5.0

問題 11　酸塩基平衡に関して妥当なものはどれか。1 つ選べ。
　a．アニオンギャップ正常の代謝性アシドーシス
　b．アニオンギャップ正常の代謝性アシドーシス＋呼吸性アルカローシス
　c．アニオンギャップ増大の代謝性アシドーシス
　d．アニオンギャップ増大の代謝性アシドーシス＋呼吸性アルカローシス
　e．アニオンギャップ増大の代謝性アシドーシス＋呼吸性アシドーシス

問題 12　追加検査で異常となる可能性の高いものはどれか。1 つ選べ。
　a．ADH
　b．血漿浸透圧
　c．血清乳酸値
　d．尿ケトン体
　e．血清 Ca 値

問題 13　最も適切な輸液はどれか。
　a．5％ブドウ糖液
　b．生理食塩液
　c．2 号液
　d．3 号液
　e．4 号液

症　例：24 歳，男性
　全身倦怠感と体重減少があり受診した。意識清明。呼吸は大きく頻回であった。脈拍 144/分，血圧 92/38 mmHg，BUN 25 mg/dL，Cr 1.7 mg/dL，Na 141 mEq/L，K 3.8 mEq/L，Cl 98 mEq/L，血糖 790 mg/dL，3-ヒドロシキ酪酸 5,050 μmol/L，アセト酢酸 1,774 μmol/L，血液ガス（room air）；pH 7.20，$PaCO_2$ 20 Torr，PaO_2 117 Torr，HCO_3^- 8.0 mEq/L

問題 14　この患者に<u>不適切な</u>医療行為はどれか。1 つ選べ。
　　a．治療開始 1 時間で生理食塩水 1,000 mL の点滴静注
　　b．インスリンの持続静脈内投与
　　c．カリウムの持続静脈内投与
　　d．炭酸水素ナトリウムの静脈内投与
　　e．静脈血での HCO_3^- モニタリング

症　例：23 歳，女性
　四肢の脱力があり受診。家族歴：兄にも同様の症状がある。
　現病歴：小児期の成長は正常。18 歳の時，脱力発作があり近医を受診し，低カリウム血症を指摘された。以後経口カリウム製剤を処方されていたが，転居後通院を中断し，3 カ月前から経口カリウム製剤を内服していない。今朝から脱力があり，自力で立ち上がれなくなったため家族に付き添われ受診した。
　身体所見：身長 159 cm，体重 60 kg　血圧 106/56 mmHg，脈拍 80 回/分，整。下腿浮腫なし。
　検査所見：尿蛋白（−），尿潜血（−），尿糖（−），尿浸透圧 600 mOsm/kg H_2O，尿中 K 30 mEq/L，尿中 Cr 50 mg/dL。
　血液検査：白血球 6,800/μL，赤血球 448 万/μL，Hb 13.5 g/dL，Ht 38.5％，Plt 22.1 万/μL，TP 7.5 g/dL，Alb 3.8 g/dL，BUN 11.1 mg/dL，Cr 0.52 mg/dL，Na 133 mEq/L，K 1.8 mEq/L，Cl 92 mEq/L，Ca 9.5 mg/dL，P 2.7 mg/dL，Mg 1.1 mg/dL（1.8〜2.4），血糖 90 mg/dL。
　血液ガス分析：pH 7.48，PaO_2 87 Torr，$PaCO_2$ 39 Torr，HCO_3^- 29 mmol/L。

問題 15　低カリウム血症で<u>起こりにくい</u>病態はどれか。2 つ選べ。
　　a．呼吸筋の麻痺
　　b．QT 間隔の短縮
　　c．麻痺性イレウス
　　d．torsade de points
　　e．代謝性アシドーシス

問題 16 この患者の酸塩基平衡の評価として妥当なものはどれか。
a．呼吸性アルカローシス
b．代謝性アルカローシス
c．呼吸性アルカローシス＋代謝性アシドーシス
d．代謝性アシドーシス＋代謝性アルカローシス
e．代謝性アルカローシス＋呼吸性アルカローシス

問題 17 FE K から推測して，この患者の低カリウム血症の原因として妥当なものはどれか。
a．カリウム摂取不足
b．血管内カリウム析出
c．便へのカリウム排泄量増加
d．尿のカリウム排泄量増加
e．カリウムの細胞内への大量移動

問題 18 この患者の治療として妥当なものはどれか。2 つ選べ。
a．サイアザイド
b．アセタゾラミド
c．カルシウム製剤
d．マグネシウム製剤
e．スピロノラクトン

問題 19 この疾患の遺伝子・蛋白異常として正しいものはどれか。1 つ選べ。
a．NKCC2
b．ROMK
c．Barttin
d．NCCT
e．ENaC

chapter II
2．水・電解質異常

症例問題の正解と解説

問題1の解説

　T波の増高や先鋭化は心電図診断で見逃してはならない基本中の基本である．心電図によって診断可能な代表的な電解質異常として，高カリウム血症，低カリウム血症，高カルシウム血症，低カルシウム血症がある．高カリウム血症では，T波増高・先鋭化で始まり，PQ幅の増大，P波消失や幅広QRSを認めるようになる．さらに進行すると，ブロックなどの致死的な不整脈が出現する．神経・筋肉の興奮（脱分極）の過敏性は静止電位から閾値電位までのポテンシャルの高さの違いが重要な決定因子であり，静止電位はカリウムが，閾値電位はカルシウム濃度が制御する．高カリウム血症は静止電位を押し上げるので，閾値電位とのポテンシャルの差が狭まるが，脱分極は細胞のNaチャネルを不活性化し，神経・筋肉は興奮しにくくなる．一方，高カルシウム血症は閾値電位を押し上げるので，静止電位とのポテンシャルの差が広がり，過分極は細胞のNaチャネルの透過性を亢進させ神経・筋肉は興奮しやすくなる．上昇した静止電位を下げる時間的余裕がない場合，高カルシウム血症を人為的に誘導し，閾値電位を上げて，ポテンシャルの差を広げ，興奮の過敏性を正常に戻すことができる．

　本症例では，高カリウム血症は慢性腎不全が原因であろう．また，意識障害は不整脈に伴う心拍出量の低下と考えられる．高カリウム血症は，心筋易刺激性が高まり致死的な不整脈の原因となるため，QRS幅の延長を認める本例では，まず心筋細胞膜の興奮性を低下させる必要がある．それにはグルコン酸カルシウムが最適である．心電図をモニターしながら20 mLを数分間かけてゆっくり静注する必要がある．効果は数分で現れ，持続時間は30～60分間程度であるため，他の方法でカリウム濃度を下げる必要がある．

正解：b

問題2の解説

　低ナトリウム血症患者でのNa補正においては，補正速度が重要になる．118 mEq/Lの低ナトリウム血症では，血漿浸透圧は250 mOsm/kg前後であると予測される．この状態では，細胞内に水が移動し細胞内浮腫となっている．今回のように急速に血漿浸透圧を上昇させると（250 mOsm/kg→約330 mOsm/kg程度）細胞内から水が移動し，細胞内脱水となる．そのとき橋中心髄鞘崩壊症（central pontine myelinolysis）が発生する（図1）．

　低ナトリウム血症が急性発症か慢性発症かによって対応が異なるために，その判断がきわめて重要となる．発症48時間以内を急性低ナトリウム血症としているが，症状として急激に発症する意識障害・痙攣がみられる．治療としては高張食塩水（3%）の点滴を行いながら，ループ利尿薬を使用して利尿を図る．1時間ごとに血清Na値を測定し上昇速度を補正する．通常，目標値を130 mEq/L前後におき，1時間当たり1.9～2.9 mEq/Lの上昇とする．ただし24時

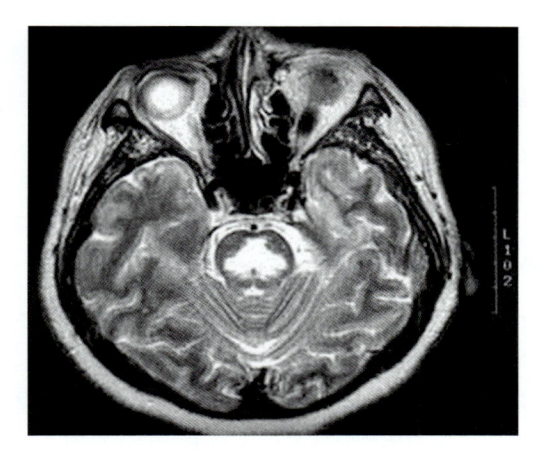

図1 橋中心髄鞘崩壊（central pontine myelinolysis）のMR像

間以上かけて補正する。急性型では，急速補正が有効であるが過剰補正にならないように臨床症状と血清Na値に十分注意することが大切である。
　一方72時間以上のものを慢性型と称している。臨床症状は軽い場合が多く，緩徐に補正を行う。血清Na値の上昇は24時間で10 mEq/L以内とし，血清Na値がおよそ120 mEq/Lを超えると，臨床症状は軽快することが多い。判断に困るのは，48〜72時間であるが，慢性に準じて治療するほうが無難である。
　慢性型であるのに血清Na値が低いことに驚いて急速補正を行うと，橋中心髄鞘崩壊（central pontine myelinolysis）あるいは大脳髄鞘崩壊（cerebral myelinolysis）の脱髄障害が起こり，仮性球麻痺・四肢麻痺が起こりやすい。これが致命的になる場合もあり，最初の急性型・慢性型の判断が重要である。

参考文献
今井裕一, 柳谷憲充. 低Na血症の補正は急速にしてはいけない？　成人病と生活習慣病 2002；32：1023-1024.

正解：c

問題3の解説

　日本語での脱水症は，①細胞内水分の不足，②細胞外液の減少を一緒に扱っているために理解しにくいものになっている。欧米のテキストでは，前者は，dehydration，後者はvolume depletionと明確に区別している。Dehydrationは，水分喪失によって細胞外液の浸透圧が上昇して細胞内から細胞外へ水分の移動が起こることがメカニズムである。すなわち高ナトリウム血症となっていることが多い。また，volume depletionでは，Na値には大きな変化はない。診察によって判断することが，臨床上重要である。
　毛細血管再充満時間とは，中指の爪を圧迫して，圧迫を解除してから通常は2秒以内に赤みを帯びるが，2秒以上に遅延した場合陽性と判断する。

表1 体液量減少に対する臨床症状の感度，特異度

項目	感度（%）	特異度（%）	陽性尤度比	陰性尤度比
1．腋の下の乾燥	50	82	2.8	0.36
2．口腔内乾燥	85	58	2.0	0.3
3．落ち窪んだ眼	62	82	3.4	0.5
4．毛細血管再充満時間	34	95	6.9	0.15
5．チルトテスト	97	96	24.3	0.04

正解：c

問題 4 の解説

血漿浸透圧は，2×Na＋血糖/18＋BUN/2.8 で推測できる。この患者では，Na 115 mEq/L，血糖値 90 mg/dL，BUN 14 mg/dL であるので，

$$2\times115+\frac{90}{18}+\frac{14}{2.8}=230+5+5=240$$

となる。

正解：b

問題 5 の解説

この患者の血漿浸透圧が 270 未満になっているので，正常では，ADH は全く分泌されないはずであるが，患者では ADH 5.3 pg/mL と分泌されている。この検査結果からは，ADH 不適切分泌症候群（SIADH）の可能性が考慮される。ただし，SIADH では体液量は正常であること，尿中 Na 排泄量も多くないことが前提となっている。この患者では，尿中 Na 排泄量が 170 mEq/L（塩分として 10 g 以上）と大量に排泄されていることになる。シスプラチンを投与後に悪化しているという臨床経過からも，シスプラチンによる尿細管障害による塩分喪失性障害によるものと判断することが妥当である。ここで重要なことは，SIADH と判断すれば，治療としては水制限を行うべきであるが，この患者では，大幅な体液量の減少による ADH 分泌であり，生理食塩液を主体にした輸液が正しい選択となる。

正解：e

問題 6 の解説

繰り返す脱力発作と若年発症の高血圧症例である。身体所見に高血圧と高血圧性眼底所見を認めるのみで，Cushing 症候群や腎血管性高血圧（腹部血管雑音）などを疑わせる所見はない。検査所見上，腎機能は正常，低カリウム血症，代謝性アルカローシス，血漿レニン活性低値，血漿アルドステロン濃度低下を認める。これより，繰り返す脱力発作は低カリウム血症が原因と考えられ。また，高血圧の原因として血漿レニン活性の低値，血漿アルドステロン濃度の低値で高血圧をきたす，Cushing 症候群，DOC およびコルチコステロン産生腫瘍，偽性アルドステロン症（グリチルリチン摂取など），apparent mineralocorticoid excess（AME）症候群，副腎性器症候群，Liddle 症候群が鑑別としてあがる。設問では cortisol，DOC に異常なく Liddel 症候群の可能性が高い。

正解：a

問題 7 の解説

Liddle 症候群
病態

遠位尿細管の上皮型アミロライド感受性 Na チャンネル（ENaC）の遺伝子異常（一般に常染色体優性遺伝）により Na 再吸収過剰をきたす。これに伴い尿中 Na 排泄低下，K 排泄亢進，血漿 Na 増加，血漿 K 低下をきたす。また，代謝性アルカローシスと体液量増加による高血圧をきたす。これらは原発性アルドステロン症と類似するが，アルドステロン濃度が低下する偽性アルドステロン症患者で本症候群を疑う。確定診断は遺伝子診断による。

治療

ENaC 活性亢進による Na 再吸収増加が原因であるため，塩分制限と ENaC 阻害作用のあるトリアムテレン（レニン・アンジオテンシン系とは無関係に Na チャンネルを阻害し，Na 再吸収の抑制と K 保持をする）が有効である。スピロノラクトン（アルドステロン拮抗薬）は無効である。

● ワンポイント解説

ユビキチン化の障害

蛋白質は細胞内で消化され，再びアミノ酸に分解されて，他の蛋白の材料になる。この代謝のメカニズムには，蛋白質の C 末端部分にユビキチンが結合して処理が必要な蛋白の目じるしになっている。Liddle 症候群では上皮性 Na チャネルの C 末端部分に変異が生じたために，ユビキチンとの結合が障害されるために尿細管膜表面にチャネルが増加し Na 再吸収が持続していることが原因であることがわかった。

正解：a，c

問題 8 の 解説

血清浸透圧 249 mOsm/kg H_2O で高血糖，パラプロテイン血症，マニトールなどの使用もなく低張性低ナトリウム血症といえる。さらに低ナトリウム血症によると考えられる痙攣，意識障害が急速に出現したことより急性症候性低ナトリウム血症といえる。細胞外液の評価をすると血圧正常，脈拍正常，ヘマトクリット，血小板，尿素窒素をみる限り血液に濃縮所見はなくまたアルブミンが少し低いのが気になるが明らかな希釈所見はないと考える。以上より細胞外液量は正常である可能性が高い。そのため SIADH，甲状腺機能低下症，糖質ステロイド欠乏，下垂体・副腎機能低下症などが鑑別にあげられる。

そのため a，b，c はいずれも適切である。また d の胸部 X 線撮影は体液量の評価と SIADH を起こす肺癌，肺炎，結核などの検索のため適当といえる。一方 Fishberg 濃縮試験は被験者を脱水状態にしその際分泌される ADH の集合管における作用，すなわち濃縮力をみる検査であり，濃縮力障害を起こす尿崩症などで異常値となる。低ナトリウム血症ではむしろ Fishberg 希釈試験で異常値となる。

正解：e

問題 9 の 解説

酸塩基平衡異常で pH が 7.2 以下あるいは 7.6 以上の時には，代償機構が不十分で代謝性と呼吸性 2 つの同方向への異常が存在する可能性が高い。すなわち本問題の pH 7.10 ではまず代謝性および呼吸性 2 つのアシドーシスの合併が考えられる。

次にスタンダードな酸塩基平衡解析のステップを踏んでみる。

1. pH7.10 はアシデミアである。
2. その一次的原因は $PaCO_2$ 上昇と HCO_3^- 低下があるので，呼吸性アシドーシスと代謝性アシドーシスが存在する。
3. それぞれの代償機構を考えてみる。急性の $PaCO_2$ 上昇では $PaCO_2$ 10 Torr につき代償性に HCO_3^- が 1 mEq/L 増加する。したがって本症例では代謝性代償があれば HCO_3^- は 26 mEq/L であるはずであるが代謝性代償が不十分で代謝性アシドーシ

スが存在する。一方，HCO₃⁻が1 mEq/L低下すると代償性にPaCO₂が1〜1.3 Torr低下する。本症例ではPaCO₂は36〜37 Torrへの呼吸性代償が要求されるが代償は行われていない。
4. 血清Na値と血清Cl値があればアニオンギャップ（AG）を計算する。AG増加があれば，AGが増加するタイプの代謝性アシドーシスが存在する。
5. AG増加があればcorrected HCO₃⁻を計算して，AG増加がない場合のHCO₃⁻を予測する。
6. 解析結果が患者の病態と一致しているか，説明可能か検証する。

本症例はAMIによる急性呼吸不全で著明な低酸素血症と肺胞低換気が存在する。呼吸性アシドーシスはこのためと考えられる。代謝性アシドーシスは低酸素血症による乳酸アシドーシス，タイプAが考えられる。AG値が知りたいところである。

正解：d

問題10の解説

元来，血圧が高めでコントロールが不良であった（外来血圧：160/80 mmHg程度で，おそらく座位での血圧測定であろう）患者が，尿路感染症を契機に食事が摂れなくなり，ぐったりして救急搬送されてきたところ，臥位血圧は110/66 mmHgで脈拍は110/分であった。ここで推定されるのは，重症感染症あるいは敗血症の状況で，さらに不十分な食事摂取が加わり，血圧低下と頻脈を伴っているということである。発症前のCr値は明らかにはされていないが，この腎不全は急性腎不全あるいは慢性腎不全の急性増悪であり，腎前性・腎性・腎後性の腎不全の鑑別をするためにFE_Naを計算することが重要である。

FE（fractional excretion）：排泄率とは，糸球体で濾過された物質aが尿細管でどのように再吸収・分泌されたかを評価する概念であり，次式で計算できる（図2）。

FE［％］＝排泄量/濾過量＝(Ua×V)/(Pa×GFR)×100＝(Ua×Pcr)/(Ucr×Pa)×100

Ua：物質aの尿中濃度，Pcr：血清Cr，Ucr：尿中Cr，Pa：物質aの血中濃度

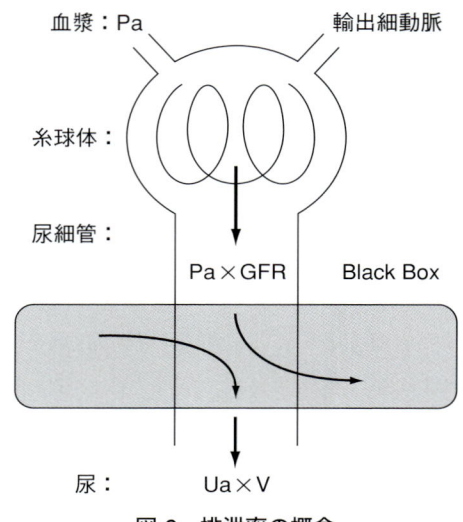

図2 排泄率の概念

FE_Naが1％以下であるときは，尿細管でのナトリウム再吸収が亢進していることを反映しており，腎前性腎不全の病態が考えられる。

本症例では，
FE［％］＝(Ua×Pcr)/(Ucr×Pa)×100＝(13×2.0)/(50×130)×100＝0.4％

したがって，0.4％に最も近い値としては，b. 0.5となる。

正解：b

問題 11 の 解説

血液ガスの解釈

ステップ1：アシデミアかアルカレミアか。pH は 7.23 であり，アシデミアである。

ステップ2：アシデミアの原因として，代謝性異常か呼吸性異常かを考える。アシデミアの原因としては，以下のどちらかであるが，
①呼吸性：$PaCO_2$が増加している。
②代謝性：HCO_3^-が減少している。
本症例では，HCO_3^-が減少しており，代謝性アシドーシスが存在する。

ステップ3：アニオンギャップ（AG）を計算する。AG＝130－96－14＝20 となり，まず AG 増大の代謝性アシドーシスが存在する。（AG の正常値 12±2）

ステップ4：代償作用は正常に作用しているか。代謝性アシドーシスのときの呼吸性代償は，以下の式で予測できる。

予測 PCO_2＝実測 HCO_3^-＋15

本症例では，HCO_3^- が 14 mEq/L の代謝性アシドーシスのときには，呼吸性代償により換気量が増加し，予測 PCO_2は 14＋15＝29 となるはずであるにもかかわらず，実測 PCO_2は 33 Torr なので，呼吸性アシドーシスも合併していることがわかる。

正解：e

問題 12 の 解説

本症例では，Na 濃度の異常は伴っておらず，ADH の異常分泌が存在している可能性は低い。また，血漿浸透圧は以下の式で推測することができるが，本症例では，

推定血漿浸透圧：2×Na＋BUN/2.8＋Glu/18＝260＋16＋12.8＝288.8

となり，浸透圧の異常もなさそうである。本症例の血液ガスでは，前問のようにアニオンギャップが増大する代謝性アシドーシスが存在しているのであるが，その原因疾患としては，①ケトアシドーシス（糖尿病性，アルコール性，飢餓），②尿毒症性アシドーシス，③乳酸アシドーシス，④その他薬物中毒（サリチル酸，エチレングリコールなど）などがある。本症例では，急性腎不全をきたしているものの尿毒症とは考えにくく，また血糖値は高値ではあるが，糖尿病性ケトアシドーシスをきたすほどのインスリン不足状態である可能性も低いと考えられる。飢餓によるケトアシドーシスも否定できないが，血圧低下などを考慮すると，水分摂取の不足による hypovolemic shock による乳酸アシドーシスと肺炎などによる呼吸性アシドーシスの合併の可能性が考えやすい。敗血症を伴う場合は，呼吸性アルカローシスを伴いやすい。また，もし食欲不振が長期に続いていたのならば，ビタミン B_1欠乏の病態も合併しているかもしれない。血清 Ca 濃度の異常を示唆する病態は，特に認められない。

正解：c

問題 13 の 解説

本症例では，（普段の血圧と比較して）低血圧を伴う hypovolemia と腎前性急性腎不全をきたしている。生理食塩液やリンゲル液などの細胞外液補充液の投与が必要であろう。ショックなどによる腎機能障害が心配される状況では，K 非含有の生理食塩水が第一選択となる。

参考文献

1) 内田俊也. Primers of Nephrology-3「水電解質異常」. 日腎会誌 2002；44：18-28.

2) 今井裕一. 酸塩基平衡，水・電解質が好きになる. 東京：羊土社，2007.

正解：b

問題 14 の 解説

　代謝性アシドーシスの中で，糖尿病ケトアシドーシス（DKA）に関する知識を問う問題。DKA の現在の治療は完全にマニュアル化されており，このマニュアルから外れた行為が基で患者が不幸な経過を辿った場合は，100％医師の責任が問われる状況となっている。詳細は各種マニュアル本に譲るが，治療の原則は脱水補正とインスリン投与であり，インスリン投与による K 低下は必須と考えて，インスリンの投与と同時にカリウム製剤の補充を考慮する。また，pH 7.0 以上では炭酸水素ナトリウムは投与しないこととなっている。理由は，①インスリンを投与し，脱水も補正されるにつれてケトン体は減少し，代謝性アシドーシスは自然に改善するが，治療開始時に重炭酸を投与すると，治療過程で重篤な代謝性アルカローシスが残ること。②脳脊髄関門での CO_2 と HCO_3^- の透過性が違うために中枢神経系に paradoxical acidosis をきたすこと。③ケトアシドーシスでは解糖系の抑制のため赤血球中 2,3DPG 濃度が低下してヘモグロビンと酸素の解離が抑制されており，このような状況で急激に pH を是正すると酸素解離曲線が左方移動して組織の酸素供給が更に障害されるためとされる。上記治療中に K, pH と HCO_3^- は頻回にモニターする必要があるが，動脈血での頻回モニターが患者負担になるため，静脈血でのモニターが推奨されている。静脈血 pH は動脈血 pH よりも 0.03 低く，静脈血 HCO_3^- は動脈血 HCO_3^- より 2 mEq/L 高値であることが知られる。

正解：d

問題 15 の 解説

　カリウム<3.0 mEq/L になると，脱力感と筋肉痛が下肢近位筋から上行性に広がる。カリウム<2.5 mEq/L になると，筋力低下の進行，テタニー，ADH 不応性腎性尿崩症による多飲・多尿が出現し，さらに進行すると，呼吸筋や四肢麻痺，横紋筋融解症，イレウスなどがみられる。低カリウム血症における心電図変化のポイントは，①T 波が低くなる，②U 波が高くなることにより見かけ上 QT 時間が延長したような変化が生じることである。さらに低カリウム血症が進行すると，ST 低下が出現する。カリウム 2.0 mEq/L 以下になると torsades de pointes をきたすことがあり，心室頻拍や心室細動などの不整脈が起こりやすくなる。

　低カリウム血症では，細胞内に H^+ が移行し，特に近位尿細管で細胞内がアシドーシスとなることによってアンモニアの産生が亢進し，そのため，アンモニウムが排泄されると同時に HCO_3^- が吸収され，アルカリに傾きやすい傾向がある。しかし，低カリウム血症でもアシドーシスになる例外として，尿細管性アシドーシス，腎不全がない糖尿病性ケトアシドーシス，下痢，トルエン中毒がある。

正解：b，e

問題 16 の 解説

1. pH 7.48，PaO$_2$ 87 Torr，PaCO$_2$ 39 Torr，HCO$_3^-$ 29 mmol/L

まずこの血液ガス所見の妥当性について
①HCO$_3^-$ と PaCO$_2$ から [H$^+$] を求めて pH を推定する式に当てはめると
[H$^+$]（nM/L）＝24×[PaCO$_2$/HCO$_3^-$]＝24×[39÷29]＝32
②pH＝7.（80－[H$^+$]）＝7.（80－32）＝7.48
であり，この血液ガス所見は妥当であると判断できる。

2. 次に pH 7.48 であるので，アルカレミアである。

3. 代謝性異常として HCO$_3^-$ 29 であり代謝性アルカローシスがある。

呼吸性代償性変化の予測式にあてはめると，ΔPaCO$_2$＝0.6×(29－24)＝3，あるいは，HCO$_3^-$ 29＋15 ⇒ PaCO$_2$＝43 であり，呼吸性代償がなされる場合には PaCO$_2$ 43 となるはずである。本症例では PaCO$_2$ 39 であり，呼吸性アルカローシスの合併が考えられる。低カリウム血症の進行により呼吸筋麻痺をきたして呼吸性アシドーシスを併発することがあるが，本症例は来院時不安感が強く過換気になっており，呼吸性アルカローシスを併発していた。

正解：e

問題 17 の 解説

FE$_K$（％）
血清 K 値（mEq/L）　　1.8
尿中 K 値（mEq/L）　　30
血清クレアチニン値（mg/dL）　0.52
尿中クレアチニン値（mg/dL）　50
FE$_K$（％）　　17.3

FE$_K$ が 9.5％以上であれば，腎性低 K 血症と診断できる。腎臓に病変があり，カリウム喪失が生じていることがわかる。

TTKG
｛尿中 K 濃度÷（尿浸透圧／血漿浸透圧）｝÷血漿 K 濃度
＝（尿 K 濃度÷血清 K 濃度）÷（尿浸透圧÷血漿浸透圧）

理論的には，アルドステロンの作用部位である皮質集合管終末部での K 濃度がアルドステロン作用を反映すると考えられるが，実際にはこの部位での K 濃度を直接測定することは不可能である。したがって，皮質集合管以降で再吸収される水分量を考慮して最終尿中 K 濃度を補正し，それと血漿 K 濃度との比を表した TTKG が臨床的に用いられている。ただし，尿浸透圧＞血漿浸透圧で，尿 Na 濃度が 25 mEq/L 以上であることが条件である。低カリウム血症で TTKG＞4 は腎 K 排泄が不適切に多い（アルドステロン作用亢進）ことを示す。この症例では TTKG 7.6 であり，腎 K 排泄が不適切に多い。

正解：d

問題 18，19 の 解説

小児期の成長が正常であり 18 歳の時に発見された病歴と，低カリウム血症，低マグネシウム血症，代謝性アルカローシス，尿中カリウム排泄増加から Gitelman 症候群が考えられる。遠位接合部尿細管における Thiazide-sensitive Na-Cl cotransporter（NCCT；遺伝子は SLC12A3）の異常が Gitelman 症候群の病因である。NCCT は遠位接合部の管腔側に存在し，尿細管腔から尿細管細胞内に Na と Cl を再吸収する。全尿細管で再吸収される Na の約 30％が

Henle 上行脚太い部で再吸収されるのに対して接合尿細管からの吸収は約 7% に過ぎない。したがって，Gitelman 症候群では，Bartter 症候群に比べ細胞外液量の低下や集合管への Na 負荷量が少なく，循環血液量の低下や代謝性アルカローシスなどによる臨床症状，低カリウム血症，血液 pH の上昇などの検査所見も軽い。接合尿細管では尿細管腔から Mg を再吸収し，尿細管腔に Ca を排泄する。詳細は不明であるが，接合部尿細管の NCCT の障害は，Mg 再吸収を抑制し低マグネシウム血症を，尿中への Ca 排泄を減少させて低カルシウム尿症を起こす。

Gitelman 症候群ではカリウムの補充を行い，必要に応じ抗アルドステロン薬の投与やマグネシウムの補充も行う。

NKCC2 を制御する遺伝子 SLC12A1 の異常は 1 型 Bartter 症候群，ROMK を制御する遺伝子 KCNJ1 の異常は 2 型 Bartter 症候群，Barttin を制御する遺伝子 BSND の異常は 4 型 Bartter 症候群である。ENaC の遺伝子変異によるチャネル分子の異常は Liddle 症候群である。

問題 18 の正解：d，e

問題 19 の正解：d

chapter Ⅱ-3

Ⅱ．実践編　3．一次性糸球体疾患

chapter II
3. 一次性糸球体疾患

問題

問題1 膜性腎症の糸球体組織所見として正しいのはどれか。1つ選べ。
  a．基底膜の断裂
  b．上皮下沈着物
  c．結節性病変
  d．mesangial interposition
  e．糸球体係蹄の分葉化

問題2 膜性腎症について誤っているものはどれか。
  1．B型肝炎，SLE，悪性新生物に伴って膜性腎症が発症する。
  2．腎組織学的検査では，光顕上 PAM（periodic acid-methenamine silver）染色にて糸球体基底膜から上皮細胞側に突出する spike 形成がみられる。
  3．腎組織学的検査では，免疫蛍光抗体法により IgA の沈着が糸球体係蹄壁に沿ってびまん性に認められる。
  4．一次性膜性腎症では低補体血症（C3の低下）がみられる。
  5．日本人の一次性膜性腎症の予後は欧米人に比べて著しく悪い。
      a（1, 2, 3）　　b（1, 2, 5）　　c（1, 4, 5）　　d（2, 3, 4）　　e（3, 4, 5）

問題3 微小変化型ネフローゼ症候群について正しいのはどれか。
  1．安静のみにて一定期間の経過観察を行う。
  2．中高年の発生頻度が高い。
  3．尿蛋白の選択性は高い。
  4．頻回再発型では免疫抑制薬の投与が行われる。
  5．悪性腫瘍を合併する頻度が高い。
      a（1, 2）　　b（1, 5）　　c（2, 3）　　d（3, 4）　　e（4, 5）

問題4 巣状糸球体硬化症について正しいのはどれか。
  1．低補体血症を伴う。
  2．電顕法にて糸球体硬化部に免疫複合体の沈着を認める。
  3．難治性ネフローゼ症候群の原因となる。
  4．糸球体硬化は傍髄質部から進展する。
  5．移植腎に再発することはまれである。
      a（1, 2）　　b（1, 5）　　c（2, 3）　　d（3, 4）　　e（4, 5）

問題5　IgA腎症について正しいのはどれか。2つ選べ。
a．紫斑病性腎炎との鑑別は腎生検にて行う。
b．腎生検の約80％を占める。
c．約70％が機会性血尿，蛋白尿で発見される。
d．予後の良好な疾患である。
e．尿蛋白量が中等度以上のCKDステージ1〜2の患者には，ステロイドの適応がある。

問題6　急速進行性糸球体腎炎（RPGN）をきたす疾患はどれか。
1．ANCA関連腎炎
2．ループス腎炎
3．Goodpasture症候群
4．糖尿病性腎症
5．シクロスポリン腎症

a（1, 2, 3）　　b（1, 2, 5）　　c（1, 4, 5）　　d（2, 3, 4）　　e（3, 4, 5）

問題7　微小変化型ネフローゼ症候群について正しいものを1つ選べ
a．比較的緩徐に発症する
b．血圧は上昇することが多い
c．血清補体価は正常である
d．糸球体上皮細胞足突起の消失・融合が特異的である
e．再発をすることはまれである

問題8　腎生検　HE染色像を図1に示す。
検査で異常となる可能性の最も低いものはどれか。
a．HCV
b．HbA_{1c}
c．血清補体価
d．抗リン脂質抗体
e．尿中 Bence Jones 蛋白

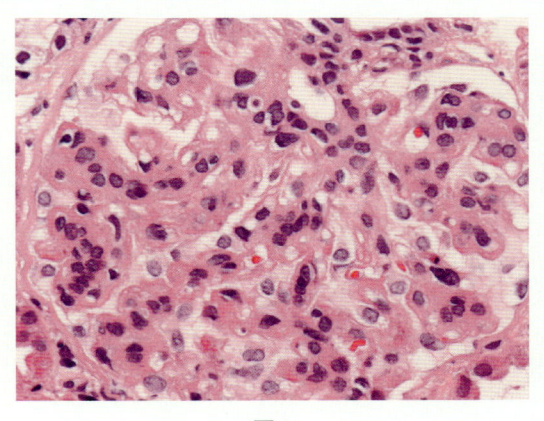

図1

問題 9 60歳の女性。尿蛋白強陽性が持続し，浮腫が出現したため入院となった。血清アルブミン 1.6 g/dL。腎生検 PAS 染色標本を示す（図2）。合併症として注意が必要なのはどれか。2つ選べ。

a．紫斑
b．乏尿
c．肺塞栓
d．肺胞出血
e．血小板減少

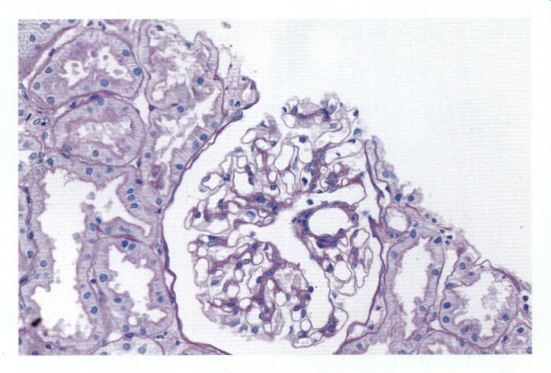

図2

問題 10 腎生検の PAM 染色像（図3）に関する記述で可能性が高いのはどれか。2つ選べ。

a．ベロ毒素が原因となる。
b．クリオグロブリンが陽性である。
c．低補体血症を呈することがある。
d．血清ハプトグロビンが低下する。
e．ANCA が陽性である。

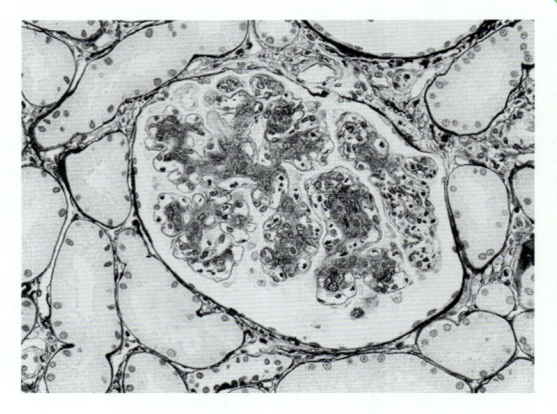

図3

chapter Ⅱ
3. 一次性糸球体疾患

解答と正解

問題1，2の解説

　膜性腎症は，病理組織学的診断名である。約70％の患者はネフローゼ症候群で発見されるが，検診で蛋白尿を指摘されることもある。比較的高齢者に多く，40歳以上のネフローゼ症候群患者の約50％は膜性腎症である。原因が不明の場合を一次性と呼び，何らかの疾患を有する場合は二次性として扱っている。高齢者では悪性腫瘍を合併する頻度が高く，中年女性の場合は自己免疫疾患による場合が多い。小児の膜性腎症はまれであるが，B型肝炎ウイルスが関与していることが多い（問題2，設問1）。

　腎生検を行うと，光顕所見では，メサンギウムの増殖はなく基底膜の上皮下に免疫グロブリンの沈着（PAS染色で赤色）がみられる。また，銀染色では沈着部分が泡状（バブリング）に抜けてみえる（StageⅠ）。また，再生した基底膜が，沈着物の間に進展しspike状にみえる（StageⅡ）（問題2，設問2）。さらに進行すると再生した基底膜が沈着物を覆うような形になり，ドーム様変化（StageⅢ）と呼んでいる。最終的には，沈着した免疫グロブリンが吸収され，スイス・チーズ様構造となる（StageⅣ）。

　蛍光抗体法では，IgGが基底膜に沿って顆粒状に沈着している（問題2，設問3）。補体の沈着も同時にみられることが多い。IgGが線状に沈着している場合はGoodpasture症候群が最も考えられる。

　病理組織について基底膜の断裂（問題1　a.）は，Alport症候群やIgA腎症などで起こりやすい。

　結節性病変（問題1　c.）は，糖尿病性腎症が典型的であるが，それ以外にアミロイド腎症，軽鎖沈着症，重鎖沈着症などの沈着性疾患で起こりやすい。

　mesangial interposition（問題1　d.）と糸球体係蹄の分葉化（問題1　e.）は，膜性増殖性腎炎（membra-noproliferative glomerulonephritis：MPGN）の特徴である。mesangial interpositionとは，増殖したメサンギウム細胞が，内皮下に進展することであり，そのため膜が二重に見えることを指している。

　特発性膜性腎症の原因となる抗原は長年不明であったが，多くの症例においてPhospholipase A 2 受容体（PLA2R）抗原が *in situ* で抗原抗体複合体を形成し，ポドサイト障害を起こし，ネフローゼ症候群をきたす可能性が示された[1]。補体のC5b〜9までの複合体であるmembrane attack complex（MAC）は糸球体に沈着しているが，血中の補体は正常範囲内である。沈着したIgGのサブクラスを検討すると，補体活性能がほとんどないIgG4であることも血清補体が正常であることに合致している。

　治療に関しては，30〜40％は自然経過で蛋白尿が消失するとされている。しかし，無治療の患者の約30％は進行して腎不全に至るか死亡する場合が多い。わが国ではネフローゼ症候群を呈している場合は，ステロイド薬を主体にした治療が行われることが多い。欧米より予後良好である（問題2，設問5）。ステロイド薬を主体とした治療では約60％で完全寛解となっている。さらに免疫抑制薬をステロイド薬と併用すると約80％は完全寛解になる。しかし発症年齢，薬剤の副作用を十分考慮して個々の患者に最も相応しい治療法を選択することが重要になる。

参考文献
1) N Engl J Med 361：11-21, July2, 2009

問題1の正解：b
問題2の正解：e

問題3の解説

　微小変化型ネフローゼ症候群（MCNS）は，臨床症候としてネフローゼ症候群を呈し，組織学的には光顕上，正常もしくはごく軽度の変化を示すものである．免疫複合体の沈着もみられず，形態学的な特徴は電顕上の足突起の消失である．これは蛋白尿の原因となっている上皮細胞傷害による．

　MCNS は小児では最も多いネフローゼ症候群の病型で，10歳以下では約 90％を占めている．小児全体でも 70％以上のネフローゼ症候群が MCNS である．成人においても MCNS はネフローゼ症候群の 10～40％と報告されており，臨床上しばしばみられるが，中高年では膜性腎症が約半数を占めている．

　MCNS の原因としては T リンパ球の異常による上皮細胞傷害と考えられている．MCNS による上皮細胞傷害により主としてヘパラン硫酸などの陰イオン産生の低下を起こし，陰性荷電した蛋白中で分子量の比較的小さいアルブミン（分子量 66,000）などの透過性が高まると考えられている．一方，上皮細胞傷害の程度がひどくないため，分子量のより大きな蛋白の透過性は通常増加しない．Selectivity index は，分子量の大きな 2 量体である IgG（分子量約 150,000）とトランスフェリン（分子量約 80,000）のクリアランスを比較（CIgG/CTf）し，これが 0.2 未満の場合には選択性が高いと判断するものである．

　MCNS で治療を行わなかった場合の自然寛解率は 20～65％にみられるが，ネフローゼ症候群による合併症予防や治療反応性の点から通常はステロイド薬による治療を速やかに行う．ステロイド薬により約 90％の症例で寛解状態が得られる．再発は成人の場合には 30～50％で認められる．そして頻回に再発する場合は，ネフローゼ症候群のコントロールとステロイド薬使用量の減量を目的として免疫抑制薬が使用される．

　MCNS はほとんどが原因不明の特発性であり，リンパ腫などの悪性疾患に伴って起こる場合も知られているが，膜性腎症ほど頻度は多くない．したがって，通常，MCNS では悪性疾患を疑わせる所見がある場合のみしか検索は行われない．

正解：d

問題4の解説

　巣状（分節性）糸球体硬化症は，ステロイド抵抗性（難治性）のネフローゼ症候群の病理組織学的解析によって発見された疾患概念である．微小変化型ネフローゼ症候群と同様にネフローゼで発症することが多いが，検診で蛋白尿として発見される非ネフローゼ型も存在する．

　病理学的には，1個の糸球体のうち一部に硬化病変（AZAN 染色で青色）が認められる分節性硬化が特徴的であるが，そのような糸球体が一部（50％以下）にしか存在していないことから，巣状と呼ばれている．分節性硬化病変は，糸球体の血管極に近い部分に生じる場合と尿細管極に生じる場合がある．また，分節性硬化病変は皮髄境界部（傍髄質部の皮質）に起こりや

すい．名称についても，これまで巣状糸球体硬化症（FGS）と呼ばれてきたが，重要な所見は分節性病変であることから，巣状分節性糸球体硬化症（FSGS）という呼称に変更されてきている．

蛍光抗体法では，IgM が硬化部分に強く染色される場合とメサンギウム領域にびまん性に細かく沈着する場合がある．他の免疫グロブリンはほとんど沈着していない．血清補体は正常範囲内である．硬化部位に一致して IgM が強く染色される場合は，免疫複合体沈着よりは"滲み込み"現象と考えられている．

電顕では，硬化病変の内皮下腔に electron dense deposit を散見することがある．

膀胱尿管逆流に付随して生じることもある．このような場合を二次性と呼んでいる．

治療としては，微小変化型ネフローゼ症候群に対するステロイド薬の投与量では，ほとんどの場合改善しない．しかし，ステロイド薬を約 2 年間にわたって使用すると約 65% で完全寛解＋部分寛解となる．さらに免疫抑制薬を併用すると寛解率は約 70% になる．最近では，LDL-apheresis によって寛解率が上昇するという報告もある．

一方で，巣状分節状糸球体硬化症では，移植腎に再発例が多いことで知られている．移植直後から蛋白尿が出現することもあり，何らかの液性因子が関与するのではないかと考えられている．

参考文献
小林 豊，岸 由美子．巣状糸球体硬化症．下条文武，内山 聖，富野康日己（編），専門医のための腎臓病学，東京，医学書院：2002：pp209-213．

正解：d

問題 5 の解説

IgA 腎症は，免疫組織学的に糸球体メサンギウム細胞の増殖とメサンギウム基質の増生，拡大を特徴とし，メサンギウム領域に IgA，C3 の顆粒状沈着を認める最も頻度の高い慢性糸球体腎炎である．腎生検での頻度は 30〜40% とされている．

紫斑病性腎炎においてもメサンギウムに IgA の沈着が認められ，組織学的には IgA 腎症と区別はつかない．

IgA 腎症の臨床的な特徴

IgA 腎症は機会性血尿，蛋白尿で発見されることが多く約 70% を占めている．次いで肉眼的血尿が約 10%，急性腎炎症候群が約 5%，ネフローゼ様症状が約 3% である．肉眼的血尿は上気道感染発症直後に多く，急性糸球体腎炎のような潜伏期がないのが特徴である．

予後と治療法

20 年の経過で約 40% が腎不全に陥る．食事療法は塩分摂取量を 6 g/日未満とする．ただし，ステージ 3〜5 の CKD 患者では，3 g/日以下は避けることが望ましい．摂取カロリーについては，基礎代謝量と身体活動レベルから必要エネルギーを算出し，個人の状況に合わせて指導する．肥満は CKD の進行リスクであり，適切なコントロールが必要である．ステージ 3〜5 の CKD 患者では腎機能障害抑制のため，蛋白制限（0.6〜0.8 g/kg 標準体重/日）を考慮する．ただし，蛋白制限を行う際には，十分なエネルギー摂取が必要である．

予後不良因子（収縮期高血圧，高度蛋白尿，血清 Cr 高値，障害度の高い腎生検所見）を有する患者では，早期より積極的な治療が推奨される．RA 系抑制薬は，蛋白尿を減少させ，腎機能障害進行を抑制することから，高血圧を合併した IgA 腎症に対する降圧療法の第一選択薬として推奨される．経口ステロイド療法はス

テージ 1, 2 の CKD に相当し, 1 g/日以上の蛋白尿を伴う IgA 腎症において, ステロイドパルス療法は, ステージ 1〜3 の CKD に相当し, 尿蛋白 1〜3.5 g/日を伴う IgA 腎症において, 腎機能障害の進行を抑制することが期待される。一方, 抗血小板薬は短期的には蛋白尿を減少させるが, 長期投与による腎機能障害進展抑制効果については, 明らかでない。

正解：c, e

問題 6 の 解説

急速進行性糸球体腎炎（RPGN）は最も重篤で予後の不良な糸球体腎炎症候群で,『急性あるいは潜在性に発症する肉眼的血尿, 蛋白尿, 貧血, 急速に進行する腎不全症候群』と定義される。病理学的には糸球体内皮細胞や細胞外基質の壊死性病変に始まり, 多数の糸球体に細胞性から線維細胞性の半月体の形成を認め, 半月体形成性糸球体腎炎（crescentic glomerulonephritis）へと進展するのが RPGN の典型像である。

半月体形成性腎炎の病型分類は, 腎生検の蛍光抗体法所見から, ①糸球体係蹄壁に免疫グロブリン（多くは IgG）の線状沈着を認める抗糸球体基底膜（GBM）抗体型, ②糸球体係蹄壁に免疫グロブリンや免疫複合体の顆粒状の沈着を認める免疫複合体型, ③糸球体に免疫グロブリンなどの沈着を認めない pauci-immune 型, の 3 型に分類されてきた。

わが国の RPGN の頻度は, 抗 GBM 抗体型（Goodpasture 症候群を含めて）6.3％, 一次性 pauci-immune 型（半月体形成性腎炎（pauci CrGN）や同様の腎組織を呈する顕微鏡的多発動脈炎（MPA）を含めて）約 60％, 免疫複合体型の多くは他の糸球体腎炎や SLE（ループス腎炎），膠原病に続発するものであり, 原因不明の免疫複合体型 RPGN はわずか 3.4％である。

検査については, pauci-immune 型では血清中に抗好中球細胞質抗体（ANCA）がしばしば陽性となる。ANCA はエタノール固定したヒト好中球の蛍光抗体法間接法所見により perinuclear ANCA（p-ANCA）と cytoplasmic ANCA（c-ANCA）に分類される。p-ANCA の主な標的抗原は myeloperoxydase（MPO）であり, c-ANCA の標的抗原は主として proteinase-3（PR3）である。MPO-ANCA は MPA や pauci-immune 型半月体形成性腎炎でしばしば陽性となる。一方, PR3-ANCA は Wegener 肉芽腫症の疾患マーカーになっている。これら ANCA 関連の急速進行性糸球体腎炎では先行感染や何らかの刺激により, MPO や PR3 が好中球や単球の表面に発現され, ANCA と反応して好中球・単球の脱顆粒や活性酸素の放出をきたし, 血管内皮細胞を傷害し, 糸球体基底膜の破綻から半月体形成をきたすと考えられている。これら血液中の ANCA が陽性となる腎炎を ANCA 関連腎炎と呼んでいる。

本疾患の治療方法としては, 副腎皮質ホルモン製剤と免疫抑制薬, 抗血小板薬, 抗凝固薬による多剤併用療法が基本となる。症例に応じ血漿交換療法などが行われることがある。高齢者の RPGN では, 高用量の副腎皮質ホルモン製剤と免疫抑制薬の初期からの併用は感染症併発を引き起こしやすく, 初期投与内容や投与量の調節が必要となることが多い。また初期治療により腎機能, 炎症所見などの活動性の指標が安定した時期において, ANCA 値や抗 GBM 抗体が陰性化しない場合には, 再発予防のために免疫抑制薬の投与を考慮する。

本疾患の予後は, 約 32.6％の患者が経過中に腎死に至り維持透析療法を施行, さらに維持透析例も含め 26.9％の患者が個体死に陥る。死亡

3. 一次性糸球体疾患 ● 97

原因としては 50.0% の患者が感染症によるもので，肺感染症を含む肺合併症による死亡が 59.4% を占めている。

正解：a

問題 7 の解説

微小変化型は，膜性腎症と異なり比較的急激な発症をすることが多い（a×）。低アルブミン血症などによる間質への水の移行に伴う有効循環血液量減少のため高血圧を呈することは少ない（b×）。溶連菌感染後急性糸球体腎炎とは異なり，特に小児では拡張期高血圧がみられたものは 10 数% であると報告されている。一方，60 歳以上の場合は高頻度に高血圧と腎機能障害がみられることから，高齢者では臨床所見に注意を要する。

ループス腎炎などの血中免疫複合体が関与する腎炎と異なり，血清補体価は通常正常である（c○）。

電顕上，びまん性の糸球体上皮細胞足突起の消失はほぼ必発である。しかし，原発性巣状糸球体硬化症など糸球体上皮細胞障害のある疾患でもみられる所見であるため，微小変化型ネフローゼ症候群に特異的であるとは言えない（d×）。ステロイド治療への反応性は良く，小児での寛解率は 90% 以上である。しかし，薬剤減量中もしくは中止後の再発が 30〜50% 程度あることが知られている（e×）。

正解：c

問題 8 の解説

図 1 に示された組織の主な所見は，1) 基底膜の肥厚・内皮下腔の開大，2) メサンギウム細胞の増殖・メサンギウム領域の拡大，である。これらを総合的に考えると膜性増殖性糸球体腎炎（MPGN）様の病変ということになる。一方，選択肢に示された検査が異常になる腎疾患を考えると，a は HCV 関連腎症，b は糖尿病性腎症，c, d はループス腎炎/抗リン脂質抗体症候群，e はパラプロテイン沈着症などが類推される。a, c, d は上記の組織所見に一致し，e でも MPGN 様の糸球体病変は生じうると考えられる。b の糖尿病性腎症では，内皮細胞障害は生じるが MPGN 様を呈する頻度は低いと考えられる。また，糖尿病性腎症でみられる細小動脈硬化症，糸球体の結節性もしくは滲出性病変と

いった所見は図 1 に示された糸球体にはみられない。軽鎖沈着症では糸球体に結節性病変が生じ，糖尿病性腎症に類似した変化を呈することもある。

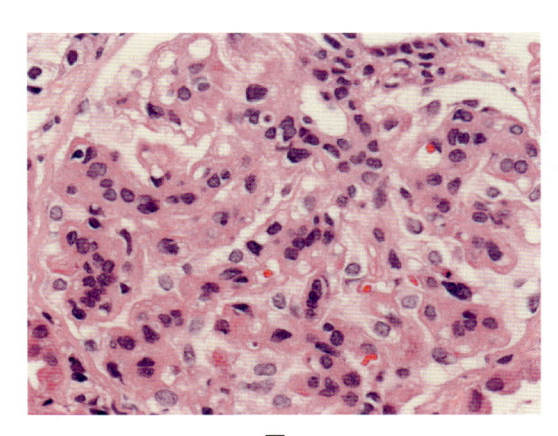

図 1

正解：b

問題 9 の 解説

　微小変化型ネフローゼ症候群は若年者に多いが，高齢者にもみられる。確定診断は腎生検するほかない。PAS 染色では明らかな異常は認められない。ただし 1 個の糸球体を観察しただけでは巣状糸球体硬化症は否定できないし，また膜性腎症でも StageⅠなら光顕上は異常が指摘しえないこともあるので，蛍光抗体法か電子顕微鏡の結果を待たずしての診断確定はできないが，少なくともびまん性の増殖性腎炎や半月体形成性腎炎は否定的である。

　ネフローゼ症候群で低蛋白血症が著明なときには腎前性の急性腎不全が合併することがある。またネフローゼ症候群は，血管内脱水，凝固系亢進により血栓塞栓症のハイリスク状態である。深部静脈血栓症と肺塞栓，腎静脈血栓症などに注意する必要がある。

正解：b, c

問題 10 の 解説

　糸球体 PAM 染色像からメサンギウム細胞と基質の増加，糸球体毛細血管壁の肥厚と二重化を読み取り，膜性増殖性腎炎と診断し，この病理所見を呈する疾患の原因および検査異常を判断する。特に血栓性微小血管（障害）症との区別に重点を置いている。

　a（不正解）：ベロ毒は溶血性尿毒症症候群の原因となり，血栓性微小血管症を呈するため誤答である。

　b（正解）：クリオグロブリン血症は二次性膜性増殖性腎炎の原因となるため正答である。

　c（正解）：低補体血症は膜性増殖性腎炎に伴うことがあるため正答である。

　d（不正解）：血清ハプトグロビン値は血栓性微小血管症による赤血球破砕で低下するため誤答である。

　e（不正解）：ANCA は顕微鏡的多発血管炎，半月体形成性腎炎で陽性となるため誤答である。

正解：b, c

chapter II
3. 一次性糸球体疾患

症例問題

症　例：62歳，女性
　全身浮腫を主訴として入院。毎年健康診断を受けていたが，10カ月前の検診では異常を指摘されていない。3カ月前から両下肢に浮腫を認め，次第に増悪してきた。
身体所見：血圧 138/80 mmHg，顔面と両下肢に浮腫を認める。
検査所見：尿蛋白 4＋，血尿 1＋，硝子円柱あり，TP 4.5 g/dL，アルブミン 2.3 g/dL，T コレステロール 300 mg/dL，BUN 23 mg/dL，Cr 0.8 mg/dL，食後 2 時間の血糖値 168 mg/dL，C3 86 mg/dL，C4 17 mg/dL，CH50 35，腎生検組織像を図1に示す。

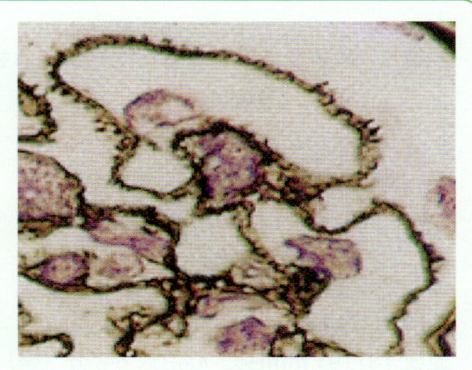

図1

問題1　最も可能性の高い疾患はどれか
　　a．糖尿病性腎症
　　b．膜性増殖性腎炎
　　c．膜性腎症
　　d．良性腎硬化症
　　e．微小変化型ネフローゼ

症　例：21歳，女性
　これまで尿の異常を指摘されたことはなかった。3日前に咽頭痛と 38.5℃の発熱があった。昨日から肉眼的血尿が出現したため精査のため入院となった。
検査所見：尿蛋白 3＋，血尿 3＋，TP 6.7 g/dL，アルブミン 3.8 g/dL，BUN 18 mg/dL，Cr 0.9 mg/dL，C3 88 mg/dL，C4 20 mg/dL，CH50 35，IgG 1,400 mg/dL，IgA 380 mg/dL，IgM 100 mg/dL

問題2　最も可能性の高い疾患はどれか
　　a．膜性腎症
　　b．急性糸球体腎炎
　　c．急性間質性腎炎
　　d．巣状糸球体硬化症
　　e．IgA 腎症

症　例：15 歳，男子

　2 週間前に咽頭痛，発熱があり近医を受診し，扁桃腫大と浸出物がみられ，扁桃炎として治療を受けた。その後咽頭培養検査で，溶連菌が検出されていた。1 週間かかり軽快したが，2 日前から顔面，下肢の浮腫が出現し，全身倦怠感が出現し受診した。検尿では，尿蛋白 2+，潜血反応 3+ であった。

　これまでに検診で尿異常を指摘されたことはない。

問題 3　検査で異常となる可能性が高いものを 2 つ選べ
　　a．抗核抗体陽性
　　b．抗リン脂質抗体陽性
　　c．ASO 陽性
　　d．IgA 高値
　　e．血清補体価低下

　BUN 55.6 mg/dL，血清クレアチニン 2.5 mg/dL であり入院となった。意識清明。仰臥位での血圧 187/91 mmHg，心拍数 64/分（整）であった。腹部エコー検査で，腎の長径は両腎とも 13 cm であった。

血清 Na	137 mEq/L	尿中 Na	38 mEq/L
血清 K	3.8 mEq/L	尿中 Cr	90 mg/dL
血清 Cl	98 mEq/L		
血清尿酸（UA）値	7.0 mg/dL		

問題 4　この患者について正しいものはどれか
　　a．腎前性腎不全
　　b．腎性腎不全
　　c．腎後性腎不全

　その後，乏尿となった。意識清明，うっ血性心不全の徴候はない。心音では，収縮期と拡張期に高調性心雑音が聴取される。BUN 90 mg/dL，クレアチニン 8.0 mg/dL，血清カリウム 5.0 mEq/L。心電図ではすべての誘導で ST の上昇がある。

問題 5　治療として最も妥当なものを 1 つ選べ
　　a．心外膜切開
　　b．血栓溶解療法
　　c．グルコン酸カルシウムをゆっくり静脈注射
　　d．血液透析
　　e．ループ利尿薬

その後，適切な対処で BUN 20 mg/dL，クレアチニン 1.1 mg/dL まで低下し，尿量も正常レベルまで回復した。

問題 6 今後の治療・予後に関して，本人および家族への説明として妥当なものを 1 つ選べ
　　a．再発を繰り返す可能性が高いこと
　　b．緩徐に腎不全が進行する可能性が高いこと
　　c．自然治癒する可能性が高いこと
　　d．ステロイド治療が必要となる可能性が高いこと

症　例：65 歳，男性
　生来健康で健診でも異常を指摘されたことはなかった。1 カ月前から 38℃の発熱が持続し全身倦怠感，食思不振のために来院した。
　入院時検査：検尿；蛋白尿 2＋，潜血 2＋，WBC 15,000/μL，Hb 8.2 g/dL，血小板 34 万/μL，BUN 58 mg/dL，Cr 4.8 mg/dL，CRP 5.8 mg/dL，腎生検では 60％の糸球体に細胞性半月体が認められ，蛍光抗体法の結果は IgG が図 2 のごとくであった。

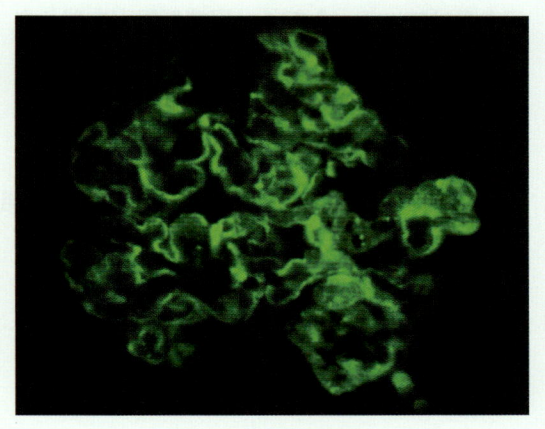

図 2　蛍光抗体所見

問題 7 次に起こりうる病態を 1 つ選べ。
　　a．脳出血
　　b．肺出血
　　c．心筋梗塞
　　d．下腿の紫斑
　　e．深部静脈血栓症

問題 8 治療法として妥当なものを 2 つ選べ。
　　a．血漿輸注
　　b．血漿交換
　　c．ヘパリン投与
　　d．ワルファリン投与
　　e．ステロイドパルス療法

症　例：70歳，女性

現病歴：10年前に乳がんを指摘され左乳房を切除した。2年前に胸椎に転移が認められ，放射線治療と pamidronate 90 mg/4週の投与が開始となった。1カ月前より浮腫を自覚していた。1週間前に上気道炎の診断で，抗菌薬を近医で処方されている。今回，定期受診時に，蛋白尿と腎機能の悪化を認めたため腎臓内科に紹介された。約15年前から高血圧症の内服治療を受けている。入院後，腎機能障害を伴うネフローゼ症候群にて，鑑別診断目的で腎生検を施行した。腎生検にて巣状分節状糸球体硬化症（FSGS）と診断した（図3）。

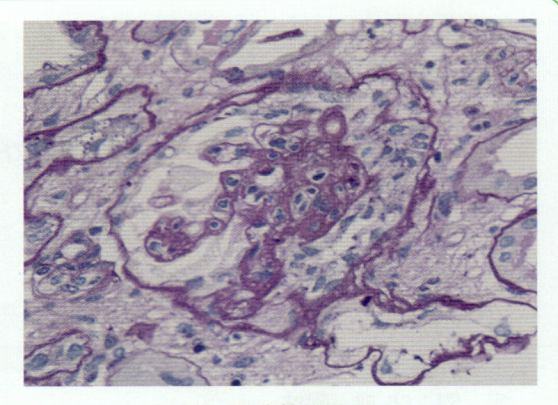

図3　腎生検組織所見

問題9　巣状分節状糸球体硬化症（FSGS）の組織病型のうち最も妥当なものを1つ選べ。

　　a．tip variant
　　b．cellular variant
　　c．peri-hilar variant
　　d．collapsing variant
　　e．NOS（not otherwise specified）variant

問題10　原因として最も考えられるものは何か1つ選べ。

　　a．乳がん
　　b．抗菌薬
　　c．高血圧
　　d．pamidronate
　　e．放射線治療

症　例：74歳，男性

4カ月前より両下肢に浮腫出現。近医受診し蛋白尿を指摘された。浮腫が次第に増悪したため精査目的で入院。身長 161 cm，体重 78 kg，血圧 110/72 mmHg，両下肢に著明な浮腫。検査では総蛋白 6.2 g/dL，アルブミン 2.8 g/dL，総コレステロール 241 mg/dL，尿素窒素 17 mg/dL，クレアチニン 0.7 mg/dL，血糖 82 mg/dL，HbA_{1c} 4.8%，尿蛋白 6.2 g/日，尿赤血球 1〜5/HPF 腎生検を施行した。

問題 11　以下の病理組織図 4a〜e のなかで，本症例に最もふさわしいものはどれか。1つ選べ。

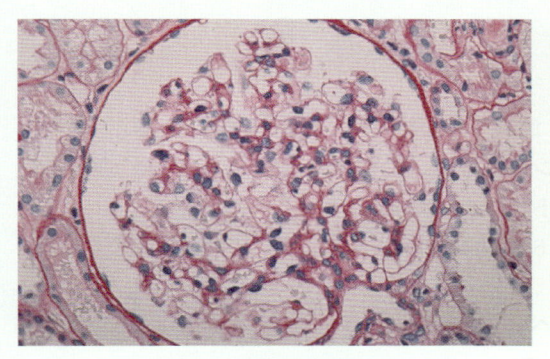

図 4a　病理組織所見

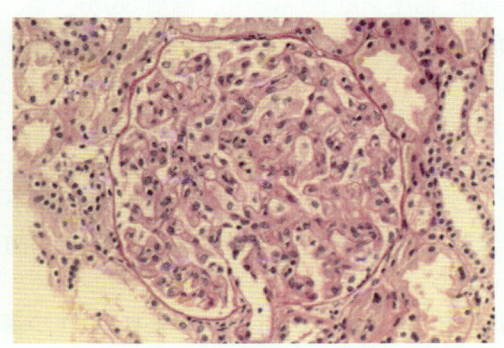

図 4b　病理組織所見

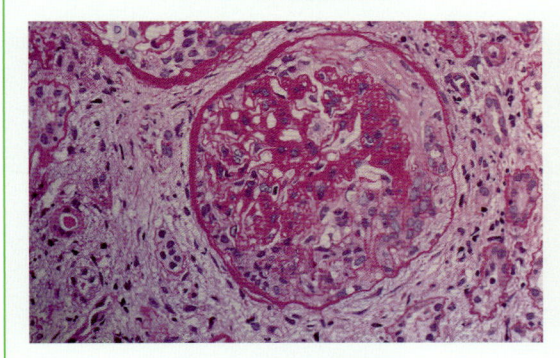

図 4c　病理組織所見

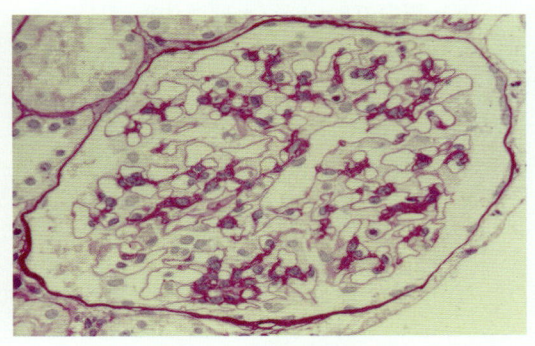

図 4d　病理組織所見

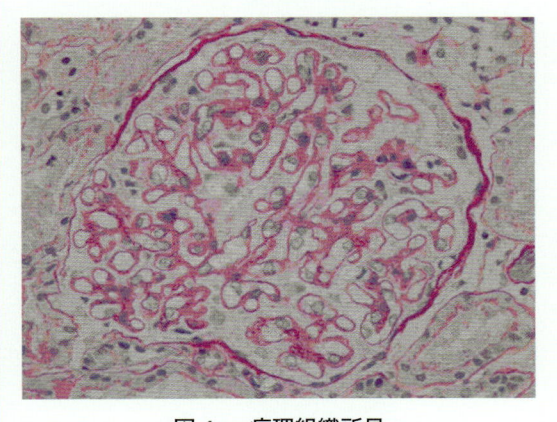

図 4e　病理組織所見

症　例：16歳，男子

今まで健康診断で尿異常を指摘されていない。2週間前に38℃の高熱，咽頭痛，扁桃腫大が出現し，近医で急性扁桃炎と診断され，抗生物質の投与を受けた。症状は軽快したが，突然4日前から，眼瞼の浮腫と全身倦怠感が出現したため来院した。昨日から排尿回数が減少し，今朝は肉眼的血尿を認めた。身長160 cm，体重55 kg，血圧200/90 mmHg，脈拍86/分，整。顔面はやや浮腫状で，両下肢に軽度の浮腫を認めた。

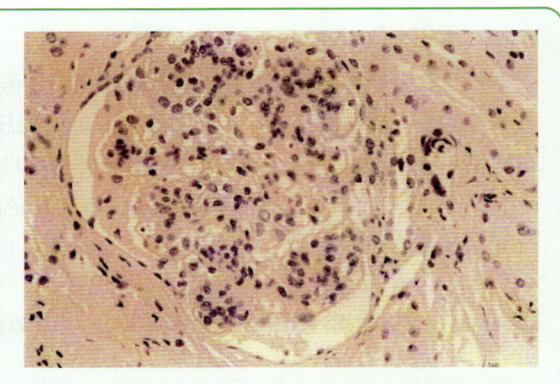

図5

尿所見：蛋白（3+），糖（-），潜血（3+），沈渣：赤血球多数，赤血球円柱20個。

血清生化学所見：総蛋白7.2 g/dL，アルブミン4.1 g/dL，血中尿素窒素28 mg/dL，血清クレアチニン1.2 mg/dL。カリウム4.6 mEq/L，ナトリウム136 mEq/L。

入院3日目に施行した腎生検の糸球体像を図5に示す。

問題12　食事療法で正しいのはどれか。1つ選べ。
 a．総エネルギー 25 kcal/kg（＊標準体重）/日
 b．蛋白 0.5 g/kg（＊標準体重）/日
 c．塩分　7 g/日
 d．水分制限せず
 e．カリウム制限

症　例：58 歳，男性

　昨年の職場健診で初めて尿蛋白を指摘されるも放置していた。2 週間前より下腿の浮腫を認めるようになり，約 2 kg の体重増加を認めたため当院受診。精査治療目的に入院となった。身体所見では血圧 140/82 mmHg，TP 5.5 g/dL，アルブミン 2.5 g/dL，尿蛋白排泄量 4.5 g/日，尿潜血（+），血清総コレステロール 325 mg/dL，血清クレアチニン 1.1 mg/dL，クレアチニンクリアランス 86 mL/min。入院後 5 日目に施行された腎生検の光学顕微鏡像（図 6a）ならびに電子顕微鏡像（図 6b）を示す。

図 6a

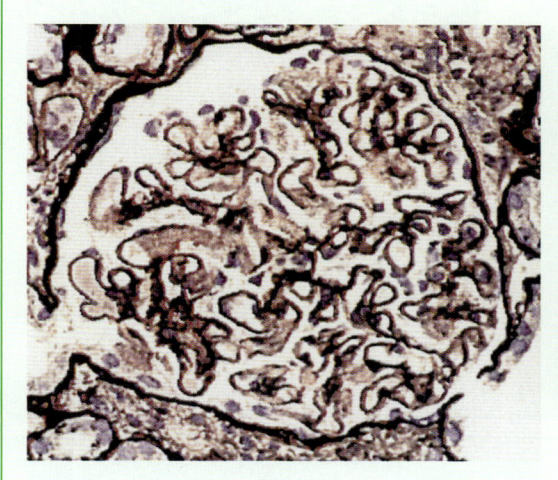

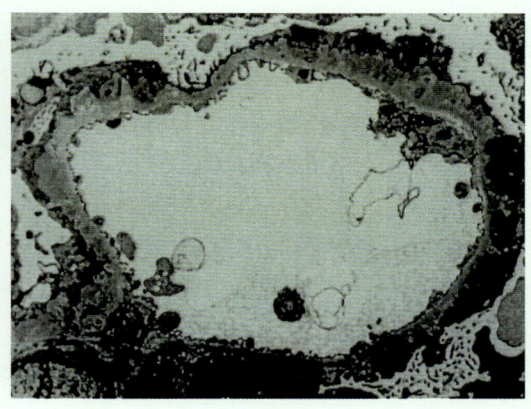

図 6b

問題 13　正しいものはどれか。2 つ選べ。
　a．悪性腫瘍に続発することがある。
　b．電子顕微鏡像から腎機能の予後不良が示唆される。
　c．血尿の有無が予後に影響する。
　d．無治療でも自然寛解することがある。
　e．ステロイド治療が著効する。

症　例：55歳，男性

以前から会社の健康診断で肝障害，HCV抗体陽性を指摘されていた。3週間程前より両下腿浮腫が続き来院。血圧 164/90 mmHg, 脈拍 70/分　整，血清 Na 140 mEq/L, 血清 K 4.0 mEq/L, 血清 Cl 101 mEq/L, 血中尿素窒素 18 mg/dL, 血清クレアチニン 1.0 mg/dL, 総蛋白 4.1 g/dL, アルブミン 2.0 g/dL, 尿蛋白 4.7 g/日, 尿糖（−），尿潜血（2+）であった。腎生検の PAS 染色所見を図7に示す。

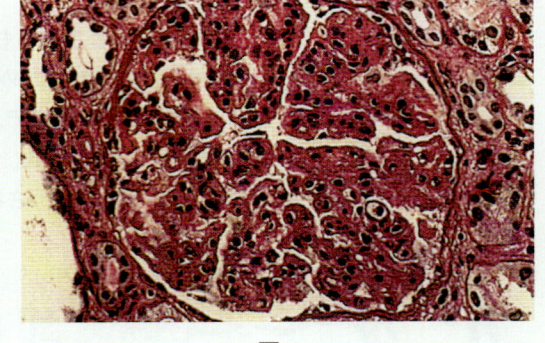

図7

問題14　この患者について正しいものを選べ。
1．低補体血症を呈する。
2．クリオグロブリンが陽性である。
3．感音性難聴を合併する。
4．腎にアミロイドの沈着を認める。
5．インターフェロン治療を行う。

　　a（1, 2, 3）　　b（1, 2, 5）　　c（1, 4, 5）　　d（2, 3, 4）　　e（3, 4, 5）

症　例：40歳，男性

健康診断で尿蛋白・尿潜血反応陽性を指摘され，腎臓科を受診した。

尿蛋白（2+），尿沈渣赤血球 5〜9/HPF, BUN 20 mg/dL, 血清クレアチニン 0.9 mg/dL。確定診断のため腎生検を行った。

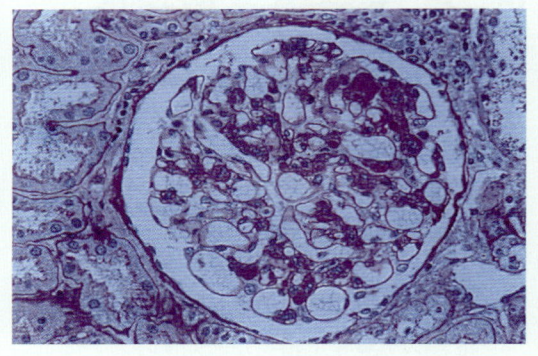

問題15　糸球体の光顕 PAS 染色（図8）の判断として正しいものを1つ選べ。

図8

a．糸球体基底膜がびまん性に肥厚している。膜性腎症が疑われる。
b．メサンギウム領域に沈着物が認められる。IgA 腎症が疑われる。
c．糸球体基底膜が二重化している。膜性増殖性糸球体腎炎が疑われる。
d．結節性病変が認められる。糖尿病性糸球体硬化症が疑われる。
e．PAS 淡染性の無構造物質が認められる。アミロイドーシスが疑われる。

症　例：32歳，男性

前年の職場健診で初めて尿異常を指摘されたが放置していた。本年の職場健診でも尿異常（尿蛋白（2+），潜血反応（2+））を指摘され受診した。血圧 138/82 mmHg，尿検査：尿蛋白定量 250 mg/dL，赤血球 3〜10/HPF，尿中 Cr 125 mg/dL，血液検査：TP 6.0 g/dL，Alb 3.2 g/dL，BUN 18 mg/dL，Cr 1.1 mg/dL，クレアチニンクリアランス 86 mL/分

問題 16 1日尿蛋白量の推定量（g/日）として妥当なものはどれか。
  a．0.5
  b．1.25
  c．2.0
  d．2.5
  e．3.5

問題 17 超音波ガイド下腎生検（針生検）を予定したが，一般的に腎生検が禁忌となる状況はどれか。2つ選べ。
  a．腎のサイズ　8 cm
  b．出血時間　2分
  c．腎盂腎炎
  d．急性腎不全
  e．ネフローゼ

腎生検を行った。PAS 染色像を図9に示す。

問題 18 予後を悪化させる因子として<u>可能性の低いもの</u>はどれか。2つ選べ。
  a．血尿の程度
  b．蛋白尿の程度
  c．喫煙　20本/日
  d．飲酒　日本酒2合/日
  e．血圧　140/90 mmHg 以上

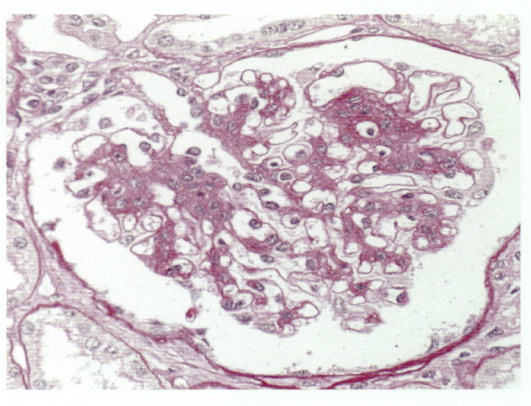

図9

症　例：18 歳，女性
　突然の肉眼的血尿があり来院した。受診 4 日前に発熱（38.0℃）と咽頭痛を認めその翌日，肉眼的血尿が 2，3 回あった。腰痛や頻尿・排尿痛はない。これまでに医療機関には受診しておらず，薬剤歴もない。1 年前の高校での検尿で，顕微鏡的血尿（蛋白尿は陰性）を指摘されていた。
身体所見：血圧 120/72 mmHg，体温 36.8℃，咽頭所見は正常，頭頸部，胸腹部の異常なし，肋骨脊柱角（CVA）の叩打痛なし。関節の異常もなく四肢の浮腫もなかった。
　検査所見：検尿；肉眼的血尿，尿蛋白（2＋），沈渣：赤血球多数/HPF，血液検査：白血球数 6,500，Hb 11.8 g/dL，Plt 35 万，血液生化学所見：TP 6.8 g/dL，Alb 3.5 g/dL，BUN 14 mg/dL，Cr 0.8 mg/dL，尿酸 6.0 mg/dL，C3 90 mg/dL，C4 20 mg/dL，抗核抗体：陰性。

問題 19　この患者の血尿の原因として可能性の高いものはどれか。1 つ選べ。
　　a．ループス腎炎
　　b．急性間質性腎炎
　　c．IgA 腎症
　　d．膜性腎症
　　e．溶連菌感染後急性糸球体腎炎

chapter II
3. 一次性糸球体疾患

症例問題の正解と解説

問題1の解説

　徐々に進行してきたネフローゼ症候群であることから微小変化型ネフローゼは考えにくい。また，良性腎硬化症では，動脈硬化症による血行障害が基本にありネフローゼ症候群を呈することはほとんどない。また，検査結果で血清補体は正常範囲内にあり，膜性増殖性腎炎の可能性は低い。血糖値からは糖尿病性腎症も否定はできないが，腎生検所見が参考になる。銀染色で基底膜の上皮側に向かってスパイク形成がある。これは膜性腎症に合致するものである。

正解：c

問題2の解説

　急に検尿異常を呈するものを急性腎炎症候群と呼んでいる。代表的なものとして，溶連菌感染後急性糸球体腎炎，IgA 腎症，紫斑病性腎炎，ループス腎炎などの続発性の腎炎もこの形式を取ることがある。本症例のような先行感染後に肉眼的血尿を呈する代表的なものとして，溶連菌感染後糸球体腎炎と IgA 腎症がある。鑑別点をまとめると表1になる。
　両者を比較すると IgA 腎症が最も考えられる。確定診断としては全身性疾患が否定され，メサンギウムへの優位な IgA の沈着があった場合になされる。なお，IgA 腎症の発見様式は，検診で発見される無症候性蛋白尿/血尿が 70%と最も多く，次いで 15～20%が本症例のような感冒症状と同時に出現する肉眼的血尿を含む急性腎炎様症状で，5%がネフローゼ症候群で発見される。また，約 60%の患者で血清 IgA 値高値（IgA：315 mg/dL 以上）が認められる。

表1　溶連菌感染後急性糸球体腎炎と IgA 腎症の鑑別点

	溶連菌感染後急性糸球体腎炎	IgA 腎症
潜伏期	約 10 日	約 4 日
肉眼的血尿の再発	まれ	しばしばあり
咽頭培養	連鎖球菌が陽性になるときあり	ほとんど陰性 (Hemophilus parainfluenza が陽性になるという報告あり)
血清学的検査	ASO，ASK 上昇	特異的な抗体の上昇なし
血清補体価	低下する	正常範囲より低下することはない
臨床症状の改善	多くの症例で自然軽快 腎機能は 1～2 週間，血清補体価は約 6 週，血尿は 6 カ月で改善	検尿異常は軽快することもあるが，持続する

正解：e

問題3の 解説

本症例では明らかな溶連菌感染後に肉眼的血尿を呈しており，溶連菌感染後糸球体腎炎が最も考えられる（表1）。

溶連菌感染後急性腎炎の病態関連抗原として考えられているものに，A群溶連菌のnephritis-associated plasmin receptor（NAPlR）と溶連菌発熱性外毒素B（SPE-B）がある。前者はglyceraldehyde-3-phosphate dehydrogenase（GAPDH）と相同性を示し，実際に酵素活性を有し，補体第二経路を活性化する能力がある。

参考文献

Yoshizawa N, et al. Nephritis-associated plasmin receptor and acute poststreptococcal glomerulonephritis: characterization of antigen and associated immune response. J Am Soc Nephol 2004；15：1785-1793.

Batsford, SR, et al. Is the nephritogenic antigen in post-streptococcal glomerulonephritis pyrogenic exotoxin B (SPE B) or GAPDH? Kidney Int 2005；68：1120.

正解：c, e

問題4の 解説

急性腎不全の場合には，腎前性，腎性，腎後性の鑑別を行い，それぞれの治療法を決定している。

与えられたデータからFE_{Na}，すなわちNa排泄分画（fractional excretion of sodium）を計算する必要がある。FE_{Na}とは，糸球体で濾過されたNaのなかで再吸収を受けずに排泄されたものの割合である。正常では濾過された水分やNaのおよそ99％が再吸収されているという事実を知っていれば，正常時のFE_{Na}はおおよそ1％前後となることは推測できる。

以上をまとめるとFE_{Na}は次式より求められる。

FE_{Na}＝（尿中Na濃度×1日尿量÷血清Na濃度）／（尿中クレアチニン濃度×1日尿量÷血清クレアチニン濃度）×100％
＝（尿中Na濃度／血清Na濃度）×（血清クレアチニン濃度／尿中クレアチニン濃度）×100％

実際に計算してみると，（38/137）×（2.5/90）×100％＝0.78％となり，腎前性を示している。細胞外液量や腎への血流が減少するような状態では，体液量の保持のため尿細管でのNa再吸収が盛んとなり，尿中Na濃度は低下し，そしてFE_{Na}は低値となる。腎前性の急性腎不全ではNa再吸収の増加のために，尿中Na濃度は通常20 mEq/L未満となり，FE_{Na}も1％未満となる。

一方，急性尿細管壊死の場合には，尿細管でのNaの再吸収も障害されるため，尿中Na濃度は通常40 mEq/Lを超え，FE_{Na}も1％を超える。このように尿中Na濃度およびFE_{Na}は，ともに急性腎不全の際の腎前性と急性尿細管壊死の鑑別に有用である。しかし，尿中Na濃度は同時に起こる尿細管での水の再吸収量により濃度が変化するので，水排泄量と関係しないFE_{Na}の値がより信頼性が高い。FE_{Na}が1～2％の場合にはいずれの可能性もある。

FE_{Na}の注意点は，腎機能が正常の場合にはあまり役に立たないことである。Na排泄量はGFRに依存するため，正常でもこの問題のように1％以下の値をとる場合があり，細胞外液量減少時にはさらに低下し0.1％以下となる。ま

表　腎前性・腎性の鑑別点

	腎前性	腎性 急性尿細管壊死
尿比重	>1.020	1.010～1.012
尿浸透圧（mOsm/kg/H$_2$O）	>500	<350
尿/血清 Cr 比	>40	<20
尿/血清 BUN 比	>20	10～20
尿Na濃度（mEq/L）	<20	>40
FE_{Na}（％）	<1	>1

た，慢性腎不全がある場合には腎前性であっても FE_{Na} は低値とならないことに注意する必要がある。

正解：a

参考文献
安田　隆．腎臓専門医のためのセルフ・アセスメント・プログラム．日腎会誌 2002；44：841．

問題 5 の 解説

「心音では，収縮期と拡張期に高調性心雑音が聴取される。」は friction rub：心膜摩擦音が聞かれることを意味している。また，「心電図ではすべての誘導で ST の上昇がある。」これも同様に心膜炎，心囊液貯留を示唆する。この状態は腎不全によって生じたものであるため，血液透析が第一選択になる。

正解：d

問題 6 の 解説

急性糸球体腎炎は，急激に発症し，一時的に腎不全になることがあっても（透析を必要とする例は数％程度），回復すると自然に軽快治癒することが多い。半年から 1 年程度の経過観察は必要であるが，その後正常に復することがほとんどである。

正解：c

問題 7 の 解説

「生来健康」な中年男性が「1 カ月前からの発熱」，「全身倦怠感」，「食思不振」を認めており，病状の経過は（比較的）急速であることが伺われる。入院時検査のデータでは，①血尿/蛋白尿，②貧血，③腎不全，④白血球増多/CRP 高値が明らかであり，これまでの健診で異常を指摘されていないことから，「急速に病状が進行し，炎症反応を伴った腎機能障害」，すなわち急速進行性糸球体腎炎が起こっていると判断できる。

次に，腎生検所見での特徴として，①細胞性半月体，②IgG の糸球体係蹄壁への線状（linear）沈着をあげることができる。

急速進行性糸球体腎炎の臨床病型を呈する腎疾患は，病因論的に分類すると①抗 GBM 抗体腎炎，②pauci-immune 型糸球体腎炎，③免疫複合体型糸球体腎炎，④類似疾患があり，血清学的にみると，①では抗 GBM 抗体が，②では ANCA が陽性となる。また蛍光抗体法の所見として，①は免疫グロブリン（以下 Ig）と C3 が線状に沈着するという特徴をもち，Ig と C3 は②・④では弱陽性ないしは陰性に，③では顆粒状に沈着する。急速進行性糸球体腎炎は臨床診断名であり，半月体形成性糸球体腎炎は病理診断名であることに注意が必要である。本症例は免疫グロブリンの線状沈着から抗 GBM 抗体腎炎と診断できる。抗 GBM 抗体腎炎は，Ⅳ型コラーゲンに対する自己抗体による半月体形成性糸球体腎炎を生じ，急速進行性糸球体腎炎を呈する自己免疫疾患である。患者の 50～70％に肺出血を認め，抗 GBM 抗体腎炎と肺出血の臨床的合併例を Goodpasture 症候群という。したがって，本症例で次に起こりうる病態は肺出血である。

正解：b

問題8の 解説

　抗糸球体基底膜抗体腎炎の治療としては，病因である抗糸球体基底膜抗体の産生を抑制するためにステロイドパルス療法，免疫抑制薬の投与，そして血液中の抗糸球体基底膜抗体の除去のため血漿交換療法が行われる。

抗糸球体基底膜抗体腎炎（Goodpasture 症候群）

概　念

　循環血液中の糸球体基底膜に対する抗体の出現により惹起される腎炎で，多くは急性腎炎や急速進行性腎炎の臨床病型を呈し，組織学的には半月体形成性腎炎を示す疾患である。抗糸球体基底膜抗体は主として糸球体と肺胞に分布するⅣ型コラーゲン α3 鎖に対する抗体であることが多い。60〜70%で肺胞出血を併発し，肺胞出血を伴う場合には Goodpasture 症候群と呼ばれる。

症　状

　蛋白尿および活動性尿沈渣を伴う血尿および腎機能の急速な悪化がみられる。腎生検では通常半月体形成性腎炎を呈し，免疫染色法では IgG の糸球体係蹄壁に沿った線状の沈着がみられる。肺胞出血を伴う場合には咳嗽，呼吸困難，喀血がみられる。

診　断

　特徴的な腎生検所見および血清中の抗糸球体抗体価上昇の確認により診断を確定できる。免疫染色法での IgG の線状沈着は比較的特異的で，他疾患でみられるのは糖尿病性腎症および fibrillary glomerulonephritis のみで，鑑別は容易である。

治　療

　治療は抗体を除去する血漿交換療法と抗体産生抑制のためのステロイド，免疫抑制薬の組み合わせである。より早期の治療が予後改善と関連することから血漿交換は診断後早期に開始することが一般に勧められる。"日本腎臓学会・急速進行性腎炎症候群の診療指針・第 2 版」では，中等症までは血漿交換療法に経口副腎皮質ステロイド 40〜60 mg/日を組み合わせるが，重症例ではステロイドのパルス療法および免疫抑制薬を併用することとしている。肺胞出血を伴う場合にも血漿交換療法，ステロイド療法に加えて免疫抑制薬が使用される。

予　後

　治療しなければ 90%以上が死亡もしくは末期腎不全になると報告されている。

> ミニコラム：抗糸球体基底膜抗体腎炎の腎移植と移植後の再発

　抗糸球体基底膜抗体腎炎で維持透析となった場合の腎移植は抗糸球体基底膜抗体価が 12 カ月以上にわたり陰性化し，治療終了後 6 カ月以上病気が落ち着いている場合に行われる。移植後に約 50%の移植腎に線状の IgG 沈着が認められるが，多くの症例は無症状のままである。血尿・蛋白尿を呈して再発する場合も稀にあるが，治療には反応し，移植腎の機能が廃絶することは稀である。移植後の再発が少ないのは，本疾患が元来治癒する性質の疾患であること，および免疫抑制薬が投与されていることによると考えられている。

　一方，Alport 症候群などの遺伝性腎炎で移植後に抗糸球体基底膜抗体腎炎を発症する場合がある。これは生来有していなかったⅣ型コラーゲン αⅤ 鎖などを異物と認識するためと考えられている。発症頻度は 3〜4%程度と低いため，移植は禁忌とはされていない。

正解：b, e

問題9の 解説

　組織は巣状分節状糸球体硬化症（FSGS）の組織病型のうち，（少なくも 1 つ以上の）糸球体毛細血管内腔の喪失・虚脱を呈し足細胞の増殖を認める collapsing variant（虚脱型亜型）であ

る。一次性 FSGS にみられるほか，二次性のものでは HIV 感染，Parvovirus 19 感染，pamidronate 中毒，慢性移植拒絶腎，アテローム塞栓症，急性血管塞栓性疾患などでみられる。

正解：d

問題 10 の解説

collapsing variant は，米国において黒人の HIV 関連腎症としてしばしば認められる。collapsing variant と診断した時点で特殊な病態を考える必要がある。米国では pamidronate による collapsing variant が 20 数例報告されている。日本でも乳がんにおいて pamidronate の 1 回投与量が 90 mg まで認可された。今後欧米なみの投与量となり，このような pamidronate による腎障害が増加することが推測され，腎臓専門医は注意すべきと考える。

ミニコラム

collapsing nephropathy とは，糸球体係蹄が虚脱し（collapse）かつ臓側糸球体上皮細胞の増殖と肥大が認められる病態である。虚脱は PAM 染色でわかりやすい。本症例の写真では，6 時と 8 時方向に segmental な虚脱が認められ，同部位の臓側上皮細胞に空胞変成，膨化が認められ，また 12 時から 4 時方向に細胞増殖が認められることから，collapsing nephropathy と診断される。一般にポドサイトが傷害されると，即座にメサンギウム基質の増大が起こり，糸球体硬化症を形成する。collapsing nephropathy では，なぜこのような反応が起こらず，collapse が起こるのか，その機序は知られていない。1 つの可能性として，HIV-1 の tat 遺伝子産物による collapsing variant は本症例のようにネフローゼ症候群とともに腎機能障害が進行し巣状分節状糸球体硬化症のなかでも特に予後不良とされる。

VEGF 産生亢進の関与が示唆されている。

この病態に認められる管外性の増殖は，半月体形成性腎炎と異なり，ボウマン嚢側でなく，糸球体係蹄側で起こっているので（図 3 の症例の写真では明らかでない），pseudocrescents と呼ばれる。一般には，ポドサイトが脱分化して，増殖能力を獲得して，pseudocrescents を形成するものと理解されている。しかしながら，増殖している細胞がポドサイト由来であるという証拠はない。また，動物実験では，ボウマン嚢上皮の由来細胞が，糸球体係蹄側に移動し，そこで増殖し，あたかもポドサイトが増えたかのような像を呈することがある。一方では，実験的半月体形成性腎炎の半月体に，ポドサイト由来細胞が存在することが示され，またポドサイトで von Hippel Lindau 蛋白を欠損させると，ポドサイトが増殖し，半月体様病変を示すことが報告されている。これらのことは，ボウマン嚢上皮細胞増殖が crescent を形成し，ポドサイトの増殖が pseudocrescents を形成するという現在の理解が，一部変更される可能性を示唆している。

参考文献
D'Agati VD, Fogo AB, Bruijn JA, Jennette JC：Pathologic classification of focal segmental glomerulosclerosis：a working proposal. Am J Kid Dis 43：368-382, 2004.

正解：d

問題 11 の解説

検査データより，ネフローゼ症候群を呈していることは明らかである。その臨床的特徴は，①高齢，②亜急性な発症，③血尿がない，④糖尿病はない（厳密に判断すると，貧血があると

HbA1cの評価は難しいわけで，この問題文からは糖尿病はないものと判断される）ことがあげられる。この特徴を持つネフローゼ症候群を鑑別する。血尿がないネフローゼ症候群は，微小変化型，膜性腎症，糖尿病性腎症，アミロイドーシスによるもの，があげられる。逆に血尿を伴いやすいネフローゼ症候群には，IgA腎症，膜性増殖性腎炎，巣状糸球体硬化症，ANCA（抗好中球細胞質抗体）関連腎炎，ループス腎炎，紫斑病性腎炎，遺伝性腎炎がある。年齢で考えると，若年者では微小変化型，巣状糸球体硬化症，SLEによるループス腎炎，紫斑病性腎炎などが多く，高齢者ではアミロイドーシス，糖尿病性腎症が多い。また30～40歳頃から膜性腎症が増えてくる。以上より，臨床的には膜性腎症を疑うことになる。

一方，病理組織では，aは，血管極に若干のメサンギウム領域の拡大があるが，ほとんど正常，bは一部の係蹄壁に二重化が認められる係蹄壁の肥厚と細胞の増加があり，膜性増殖性腎炎，cは，糸球体周囲の著明な間質障害を伴う半月体をもつ糸球体（半月体形成性腎炎），dは6時の方向にメサンギウム領域の拡大を認める軽度のメサンギウム増殖性腎炎（IgA腎症疑い），eは係蹄壁の肥厚があり，その係蹄に空胞形成，微細顆粒が認められ膜性腎症の組織と思われる。

よって，この症例の病理組織はeである。

参考文献
1) UpToDate : Overview of heavy proteinuria and the nephrotic syndrome
2) 黒川　清，松澤佑次（編）．内科学，14．ネフローゼ症候群患者へのアプローチ，東京：文光堂，2003．

正解：e

問題12の解説

溶連菌感染症後の急性糸球体腎炎では感染後約2週間で血尿から乏尿となり，高血圧，浮腫，さらには腎機能低下もきたす。血管内のナトリウム貯留があるが，水も貯留しており，高ナトリウム血症は稀である。腎生検では，本症例のように糸球体の腫大と好中球を含む著しい管内増殖性病変による管腔閉塞をきたし，蛍光顕微鏡や電子顕微鏡では上皮細胞下にIgG, C3が陽性のhumpをしばしば認める。食事療法は，急性期と回復期とで区別される。本症例のような急性期には徹底した塩分と蛋白制限が中心となり，乏尿期には水分制限も必要である。蛋白は0.5 g/kg/日とするが，エネルギーはむしろ十分に摂ることが必要で，35 kcal/kg/日を目処に炭水化物を中心とした食事の摂取を勧める。塩分は0～3 g/日以下に制限する。乏尿期の水分制限は前日の尿量に不感蒸泄分を加えた程度に制限する。カリウム摂取は血中カリウムが5.5 mEq/Lでは制限するがそれ以下では制限不要である。一方，回復期にはエネルギーを同様に十分に摂取し，蛋白摂取制限を1.0/kg/日に上げる。塩分は引き続き制限が必要であるが，3～5 g/日まで制限を緩める。カリウム，水分の摂取は制限が不要となる。

参考文献
1) 日本腎臓学会編．腎疾患患者の生活指導・食事療法に関するガイドライン．日腎会誌 1997；39：1-37．

正解：b

問題 13 の 解説

中高齢者に蛋白尿が徐々に認められ，浮腫も呈してきて外来を受診するケースで，ネフローゼ症候群を呈しているが，腎機能は重度には損なわれていない状態である．組織所見では図 6a の PAM 染色で認めるごとく，管腔は開いており，メサンギウム細胞増殖，基質の増加や部分硬化はないが，毛細管係蹄壁の全球性の櫛状の突起を伴った（spike formation）肥厚を認める．図 6b の電子顕微鏡所見では，上皮細胞下に大小不揃いの顆粒状の高電子密度物質の沈着と，それを取り巻く基底膜の肥厚の立ち上がりを認め，膜性腎症（ChurgⅡ～Ⅲ型）と考えられる．

特発性膜性腎症の原因となる抗原は長年多くの研究者によって追及されていたが不明であったが，phospholipase A2 受容体（PLA2R）抗原が in situ で抗原抗体複合体を形成し，ポドサイト障害を起こし，ネフローゼ症候群をきたす可能性が示された[1]．二次性膜性腎症では，ときに癌抗原がその引き金となることが知られており，特に消化器癌が多く，癌の外科的除去後にネフローゼ症候群の寛解が得られた報告例もある．その組織病型は，基底膜の免疫複合体に対する立ち上がりの程度により ChurgⅠ～Ⅳまで分類されており，本例はそのⅡ型と考えられ，病期としては比較的早期が予想される．ChurgⅣ型の治療反応性は悪いとされているが，Ⅱ型の予後不良のエビデンスはない．血尿は比較的稀であるが，皆無ではなく予後との関連はいわれていない．副腎皮質ステロイド薬治療が第一選択であるが，ときとして自然寛解も皆無ではなく，副腎皮質ステロイド薬への反応性も単独での寛解導入は約 40％前後であり，不応例にはさらに免疫抑制薬の追加を行って治療する．完全寛解，不完全寛解Ⅰ型までの治癒率は約 90％で，予後は比較的良好な疾患である．

参考文献

1) Beck LH Jr, Bonegio RG, Lambeau G, Beck DM, Powell DW, Cummins TD, Klein JB, Salant DJ. M-type phospholipase A2 receptor as target antigen in idiopathic membranous nephropathy. N Engl J Med. 2009 Jul 2；361（1）：11-21．

正解：a，d

問題 14 の 解説

HCV 抗体陽性で肝機能障害のある患者に，血尿も伴うネフローゼ症候群が発生した症例である．腎生検所見は糸球体の腫大が著明で，メサンギウム細胞，内皮細胞の増殖と全糸球体性の係蹄壁の二重化を伴う肥厚と分葉化，および管外性に一部上皮細胞の増殖も認める．これらは膜性増殖性糸球体腎炎の所見であり，クリオグロブリン腎症に合致する．クリオグロブリン血症は単クローン型，IgM 型 RF による多クローン型，混合型に分かれるが，腎症を呈する場合，補体 C3 を伴って糸球体内皮下に沈着するため，血中の補体は低値となる．HCV の排除でクリオグロブリンも低下することが知られており，インターフェロンによる治療が奏効する場合もあり，試みられるべきである．近年，インターフェロン α とリバビリンの併用療法でウイルスの陰性化率が向上している．しかし，治療による一時的なメサンギウム増殖や管腔閉塞性病変も起こり，腎機能が低下することもあり，経過を慎重に観察する．HCV 腎症で感音声難聴を呈することはなく，また，腎生検所見にはアミロイド沈着を思わせる，エオジン淡染性の無構造物も認められない．

参考文献

1) Rosenstock JL, et al. Fludarabine treatment of cryoglobulinemic gromerulonephritis Am J Kidney Dis 2002；40：644-648．

正解：b

問題 15 の解説

生検所見ではメサンギウム領域の軽度の拡大と基質の増加，および PAS 陽性の半円形 (hemispherical) 沈着物を同部位に特異的に認める。結節性病変や浸潤性病変もなく，PAS 淡染性の無構造物質もない。管腔はほぼ開いており，管内に細胞増殖はなく，係蹄壁の肥厚や二重化も認めない。管外の癒着や上皮細胞の増殖もない。したがって，正解は b と考えられる。IgA 腎症ではしばしば本症例のようにはっきりと，光学顕微鏡レベルでメサンギウムに PAS 陽性の沈着物が認められることもあるが，必ずしも明確でない場合もあり，確定診断は蛍光顕微鏡所見による。血尿，蛋白尿がともに軽度に認められており，無症状であることが多く，しばしば健康診断で無症候性血尿，蛋白尿として発見される。本症例のような糸球体が大半を占める場合，その予後は良好であると考えられる。

正解：b

問題 16 の解説

スポット尿（随時）の尿蛋白のクレアチニン補正による 1 日蛋白尿の予測。

スポット尿の蛋白濃度は尿の濃縮・希釈の影響を受け診断・治療効果の指標となる 1 日尿蛋白量を反映しないことが多い。そこで尿中クレアチニンを同時測定して尿中クレアチニン 1 g 当たりの蛋白量を算出して 1 日尿蛋白量の指標とするものであり外来診療などで便利である。

成人の日のクレアチニンの排泄量（＝筋肉での産生量）がほぼ 1 g 程度であることを原理とするので男女や体格の差によって誤差があることは留意すべきである。

差によって誤差があることは留意すべきである。

ゆえに，1 日尿蛋白（g/日）＝随時尿蛋白量 (mg/dL)/随時尿 Cr 量 (mg/dL)＝250 (mg/dL)/125 (mg/dL)＝2.0 g/日

正解：c

問題 17 の解説

腎生検の禁忌は，片腎，出血傾向，高度の高血圧，急性腎盂腎炎，囊胞腎，水腎症，腎奇形，萎縮腎，高度の心不全，非協力者，があげられている。腎臓の長径は体格にもよるが，一般に 10〜12 cm であり，32 歳の男性で 8 cm であれば萎縮があると考えるべきである。

正解：a，c

問題 18 の解説

PAS 染色像だけからは判定できないが，メサンギウム細胞増殖，基質の増加所見を認め，IgA 腎症など，メサンギウム増殖性糸球体腎炎が考えられる。腎機能の増悪因子としては，原疾患の活動性，高血圧，糖尿病，心不全，脱水，高脂血症，蛋白尿，感染症，薬剤，間質障害，妊

娠，高蛋白食，高P食，激しい運動，外科的手術，喫煙，肥満，などがあげられている。

正解：a，d

問題19の解説

いわゆる急性腎炎症候群の病像を呈する疾患の鑑別を目的としている。腎に限局した一次性糸球体疾患から全身疾患に合併した二次性糸球体疾患まで鑑別する必要があり，病歴や身体所見も重要である。また，感冒様症状から血尿までの期間がきわめて短いことや身体所見が乏しいという陰性所見も重要である。検査所見からは，自己抗体や補体の異常がないためループス腎炎や溶連菌感染後急性糸球体腎炎は除外され，腎生検所見はまだ施行されていないが，この時点でIgA腎症が最も疑われる。特に上気道感染の数日後に肉眼的血尿がみられるという病歴は，IgA腎症を強く疑わせる。溶連菌感染後急性糸球体腎炎後の肉眼的血尿との潜伏期間の違いは，重要である。

参考文献
ハリソン内科学（原著第16版）第2版，日本語版監修：福井次矢，黒川清，メディカル・サイエンス・インターナショナル

正解：c

chapter Ⅱ-4

Ⅱ．実践編　4．尿細管間質性疾患

chapter II
4．尿細管間質性疾患

問題

問題1 急性間質性腎炎について適切なのはどれか。
1．著しい間質線維化が特徴的な腎組織所見である。
2．50％以上の症例でネフローゼ症候群を呈する。
3．腎の大きさは正常か軽度腫大している。
4．薬物性が最も高頻度にみられる。
5．Gaシンチグラムでは腎への集積像がみられる。

　　a（1, 2, 3）　　b（1, 2, 5）　　c（1, 4, 5）　　d（2, 3, 4）　　e（3, 4, 5）

問題2 Fanconi症候群の検査所見として，正しい組み合わせはどれか。
1．低リン血症
2．汎アミノ酸尿
3．代謝性アルカローシス
4．高尿酸血症
5．腎性糖尿

　　a（1, 2, 3）　　b（1, 2, 5）　　c（1, 4, 5）　　d（2, 3, 4）　　e（3, 4, 5）

問題3 糸球体障害をきたす薬物について正しい組み合わせはどれか。
1．アリストロキア酸　──────　半月体形成性腎炎
2．非ステロイド系抗炎症薬　──　微小変化型ネフローゼ症候群
3．タクロリムス　────────　溶血性尿毒症症候群
4．ヘロイン　─────────　巣状糸球体硬化症
5．プロピルチオウラシル　───　膜性腎症

　　a（1, 2, 3）　　b（1, 2, 5）　　c（1, 4, 5）　　d（2, 3, 4）　　e（3, 4, 5）

問題4 IgG4関連硬化性疾患で頻度の高い腎病変はどれか。2つ選べ。
a．メサンギウム増殖性腎炎
b．巣状分節状糸球体硬化症
c．間質性腎炎
d．水腎症
e．萎縮腎

chapter II
4. 尿細管間質性疾患

正解と解説

問題1の 解説

　急性間質性腎炎の臨床症候としては，糸球体病変を合併していなければ尿蛋白は軽度であり，通常1g/日以下の低分子蛋白を主体とする尿細管性蛋白尿がみられる。ただし，非ステロイド性抗炎症薬による薬剤性腎障害の場合は3g/日以上の蛋白尿を認めることがある。腎の大きさは正常かむしろ間質の浮腫により軽度腫大している。

　病理組織所見としては，糸球体には著明な変化を認めず，腎間質の浮腫，リンパ球および形質細胞ときに好中球や好酸球の浸潤を認める。間質の線維化は著しくない。尿細管基底膜の構造は不明瞭あるいは断裂し，尿細管上皮下や尿細管腔内へリンパ球が浸潤することがあり，これを尿細管炎（tubulitis）とよび，急性間質性腎炎の有力な所見である。また尿細管周囲の毛細血管にリンパ球，形質細胞などが多数認められることがある。

　検査所見として，Gaシンチグラムでは腎へのびまん性の集積像がみられる。Gaシンチグラムは，ほかに急性腎盂腎炎，急性糸球体腎炎，微小変化型ネフローゼ症候群などの一部症例でも集積することがあり，特異的なものではない。

1. 原因

　急性間質性腎炎の誘因，基礎疾患は多岐にわたるが，大きく分けて，

　1）感染症に起因するもの
　2）薬剤性に起因するもの
　3）自己免疫疾患に伴うもの

がある。これ以外にも抗尿細管基底膜（TBM）抗体陽性の特発性急性間質性腎炎があり，その

うちの特殊型としてぶどう膜炎を伴う（tubulointerstitial nephritis with uveitis：TINU）が知られている。

　1）感染症に起因するものの病態には，腎実質への直接感染によるもの（急性腎盂腎炎）と，微生物への免疫反応が腎実質と交叉免疫となり腎炎を発症するものがある。前者は一般細菌，真菌，結核菌に加え各種のウイルスも原因となる。後者では猩紅熱，ジフテリア，ウイルスの関与が知られている。

　2）薬剤の関与としては，抗菌薬や非ステロイド性抗炎症薬（NSAID）が原因の場合が多いが，それ以外にもアロプリノール，シメチジン，カプトプリルなども比較的報告が多い。

　3）自己免疫疾患としてはSjögren症候群に伴う急性間質性腎炎が多いが，ループス腎炎に急性間質性腎炎を伴うこともある。最近ではIgG4関連間質性腎炎も注目されている。

2. 診断

　約1/3の症例では発熱，皮疹，関節痛，腰背部痛などの全身症状を伴い，血清IgE値や好酸球の増加を伴う。残る症例では無症状または全身倦怠感程度であり，症状から診断するのは困難である。上記症状を認める場合，または既存の腎疾患を疑わせる病歴がないにもかかわらず腎機能障害を認める場合には本症を疑う。尿細管性蛋白尿（α_1ミクログロブリン，β_2ミクログロブリン）や尿細管障害マーカー（NAG）の尿中増加および尿沈渣上血尿，白血球尿を認めれば本症が強く疑われるが，確定診断には腎生検による特徴的組織所見の確認が必要である。

　薬剤性急性間質性腎炎の起因薬剤同定にはリンパ球刺激試験が用いられ，陽性の場合は診断

の参考になるが，陰性でも当該薬剤の関与を否定できない点に注意する。詳細な薬歴，病歴の聴取が最も重要である。

3．治療

感染症に起因する急性間質性腎炎では抗菌薬投与による感染の鎮静化が最も重要である。薬剤性急性間質性腎炎では，原因薬剤の中止が第一であるが，原因薬剤不明の場合や関与の疑われる薬剤中止によっても腎機能改善が得られない場合には副腎皮質ステロイド剤が投与される。治療開始が早いほど治療効果も得られやすい。抗 TBM 抗体陽性例や急性間質性腎炎を伴ったループス腎炎では血漿交換も試みる価値がある。

正解：e

問題 2 の 解説

Fanconi 症候群は，原発性の糸球体異常なしに全般的に近位尿細管機能障害が生じた状態といえる。

特徴として，本来近位尿細管で再吸収されるリン，ブドウ糖，アミノ酸，重炭酸イオンなどが尿中にさまざまな程度で喪失する。その結果，低リン血症，腎性糖尿，汎アミノ酸尿，近位尿細管性アシドーシスを呈し，これらすべてが揃う場合を完全型 Fanconi 症候群，そうでない場合を不完全型 Fanconi 症候群と呼ぶこともある。いずれにせよ，尿細管細胞の広範な機能を障害する原因があって（エネルギー産生異常，毒性物質の作用など），単独のトランスポーターの異常（シスチン尿症など）とは区別される。

近位尿細管機能障害によって，以下の症状が出現しうる。

1）高リン尿症：低リン血症をきたし，近位尿細管細胞における 25-OH-Vit.D$_3$ の 1α-OH 化の障害と相まってクル病・骨軟化症の原因となる。

2）腎性糖尿：血漿ブドウ糖値は正常であっても尿ブドウ糖が出現する。程度は 0.5〜10 g/日とさまざまである。

3）汎アミノ酸尿：すべてのアミノ酸が正常より多く尿中に出るが，多くの場合補充が必要なほどではない。

4）近位尿細管性アシドーシス：重炭酸イオンの再吸収の低下による，アニオンギャップ正常の高 Cl 性アシドーシスを示す。重炭酸を負荷して血漿重炭酸イオン濃度を正常化したときに FE〔HCO$_3^-$〕が 10〜15％以上になる。

5）Na 喪失：低血圧，低ナトリウム血症をきたしうる。遠位尿細管における Na 再吸収亢進，レニン-アルドステロン系亢進から低カリウム血症，多尿をきたすこともある。

6）低分子蛋白尿：ほぼ全例で認められるが，普通は少量（1 g/日以下）である。

7）多尿：尿濃縮能の低下を伴い，おそらく低カリウム血症による遠位尿細管，集合管障害によると考えられている。そのほか，高カルシウム尿症，高尿酸尿症，低尿酸血症なども生じうる。

診断は，多彩な症状から容易であると思われるが，Fanconi 症候群を生じた原因の追求が重要である。

原因には以下のようなものがある

1．原発性：遺伝性，孤発性，先天性

シスチン血症（細胞内にシスチンが蓄積），チロシン血症Ⅰ型（サクシニルアセトンの毒性による），糖原病Ⅰa 型（von Gierke 病，グリコーゲン蓄積，本症の成人ではしばしば高尿酸血症となる），ガラクトース血症，Lowe 症候群，Wilson 病，フルクトース不耐症，Dent 病，ミトコンドリア異常症。

2．二次性

a　後天性：多発性骨髄腫（再吸収された軽鎖による毒性），アミロイドーシス，ネフローゼ症候群，間質性腎炎，移植腎，悪性腫瘍。

b．外因：重金属（カドミウム［イタイイタイ病は慢性カドミウム中毒による近位尿細管障害，骨軟化症から多発骨折をきたしたと考えられている］，水銀，鉛，ウラン，白金），薬剤（シスプラチン，アミノグリコシド，6-MP，バルプロ酸，アザチオプリン，期限切れのテトラサイクリンなど），化学薬品（トルエン，マレイン酸，パラコートなど）。

治療法

1）原疾患の治療（各疾患に応じて）。

2）対症療法としては，必要に応じて喪失物質の補充を行う。リン酸塩，重炭酸ナトリウム，NaCl（Na 負荷は遠位尿細管に至るナトリウムを増やし，同部位での Na-K 交換を促進して低カリウム血症が悪化するため，カリウム塩も投与する）を用いる。近位尿細管での重炭酸イオン再吸収閾値を上げることを目的にサイアザイド系利尿薬を用いることもある。クル病を呈しているときは活性型ビタミン D 剤を用いる。

正解：b

問題 3 の 解説

1. アリストロキア酸は漢方薬腎症（Chinese herb nephropathy）の原因薬物である。2. NSAID 腎症は微小変化型ネフローゼ症候群と急性アレルギー性尿細管間質性腎炎が併存する。ただし，抗生物質による急性アレルギー性尿細管間質性腎炎のときのような，発熱や関節痛など炎症症状を伴わないのが普通である。3, 4 は正解。5. 抗甲状腺薬のプロピルチオウラシルは ANCA 関連半月体形成性腎炎を引き起こす。

正解：d

問題 4 の 解説

最近注目されている IgG4 関連硬化性疾患の腎病変に関する問題である。腎病変としては間質性腎炎が多く認められ，膜性腎症といった病変も報告されている。CD4 ないし CD8 陽性の T リンパ球と IgG4 陽性の形質細胞の腎間質への浸潤と線維化が主体であると報告されている。一方，後腹膜線維症も生じることが知られ，これに伴い水腎症をきたす。本疾患は腎病変にとどまらず，IgG4 陽性の形質細胞浸潤を伴う病変が全身性に分布することが臨床的にも重要である。

自己免疫性膵炎に代表される膵疾患はじめ，硬化性胆管炎，慢性硬化性唾液腺炎などが代表とされる。腎病変，病態や治療など，いまだ十分に解明されていない疾患だけに，今後も症例の蓄積に加えて詳細な検討が必要であると考える。

正解：c, d

chapter II
4. 尿細管間質性疾患

症例問題

症　例：60歳，男性
　検診で蛋白尿1＋，血尿－を指摘され受診した。身長168 cm，体重62 kg，随時尿，蛋白定量300 mg/dL，尿中クレアチニン120 mg/dL，BUN 28 mg/dL，クレアチニン1.4 mg/dL，尿酸7.3 mg/dL

問題1　1日尿中クレアチニン排泄量が日本人の平均値であると仮定すると，推測される1日尿蛋白量はいくらか
- a．3.0 g
- b．2.5 g
- c．1.8 g
- d．1.5 g
- e．1.2 g

この患者で，血液ガス分析の結果は以下のようであった。
pH 7.23，PaO$_2$ 90 Torr，PaCO$_2$ 23 Torr，HCO$_3$⁻ 8 mEq/L，Na 137 mEq/L，K 3.0 mEq/L，Cl 117 mEq/L

問題2　酸塩基平衡の状態として妥当なものはどれか
- a．アニオンギャップ増大の代謝性アシドーシス
- b．アニオンギャップ増大の代謝性アシドーシス＋呼吸性アシドーシス
- c．アニオンギャップ正常の代謝性アシドーシス
- d．アニオンギャップ正常の代謝性アシドーシス＋呼吸性アシドーシス
- e．アニオンギャップ正常の代謝性アシドーシス＋呼吸性アシドーシス＋代謝性アルカローシス

問題3　この患者で必要な検査を2つ選べ
- a．尿中アミノ酸分析
- b．尿中Na
- c．塩化アンモニウム負荷試験
- d．尿免疫電気泳動
- e．重曹負荷試験

腎生検を行ったところ，図1a，bのような所見が得られた。

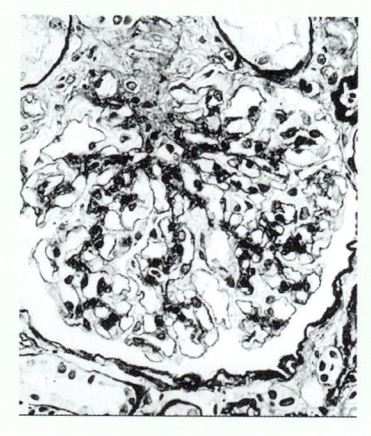

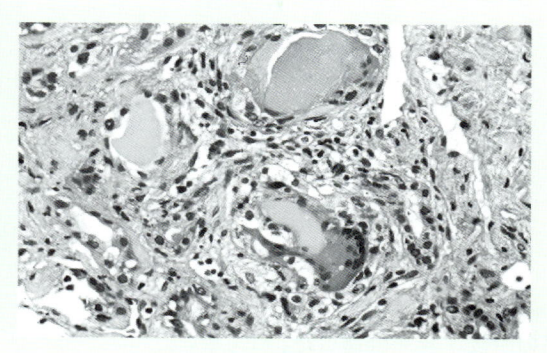

図1a

図1b

問題4 診断として妥当なものを1つ選べ
a．メサンギウム増殖性腎炎
b．管内増殖性腎炎
c．尿細管間質性腎炎
d．半月体形成性腎炎

症　例：45歳，女性
　生来健康であったが，1年前より胃の調子が悪く，胃薬を近医で処方されていた。今回は，健康診断で腎機能低下を指摘されたため，来院。
　身体所見は異常なく，血圧正常
　血液生化学検査：尿素窒素 28 mg/dL，クレアチニン 1.7 mg/dL
　Na排泄率（FE_{Na}）>1.0，蛋白尿，肉眼的血尿は認めず。
　腎生検を行ったところ，間質にリンパ球主体の細胞浸潤を認め，糸球体には変化を認めなかった。

問題5 最初にとるべき対処はどれか。1つ選べ。
a．透析
b．ARB投与
c．胃薬の中止
d．生食負荷による強制利尿
e．ステロイドおよび免疫抑制剤の併用

症　例：62歳，男性
　半年前より両側顎下部腫張を自覚，次第に増大していた。今回，浮腫と腎機能の低下（血清クレアチニン 4.5 mg/dL）がみられ入院。腎エコーにて水腎症，CT にて膵管の狭細所見と大動脈左側に大動脈を半周性に取り巻く腫瘤がみられた。

問題 6　本疾患で正しいのはどれか。2つ選べ。

　　a．IgG4 高値
　　b．MPO-ANCA 陽性
　　c．ステロイド有効
　　d．多核白血球浸潤
　　e．抗 SS-A 抗体陽性

　乳癌の術後1年を経過した。
症　例：46歳，女性。
　2カ月ごとに採血検査を受けていた。乳癌に対する化学療法として経口 5FU を内服していた。また健康増進目的に複数の漢方薬の処方を受け，服用中であった。術後の血清クレアチニン値は 0.5 mg/dL で安定していたが，術後1年後の採血で 0.7 mg/dL と軽度に上昇し，その5カ月後には 4.0 mg/dL に上昇した。その1カ月後の血清クレアチニン値は 8.0 mg/dL となり腎臓内科に紹介された。血清クレアチニン値は 12 mg/dL，血中尿素窒素 48 mg/dL で Ht 値は 24%，血小板数は $13 \times 10^4/\mu L$ であった。検尿では蛋白尿は（＋）で，血尿はなく，沈渣に円柱はない。
　発熱や皮疹，腰背部痛，混濁尿はなく高血圧もない。腹部エコーにて両腎は萎縮し水腎症はない。原因検索のため腎生検を実施し，PAM 染色に示す組織像（図 2a，b）を得た。

問題 7　この患者の診断として最も適切なものはどれか。1つ選べ。

　　a．溶血性尿毒症症候群
　　b．急性間質性腎炎
　　c．腎盂乳頭壊死
　　d．アリストロキア酸腎症
　　e．急速進行性糸球体腎炎

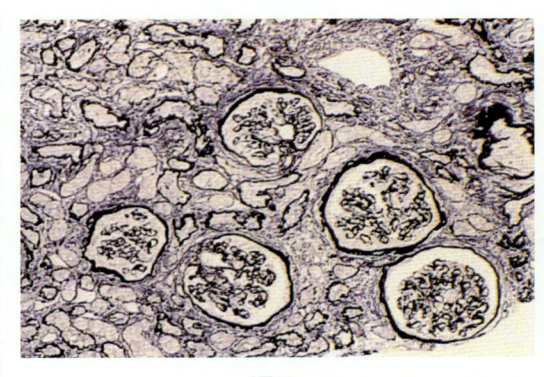

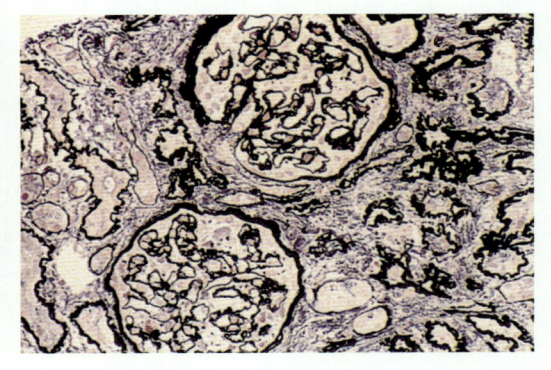

図 2a　　　　　　　　　　　　　図 2b

4. 尿細管間質性疾患 ● 127

症　例：64歳，女性

　昨年までの健康診断では異常なし。2週間前に感冒のため近医受診し，総合感冒薬，抗生物質を処方される。3日前から搔痒感を伴う発疹と下腿浮腫のために受診。血清クレアチニン値 3.2 mg/dL，尿蛋白（＋）のため入院となった。腎生検所見を図3に示す。

問題8　この患者に認められる所見に合致するものはどれか。1つ選べ。

　a．血清蛋白電気泳動で M-peak 出現
　b．腎エコーでの両側腎盂拡大
　c．ガリウムシンチでの腎への hotspot
　d．低補体血症
　e．MPO-ANCA 陽性

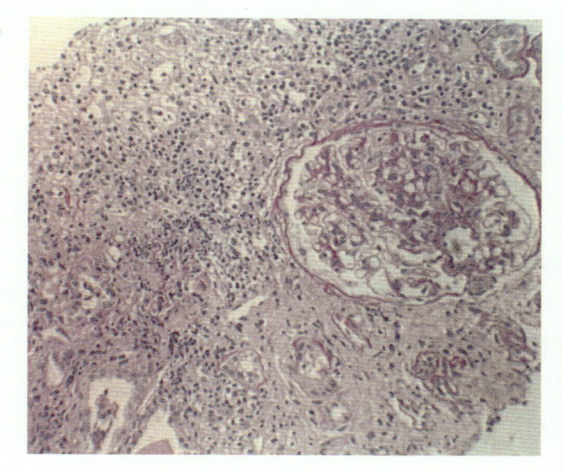

図3

chapter II
4．尿細管間質性疾患

症例問題の正解と解説

問題1の解説

蛋白尿に関して，随時尿（あるいは早朝尿）での尿蛋白定量（mg/dL）と尿中クレアチニン値（mg/dL）比によって，1日尿蛋白量を推測する簡便な方法がある．300 mg/dL÷120 mg/dL=2.5 この値が，1日尿蛋白量（g/日）に相当する．これは1日尿中クレアチニン排泄量が約1,000 mg=1.0 g であると仮定した場合に適応される．

微量アルブミン量に関しても同様の計算が可能であり，治療法の有効性の評価にも使用されている．

1日尿蛋白量に関して，1.0 g 以上では進行性の腎障害である可能性が高いため腎生検を含めた精査が必要である．0.5 g/日程度でも尿沈渣で多彩な円柱がみられる場合は，腎生検が必要であろう．

参考文献
平方秀樹．腎生検の適応と禁忌．日本腎臓学会・腎生検検討委員会編，腎生検ガイドブック，東京：東京医学社，2004．

正解：b

問題2の解説

動脈血ガス分析では，pH 7.23 でありアシデミアである．$PaCO_2$ 23 Torr, HCO_3^- 8 mEq/L から両者が低下しており，代謝性アシドーシスであることがわかる．ここでアニオンギャップ（$Na-(Cl+HCO_3^-)=12\pm2$）を計算すると，138-(116+8)=14 であり，正常範囲内にある．すなわち，アニオンギャップ正常の代謝性アシドーシスと判断される．しかし，呼吸性アシドーシス，その他の要素が加わっているかどうかについては別に評価する必要がある．

代謝性アシドーシスが単独で存在し，呼吸性代償が適切に行われている場合は，$\Delta PaCO_2=(1～1.3)\times \Delta HCO_3^-$ となる．この症例で検討してみると，$\Delta PaCO_2=40-23=17$，$(1～1.3)\times \Delta HCO_3^-=(1～1.3)\times(24-8)=16～21$ で，代償は適切と判断できる．さらに pH は 7.23 であり，アニオンギャップ正常の代謝性アシドーシスが単独に存在すると判断できる．

参考文献
黒川　清．水・電解質と酸塩基平衡，東京：南江堂，1997．

正解：c

問題3の解説

アニオンギャップ正常の代謝性アシドーシスが存在するので，その原因として尿細管性アシドーシスの可能性が最も高い．しかし，pH 7.23 とアシデミアが存在しており，尿 pH が 5.0 になっていれば，塩化アンモニウム負荷試験を行うことはあまり意味がない．近位尿細管性の場

表　尿細管性アシドーシスの原因

Ⅰ．原発性：遺伝性，孤発性
Ⅱ．二次性
　　a．先天性：シスチン血症（細胞内にシスチンが蓄積），チロシン血症Ⅰ型（サクシニルアセトンの毒性による），糖原病Ⅰa型（von Gierke病。グリコーゲン蓄積。本症の成人ではしばしば高尿酸血症となる），ガラクトース血症，Lowe症候群，Wilson病，フルクトース不耐症，Dent病，ミトコンドリア異常症。
　　b．後天性：多発性骨髄腫（再吸収された軽鎖による毒性），アミロイドーシス，ネフローゼ症候群，間質性腎炎，移植腎，悪性腫瘍。
　　c．外　因：重金属（カドミウム［イタイイタイ病は慢性カドミウム中毒による近位尿細管障害，骨軟化症から多発骨折をきたしたと考えられている］，水銀，鉛，ウラン，白金），薬剤（シスプラチン，アミノグリコシド，6-MP，バルプロ酸，アザチオプリン，期限切れのテトラサイクリンなど），化学薬品（トルエン，マレイン酸，パラコートなど）。

合には重曹負荷試験も必要になるが，尿中のHCO$_3^-$濃度を測定して閾値を求めることは，日常臨床では困難である。近位尿細管性アシドーシスの有無を評価するためには，尿中アミノ酸分析を行うと診断が可能である。

原因として，高齢発症であること，尿試験紙法と尿蛋白定量にやや乖離があることから，異常蛋白症（paraproteinemia）の可能性があるので尿中血中免疫電気泳動を行いBence Jones蛋白などの存在をチェックする必要がある。中年女性であれば，Sjögren症候群や原発性胆汁性肝硬変なども考慮し，自己抗体の検査も必要になる。

参考文献
守山敏樹．腎臓専門医のためのセルフ・アセスメント・プログラム．日腎会誌 2002；44：829-830．

正解：a, d

問題4の解説

図1a，bは糸球体を示しており，メサンギウム増殖，管内増殖，半月体形成はなさそうである。ただし基底膜の変化については，詳細は不明である。図1bは，尿細管内に円柱が存在し，中央部分では一部肉芽腫様病変と間質への細胞浸潤がみられ，尿細管間質性腎炎の所見に合致する。

この患者は，IgG-κ型の多発性骨髄腫にBence Jones蛋白（κ型）が存在し腎病変を悪化させたものと判断し治療を開始し軽快した。

正解：c

問題5の解説

プロトンポンプ阻害薬による薬剤性の慢性尿細管間質性腎炎を想定している。尿毒症の症状はなく，血液検査からみても，透析の適応ではない。

Na排泄率（FE$_{Na}$）からは腎前性のものは考えにくく，生食負荷による強制利尿の適応もない。

まず行うべきことは原因として可能性のある薬剤の中止である。また，間質性腎炎の場合，アレルギー症状の存在，間質浸潤細胞に好中球や好酸球を伴う場合などは，過敏性の急性間質性腎炎が考慮され，副腎皮質ステロイド薬の早期投与により早期軽減を図れる可能性がある。しかし，免疫抑制薬の投与に関してはエビデンスがない。

なお，ASNの2005年のNESPの解説では，慢性尿細管間質性腎炎を起こす代表的なものとして，環境中の有毒物質（鉛，揮発性炭化水素など），薬物中の毒性物質（アリストロキア酸な

ど），ヘロイン，プロトンポンプ阻害薬，鎮痛薬（フェナセチン，アセトアミノフェン，アスピリン，NSAID）をあげている．この他，シクロスポリンやリチウムによる慢性間質性腎炎も有名である．

正解：c

問題6の解説

本症例は水腎症と大動脈周囲の腫瘤病変が確認されていることより，後腹膜線維症（retroperitoneal fibrosis, Ormond's disease）と考えられる．後腹膜線維症には特発性と二次性のものがあり，約2/3は前者とされている．特発性は40～60歳の男性に多いとされている．原因は不明であるが2つの病因仮説が提唱されている．一つは大動脈の粥状硬化に伴う炎症が周囲に波及する慢性の動脈周囲炎であるとの説，もう一つは全身性の自己免疫現象で，自己抗体や自己免疫疾患を伴うものとの説である．

一方，近年わが国を中心に自己免疫性膵炎（autoimmune pancreatitis：AIP）の存在が明らかにされ，他の自己免疫疾患との合併が報告されている．これらには関節リウマチ，Sjögren症候群，サルコイドーシス，硬化性胆管炎，原発性胆汁性肝硬変，後腹膜線維症，尿細管間質性腎炎などが報告されている．画像上では，膵臓癌あるいはリンパ腫との鑑別が要求される．興味深いのは，AIPの膵組織のみならず他の病変組織にもIgG 4産生形質細胞の浸潤が観察されることである．これらの患者では血清IgG 4レベルの上昇も観察され，平均660 mg/dL（正常140以下）との報告もある．AIPは副腎皮質ステロイド薬に劇的に反応し，膵腫瘤の縮小と血清IgG 4の低下が得られる．

本症例では後腹膜線維症による水腎症とともに，両側顎下部の腫脹と膵管狭窄が観察されていることより，「後腹膜線維症を伴った自己免疫性膵炎」と考えられる．したがって，解答選択肢のなかではIgG 4高値と副腎皮質ステロイド薬有効が正解である．

参考文献

1) Hamano H, Kawa S, Ochi Y, et al. Hydronephrosis associated with retroperitoneal fibrosis and sclerosing pancreatitis. Lancet 2002；359（9315）：1403-1404.
2) Saeki T, Nishi S, Imai N, et al. Clinicopathological characteristics of patients with IgG4-related tubulointerstitial nephritis. Kidney Int 2010；78（10）：1016-23.

正解：a，c

問題7の解説

乳癌術後，5FUと複数の漢方薬服用中に，術後1年頃から比較的急速に進行した46歳女性の腎不全症例．全身症状はなく，尿所見は蛋白（1+）と軽微であり，腎萎縮，貧血を伴う．腎組織所見は，間質病変は，間質線維化，尿細管萎縮などの慢性病変が顕著で，細胞浸潤などの急性病変はほとんど認めない．糸球体は，ボウマン嚢の肥厚，基底膜のshrinking萎縮などを部分的に認めるが軽微である．すなわち，慢性間質性腎炎に合致する病理所見である．慢性間質性腎炎の発症の原因は，感染症，薬剤，膠原病などの自己免疫機序，閉塞性腎症，重金属，代謝異常，血液系を主体とする腫瘍，遺伝性，放射線など多彩である．本症例では，薬剤，特にわが国でも報告がある漢方薬が病因（漢方薬腎症：Chinese herb nephropathy）である可能性が高い．本疾患は，アリストロキア酸が原因物質であることは，動物実験でも確認されている．

正解：d

問題8の 解説

2週間前の感冒様症状に総合感冒薬（NSAIDs），抗生物質を服用後，3日前から発疹と浮腫を伴う腎不全で受診した64歳の女性。尿所見は軽度の蛋白尿。腎組織所見は，間質への単核球を主体とし，一部好酸球とも思われる血球も混在する高度な細胞浸潤と浮腫が主体で，一部に肉芽の形成，尿細管上皮の壊死，消失などを認める，などは，急性間質性腎炎の病理所見である。糸球体の病変は軽微であるが，軽度の腫大，メサンギウム領域の拡大を認める。臨床症状を総合すると，腎原発性アミロイドーシス（M蛋白），閉塞性・逆流性腎症（両側腎盂拡大），ループス腎炎・急性糸球体腎炎（低補体血症），顕微鏡的血管炎（MPO-ANCA）は考え難く，NSAIDsまたは抗生物質による急性間質性腎炎による腎不全で，発疹は全身過敏性反応と考えられる。急性間質性腎炎では，67ガリウムシンチで腎への集積を認めることが知られている。

正解：c

chapter Ⅱ-5

Ⅱ. 実践編　5. 全身性疾患による腎障害（DM, HT 含む）

chapter II
5. 全身性疾患による腎障害（DM, HT 含む）

問題

問題 1 ネフローゼ症候群を呈した場合，予後不良（腎死）の疾患はどれか。
1. 糖尿病性腎症
2. 膜性腎症
3. 微小変化型ネフローゼ症候群
4. アミロイド腎症
5. 巣状糸球体硬化症

　　a（1, 2, 3）　　b（1, 2, 5）　　c（1, 4, 5）　　d（2, 3, 4）　　e（3, 4, 5）

問題 2 紫斑病性腎炎について正しいのはどれか。
1. 20 歳をピークとした青年層に発症しやすい。
2. 腎症発症時に血清補体値が低下する。
3. 主としてメサンギウム領域に IgA が沈着する。
4. 皮膚症状は腎症に先行する場合が多い。
5. 過半数がネフローゼ症候群を呈する。

　　a（1, 2）　　b（1, 5）　　c（2, 3）　　d（3, 4）　　e（4, 5）

問題 3 C 型肝炎ウィルス関連腎症で頻度の高い特徴的な所見はどれか。
1. クリオグロブリン血症
2. メサンギウム増殖性糸球体腎炎
3. 非乏尿性急性腎不全
4. 低補体血症
5. リウマトイド因子陽性

　　a（1, 2, 3）　　b（1, 2, 5）　　c（1, 4, 5）　　d（2, 3, 4）　　e（3, 4, 5）

問題 4 次のなかで Alport（アルポート）症候群において一般的特徴であるものを 2 つ選べ。
a. 常染色体劣性遺伝
b. 女子で予後不良
c. 糸球体基底膜の肥厚と菲薄化
d. 感音難聴
e. ネフローゼ症候群

問題 5　腎障害を合併した高血圧の治療について正しいものはどれか。

1. 蛋白 1 g/日以上では可能なら 125/75 mmHg 未満に調節する。
2. アンジオテンシン変換酵素阻害薬は蛋白尿軽減作用が証明されている。
3. 血清クレアチニン値が 2.0 mg/dL 以上ではループ利尿薬よりもサイアザイド系利尿薬のほうが降圧効果で優れている。
4. 食塩感受性が亢進しているので減塩による降圧効果が期待できない。
5. 両側性腎血管性高血庄症ではアンジオテンシン変換酵素阻害薬が降圧薬の第一選択となる。

　　　a（1，2）　　　b（1，5）　　　c（2，3）　　　d（3，4）　　　e（4，5）

問題 6　高血圧で血漿レニン活性（plasma renin activity：PRA）値が高値を示す疾患を3つ選べ。

a. 傍糸球体細胞腫
b. 偽性アルドステロン症
c. Liddle 症候群
d. 褐色細胞腫
e. 経口避妊薬（エストロジェンピル）による高血圧

問題 7　次の血中蛋白成分のうち糸球体内沈着をきたすものはどれか

1. ミオグロビン
2. 免疫グロブリン軽鎖
3. アミロイド A 蛋白
4. トランスフェリン
5. β_2 ミクログロブリン

　　　a（1，2）　　　b（1，5）　　　c（2，3）　　　d（3，4）　　　e（4，5）

問題 8　糖尿病を伴う高血圧に関して正しいものを1つ選べ

a. 糖尿病を合併しない場合よりも降圧目標を高めに設定する
b. 血糖コントロールが達成されてから降圧療法を開始する
c. 腎症を合併する場合には更に低い降圧目標を目指す
d. 尿蛋白が 1 g/日以上では ACE-阻害薬は禁忌である
e. 利尿薬はインスリン感受性を改善する

問題 9　多発性嚢胞腎で多い合併症はどれか

1. 僧帽弁閉鎖不全
2. 肺高血圧
3. 副腎腫瘍
4. 脳動脈瘤
5. 大腸憩室

　　a（1, 2, 3）　　b（1, 2, 5）　　c（1, 4, 5）　　d（2, 3, 4）　　e（3, 4, 5）

問題 10　腎アミロイドーシスについて正しいのはどれか。2つ選べ。

a．蛋白尿は必発である。
b．沈着組織は易出血性となる。
c．生命予後は心臓罹患の有無によることが多い。
d．電顕上，30〜40 nm 前後の細線維の錯綜配列がみられる。
e．二次性は MGUS（Monoclonal gammopathy of undetermined significance）によるものが多い。

問題 11　正しい組み合わせはどれか。

1. 先天性ネフローゼ症候群　――――　ネフリン
2. Bartter 症候群　――――――――　Ca チャネル
3. Alport 症候群　――――――――　V型コラーゲン
4. 常染色体優性多発性嚢胞腎　――　ポリシスチン
5. Fabry 病　―――――――――――　α-ガラクトシダーゼ A

　　a（1, 2, 3）　　b（1, 2, 5）　　c（1, 4, 5）　　d（2, 3, 4）　　e（3, 4, 5）

問題 12　次の組み合わせで正しいものはどれか。

1. Alport 症候群　――――――――　難聴
2. 肝腎症候群　―――――――――　急性腎障害
3. 紫斑病性腎炎　――――――――　血小板減少
4. 原発性アミロイドーシス　―――　アミロイド A の沈着
5. Sjögren 症候群　―――――――　尿細管性アシドーシス

　　a（1, 2, 3）　　b（1, 2, 5）　　c（1, 4, 5）　　d（2, 3, 4）　　e（3, 4, 5）

問題 13 ループス腎炎の活動性を示す腎生検所見はどれか。3つ選べ。
a．係蹄壁の二重化
b．フィブリノイド壊死
c．糸球体硬化
d．核破壊
e．ワイヤーループ病変

問題 14 以下の記載で正しいのはどれか。
1．A 型肝炎で合併する糸球体病変は膜性腎症，膜性増殖性腎炎が多い。
2．B 型肝炎で特異的に合併する糸球体病変は知られていない。
3．C 型肝炎で合併する糸球体病変は膜性腎症が多い。
4．HIV 感染に合併する糸球体病変は巣状糸球体硬化症様病変が多い。
5．MRSA 関連腎炎では急速進行性腎炎やネフローゼ症候群で発症することが多い。
　　a（1, 2）　　b（1, 5）　　c（2, 3）　　d（3, 4）　　e（4, 5）

40 歳の女性。背部痛・腰痛とともに全身倦怠感を自覚し来院した。尿蛋白は試験紙法による定性で（1＋），定量で 1 日 2.0 g を認めた。血液検査では RBC 243×10^4/μL と著明な貧血を認めた。

問題 15 今後，精査を行ううえで有用なものはどれか。
1．造影腎 CT
2．尿免疫電気泳動
3．腸骨骨髄穿刺
4．全身骨 X 線撮影
5．水制限尿浸透圧試験
　　a（1, 2, 3）　　b（1, 2, 5）　　c（1, 4, 5）　　d（2, 3, 4）　　e（3, 4, 5）

問題 16 腸管出血性大腸菌感染に伴う溶血性尿毒症症候群（HUS）について正しいのはどれか。
1．ベロ毒素にて惹起される血栓が主体の病変である。
2．5 歳以下の幼児は，65 歳以上の高齢者より予後は比較的良好である。
3．糸球体病変はメサンギウム細胞傷害が主である。
4．重篤化因子に，白血球数減少，高ナトリウム血症，高蛋白血症がある。
5．血栓性血小板減少性紫斑病より予後が悪い。
　　a（1, 2）　　b（1, 5）　　c（2, 3）　　d（3, 4）　　e（4, 5）

問題 17　管内増殖性腎炎を起こすことが知られている病原体はどれか。2つ選べ。
- a．*Klebsiella pneumoniae*
- b．Parvovirus B19
- c．A 群 β 溶連菌
- d．*E. coli*
- e．adenovirus

問題 18　疾患と遺伝子異常についての組み合わせで正しいものはどれか。2つ選べ。
- a．Dent 病 ——————————— 上皮型 Na チャネル
- b．Fabry 病 ——————————— α ガラクトシダーゼ
- c．多発性嚢胞腎 ——————— ポドシン
- d．Alport 症候群 ——————— ラミニン
- e．フィンランド型先天性ネフローゼ —— ネフリン

腎生検　AZAN 染色像を図に示す。
問題 19　所見としてみられないものはどれか。
　　　　　2つ選べ。

- a．硝子様塞栓
- b．半月体形成
- c．ワイヤーループ
- d．メサンギウム増殖
- e．フィブリンキャップ

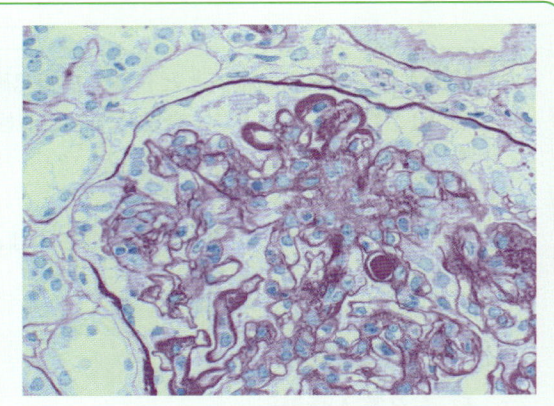

図　AZAN 染色

問題 20　ANCA 関連腎炎に合併しない症状はどれか。1つ選べ。
- a．上強膜炎
- b．紫斑
- c．関節痛
- d．リンパ節腫脹
- e．多発単神経炎

chapter II
5. 全身性疾患による腎障害（DM, HT 含む）

正解と解説

問題1の 解説

　一次性糸球体疾患のなかでも，腎死としての予後は，巣状（分節性）糸球体硬化症（FSGS），膜性増殖性糸球体腎炎（MPGN），半月体形成性糸球体腎炎で悪い。予後良好であるのは，微小変化型ネフローゼ症候群（MCNS），非 IgA 型メサンギウム増殖性糸球体腎炎（non IgAGN）である。IgA 腎症（IgAGN），膜性腎症（MN）はこれら2群の中間的予後を示す。

　二次性糸球体疾患のなかでは，尿蛋白が多い糖尿病性腎症とアミロイド腎症の予後は悪いと認識してよいと思われる。1型糖尿病では，約40％が末期腎不全に至る。この問題では，ネフローゼ症候群を呈した場合という条件がついているので進行性の糖尿病性腎症とアミロイド腎症と考えてよいと思われる。

正解：c

問題2の 解説

紫斑病性腎炎の病態の概要

　紫斑病性腎炎（HSPN）はアレルギー性紫斑病の約50％に発症し，主に15歳以下の小児にみられ2：1で男性に多い（選択肢①）。組織学的には，メサンギウム領域に IgA 沈着が認められるメサンギウム増殖性糸球体腎炎である（選択肢③）。蛍光抗体法所見は，IgA のメサンギウム領域への顆粒状沈着を認めるが，しばしば糸球体係蹄壁にも沈着する。また，C3 やフィブリノゲンの沈着もみられる。

　病態生理に関してはいまだ不明な点が多い。感冒様症状が先行することが多く，IgA 腎症と同様に何らかの感染の関与が示唆されるが詳細は不明である。

臨床的な特徴

　紫斑病性腎炎は，紫斑，関節痛，腹部症状，腎障害を4徴とするが，腎炎は，紫斑の出現後数日から4週以内に発症することが多い（選択肢④）。稀に腎症の後に皮膚症状が出現することもある。HSPN の発症様式に関しては約50％の症例は顕微鏡的血尿，蛋白尿で発症し，ネフローゼ症候群での発症は約13％（約1割）である（選択肢⑤）。

　検査では，特徴的なものはなく，IgA 腎症と同様に約半数で血清 IgA 値の上昇を認める。基本的には血清補体値は低下しない（選択肢②）。

予後と治療法

　予後は，臨床症状により異なっており，血尿のみの場合は予後良好で，検尿異常の場合は軽快することが多い。しかし，急性腎炎症候群を呈する症例や，1g/日以上の蛋白尿を呈する症例の約10％が腎不全へ進展する。

　予後を決定する最も重要な因子は病理組織所見であり，びまん性の増殖性変化や50％以上の糸球体における半月体形成，間質の線維化などが予後不良因子である。また，一般的に成人例の腎病変は小児例に比べ重症化しやすい。

　一般的には，ネフローゼ症候群，進行性の腎機能低下を示す例に対し，副腎皮質ステロイド薬が投与され，細胞性または細胞線維性半月体

形成や炎症細胞浸潤が認められる際にはステロイドパルス療法も行われる。また，治療抵抗例では免疫抑制薬が投与されることもある。顕微鏡的血尿，軽度の蛋白尿のみの場合は，経過観察されることが多い。

正解：d

問題 3 の 解説

C 型肝炎ウイルス感染に関連して生じた免疫複合体によって惹起される腎障害を C 型肝炎ウイルス関連腎症という。検査所見では血中に HCV 抗体ならびに HCV-RNA が検出され，本症の 30〜70% にクリオグロブリン血症が認められる。補体 CH50，C3，C4 の低下を伴うことが多い。本症にしばしば認められるクリオグロブリン血症は，単クローン性のリウマチ因子と IgG による免疫複合体により生成されるⅡ型クリオグロブリンを呈することが多い。

病理組織学的にはメサンギウム細胞の増生，メサンギウム基質の増加，毛細血管壁の二重化，分葉化などの膜性増殖性糸球体腎炎（MPGN）Ⅰ型を呈することが最も多い。その他，膜性腎症，メサンギウム増殖性糸球体腎炎などの組織型をとることが知られている。腎組織中の HCV 関連抗原の検出あるいは *in situ* hybridization や *in situ* PCR により HCV が証明されたとの報告がある。

治療としては C 型肝炎ウイルスの排除を目的にインターフェロン α の投与が行われ，ウイルス量の減少と並行した蛋白尿の減少が期待される。またネフローゼ症候群を伴う MPGN 症例に対して，ステロイドや免疫抑制薬による治療も行われる。本症に対する免疫抑制療法では B 型肝炎関連腎症と異なり，ウイルス量増加に伴う肝機能の悪化は少ないとされている。

正解：c

問題 4 の 解説

Alport（アルポート）症候群患者の 80% は伴性遺伝である。常染色体劣性遺伝型は 10〜15% である。常染色体優性遺伝型の患者も稀ながら存在する。遺伝性・家族性を証明できない患者も少なからず存在する（約 5% 程度か）。

伴性遺伝型が大多数を占めるため，男性は 40 歳までにほとんどが末期腎不全に進行するが，女性の予後は一般には良好である。常染色体劣性遺伝型では性差なく重症である。常染色体優性遺伝型は軽症である。

本症の診断には，電顕で糸球体基底膜に特徴的所見を認めることと，免疫組織学的にⅣ型コラーゲン α 鎖の欠損を証明することが必要である。特に，電顕でしか確認できない糸球体基底膜の不規則な肥厚と菲薄化，ならびに断裂像は本症に最も特徴的な変化である。糸球体基底膜の主要構成成分であるⅣ型コラーゲン α 鎖が遺伝的に欠損した結果，そのような変化を呈すると考えられている。Ⅳ型コラーゲンは α 鎖には，α1〜α6 鎖の 6 種類の isoform が存在するが，糸球体基底膜に特異的なものは α3，α4，α5 鎖である。α3，α4 鎖遺伝子（COL4A3，COL4A4）は第 2 番染色体に存在し常染色体劣性ならびに優性遺伝型の原因である。α5 鎖（COL4A5）は X 染色体に存在し，伴性遺伝型の原因である。糸球体基底膜（GBM）のⅣ型コラーゲンは α3-α4-α5 分子の厚い層と α1-α1-α2 分子の薄い層からできている。したがって，伴性劣性遺伝のアルポート症候群を疑うときは，α2 鎖と α5 鎖の二重染色を行うとよい。伴性遺伝型男性で

はα5鎖の完全欠損，女性ではモザイク変化（連続性が消失）する。

本症は1900年代前半にAlportが遺伝性糸球体疾患を呈する家族を報告したことに始まる。彼は，その家族の男性患者ほど腎機能障害や感音難聴が顕著であると報告している。どのタイプのAlport症候群でも感音難聴を合併する可能性があり，その頻度は約80％といわれる。

本症は糸球体基底膜の疾患であり，進行すると糸球体はメサンギウム増殖を呈するが，蛋白尿はさほど多くない。高度蛋白尿を伴うことはしばしばあるが，微小変化型ネフローゼ症候群のような浮腫に難渋するネフローゼ症候群を呈することは稀である。

正解：c, d

問題5の解説

CKD患者の降圧目標として，CKD進行の抑制およびCVD発症リスクや死亡リスクの軽減の観点から，130/80 mmHg未満が推奨される。特に尿蛋白が1 g/日以上の場合には，さらに低い125/75 mmHg未満を降圧目標とすべきである。ただし，過度の降圧は腎機能を悪化させる恐れがあり，注意が必要である。

CKD患者における降圧には，原則としてRA系阻害薬（ACEIもしくはARB）を第一選択薬として用いる。RA系阻害薬はいかなるステージの糖尿病性腎症でも，その進行を抑制する。非糖尿病性CKDでもRA系阻害薬は用量依存性に蛋白尿を減少させ，腎機能障害の進行を抑制する。ACEIとARBの優劣は明らかではないが，両者の併用療法は蛋白尿の減少に有効である。ただしCVDのハイリスク患者を対象としたONTARGET研究において，併用療法群ではCVDの発症リスクは単独治療群と同等で，腎機能障害の進行などの副作用が有意に増加しており，注意が必要である。

降圧目標の達成には，平均2～3剤の多剤併用が必要である。利尿薬は第二選択薬として使用される。CKDの多くは食塩感受性高血圧を呈するため，尿中Na排泄を促進する利尿薬はCKD患者の降圧に優れ，またCKDに合併するCVDの発症も抑制する。利尿薬の降圧作用は少量で発揮され，副作用は用量依存性に増加するため可能な限り低用量で用いる。ステージ1～3のCKDではサイアザイド系利尿薬を，またステージ4,5のCKDではループ利尿薬を使用する。ループ利尿薬単剤で体液量コントロールが困難であれば，サイアザイド系利尿薬を併用する。

カルシウム拮抗薬も第二選択薬として使用される。特に，腎機能障害進展抑制のために，蛋白尿減少効果が示されている，輸出細動脈の拡張作用を示すカルシウム拮抗薬が推奨される。

第二選択薬の選択基準としては，体液量過剰なら利尿薬，心血管合併症のハイリスクなら輸出細動脈を拡張するタイプのカルシウム拮抗薬が推奨される。

CKD患者においても降圧薬投与に加えて塩分制限や運動療法が重要なのは，非CKD患者と同様である。そのうえで130/80 mmHg未満への降圧が目標となるが，急激な降圧は腎機能を悪化させる危険があり，降圧薬は低用量から慎重に開始して緩徐に最大用量をめざす。また，両腎動脈狭窄や虚血性腎症の場合，RA系阻害薬による腎機能障害を生じる可能性があり，注意を要する。

正解：a

問題6の解説

　レニン-アンジオテンシン-アルドステロン（RAA）系は重要な血圧・水電解質・酸塩基平衡の調節系として知られている。RAA系はさまざまな刺激により腎臓の傍糸球体細胞から産生・分泌されたレニンは，肝臓で産生されたアンジオテンシノーゲンに作用しアンジオテンシンⅠ（AngⅠ）を合成する。AngⅠは肺血管内皮細胞に存在するアンジオテンシン変換酵素（ACE）によりアンジオテンシンⅡ（AngⅡ）に変換され，心臓，腎臓，血管，副腎などに存在する特異的AngⅡ受容体に結合する。AngⅡは受容体に結合することで，血管平滑筋の収縮作用，副腎からのアルドステロン分泌作用，近位尿細管におけるNa・水の再吸収促進作用などを発揮する。アルドステロンは主として集合管に作用し，Naの再吸収と同時にK，Hの排泄を促進し，RAA系は血行動態の変化に対して短期的にフィードバック機構のもとで働き，強力な昇圧作用を呈する。

　レニンは，傍糸球体装置のマクラデンサ細胞が，原尿（尿細管腔液）のClイオン濃度の低下を感知した場合や，傍糸球体装置の輸入細動脈の圧受容体（stretch receptors）が，腎糸球体内圧の低下を感知した場合，傍糸球体装置が，交感神経により刺激された場合（βレセプターを介して刺激されるが，α1レセプターを介して抑制される）や，PGE2により刺激された場合に分泌される。血漿レニン活性は性（男性＞女性），年齢（若年＞老年），食塩摂取量（低摂取時＞高摂取時），体位（立位＞臥位），時間（早朝＞深夜），性周期（黄体期・妊娠時＞卵胞期）の影響をうける。

　選択肢aの傍糸球体細胞腫（juxtaglomerular cell tumor：JGCT）はレニンを分泌する良性腫瘍で，レニンの著明な高値と腫瘍から多量に分泌されたレニンによる二次性アルドステロン症，高血圧，低カリウム血症を呈する。

　選択肢bの偽性アルドステロン症（pseudoal-dosteronism）は甘草（licorice）の服用により原発性アルドステロン症と類似の病態を示す症候群である。甘草は植物の根より抽出される物質で種々の食品に甘味料として，また，肝疾患やアレルギー性疾患の治療薬や抗潰瘍薬など医薬品の成分として広く使用されている。甘草の主成分が生体内で活性型となり，腎臓などで11β-hydroxysteroid dehydrogenase（11β-OHSD）を抑制し，尿細管細胞におけるコルチゾールの分解が抑制され，ミネラルコルチコイド受容体と結合することが原因とされている。特徴として過剰なミネラルコルチコイドによる高血圧，低カリウム血症と，（ネガティブフィードバックによる）レニン抑制とアルドステロンの低下が認められる。

　選択肢cのLiddle症候群は，原発性アルドステロン症と類似の臨床症状を示すが，腎集合管におけるNaチャンネルの遺伝子異常により，Naの再吸収の亢進をきたしている。ネガティブフィードバックにより，レニン-アルドステロン自体は抑制された症候群である。特徴として家族性（常染色体優性遺伝）の高血圧，排泄亢進による低カリウム血症，代謝性アルカローシスと，レニン-アルドステロンの低値が認められる。なお，同様に低カリウム血症，代謝性アルカローシスが特徴的なBartter症候群とGitelman症候群では，レニン-アルドステロン系は亢進されている。

　選択肢dの褐色細胞腫（pheochromocytoma）はアドレナリン，ノルアドレナリンなどのカテコールアミンを産生・放出する腫瘍で，交感神経の賦活化によりレニン活性の亢進を起こしている。頭痛，高血圧，発汗，代謝亢進，過血糖などをはじめ種々の臨床症状を呈する。30～50歳代に好発し，両側副腎発生，副腎外発生，悪性例，小児例や家族内発生が約10％に認められる。

　選択肢eの経口避妊薬（エストロジェンピル）は一般にエストロゲンとプロゲステロンの合剤から成り，昇圧の主な機序はエストロゲン

が濃度依存性に肝臓でのアンジオテンシノーゲン産生を亢進させるためと考えられている。また，これに伴いレニン活性の亢進が認められる。経口避妊薬による高血圧の発症頻度は4〜18%と報告されており，通常，高血圧は軽度で，妊娠中に高血圧の既往がある患者，家族歴に高血圧がある患者，糖尿病や腎疾患のある患者に発症しやすいとされている。

正解：a, d, e

問題7の解説

糸球体内に沈着して腎障害をきたす蛋白質として免疫グロブリン軽鎖とアミロイド蛋白（AL型，AA型）がある。それぞれ軽鎖沈着症（light chain nephropathy），アミロイド腎症（amyloid nephropathy）として有名である。

軽鎖沈着症の約80%はκ鎖由来である。糸球体に結節性病変が生じ，その結節に一致して軽鎖が沈着している。さらに基底膜に沈着しやすいタイプもある。一方，アミロイド腎症には，軽鎖由来のAL型（一次性）と炎症性蛋白SAA由来のもの（二次性）がある。一次性の約80%はλ鎖由来である。一次性，二次性でも糸球体にアミロイドが沈着し，特に一次性では結節性病変が顕著である。

ミオグロビンは，横紋筋融解で糸球体を通過し尿細管内で閉塞し腎不全をきたす。基底膜の選択性が亢進するとトランスフェリンは糸球体を通過するが，糸球体に沈着することはない。

β_2ミクログロブリンは，糸球体を通過し尿細管で再吸収されることから尿細管機能を反映している。通常，糸球体には沈着しない。

正解：c

問題8の解説

糖尿病合併例では，臓器障害進展・発症抑制のため，降圧目標は低めに設定される。JSH2009では降圧目標を130/80 mmHg未満としており，JNC 7, ESH-ESCガイドラインでも糖尿病，腎疾患合併例での降圧目標を130/80 mmHg未満としている。特に糖尿病性腎症の合併例では厳格な血圧コントロールが必要で，1日尿蛋白量が1g以上の場合は125/75 mmHg未満を降圧目標とする。血糖コントロールは合併症の進展抑制にとり最も重要であるが，降圧療法は血糖値と独立して心血管，腎障害の進展を抑制する。糖尿病腎症を有する場合は，ACE阻害薬およびAT1受容体拮抗薬が第一選択薬である。顕性蛋白尿を呈する場合は，降圧効果に加えて抗蛋白尿効果も期待し，第一選択薬となる。利尿薬，特にサイアザイド系利尿薬はインスリン感受性を低下させ血糖コントロールを悪化させることがあるが，常用量の1/2程度の使用であれば代謝系への影響は少ないとされる。

正解：c

問題9の解説

第16番染色体短腕のPKD1遺伝子蛋白であるポリシスチン1，あるいは第4番染色体長腕のPKD2遺伝子蛋白であるポリシスチン2のいずれかの蛋白機能が失われて嚢胞が形成されると考えられている。85%はPKD1異常で，15%がPKD2異常である。合併症としては，高

血圧が約60％，頭蓋内動脈瘤がMRアンギオグラフィでは約10％，剖検では約20％に存在している（4：○）。心臓の異常としては，左室肥大，僧帽弁閉鎖不全が約20％でみられる（1：○）。大腸憩室が透析導入後に増加すると言われている（5：○）。

正解：c

問題10の解説

腎アミロイドーシスは，腎臓にアミロイド蛋白の沈着をきたすもので，原発性および骨髄腫（AL型），二次性または続発性（AA型）に分けられる。アミロイド沈着組織は易出血性のため腎生検には注意が必要である。光顕でHE染色で好酸性の，Congo red染色やダイロン染色で橙色のアミロイド沈着を認め，電顕でアミロイド細線維の錯綜配列が見られる。その径は約10 nmで，同様のアミロイド様細線維構造をもつ細線維性糸球体腎炎（fibrillary glomerulonephritis）（18〜22 nm），またmicrostructureを有するイムノタクトイド糸球体症（immunotactoid glomerulopathy）（30〜40 nm）とは径が異なる[1]。なお後2者はCongo red染色陰性である。糸球体に沈着する場合，多くはネフローゼ症候群を呈する蛋白尿（一次性では75％）をきたす。しかし，糸球体に沈着を認めず，血管や尿細管のみに沈着をきたす場合もあり，この場合は必ずしも尿蛋白を呈するとは限らない[2]。二次性では，約40％が関節リウマチに伴うものである[3]。

腎予後は一般に不良である。原発性および骨髄腫（AL型）ではMP療法，VAD療法，免疫抑制薬のほか，自己造血幹細胞移植が試みられつつある。二次性では，原疾患の治療により前駆蛋白の産生を抑えることが大切である。ALアミロイドーシスの平均生存期間は12〜18カ月と短く，死因は51％が心不全，15％が腎不全，感染症とされている。AAアミロイドーシスの平均生存期間は24カ月と同様に不良である。生命予後は心臓罹患のないものが比較的良好とされる[4]。

参考文献

1) Rosenstock JL, Markowitz GS, Valeri AM, et al. Fibrillary and immunotactoid glomerulonephritis : Distinct entities with different clinical and pathologic features. Kidney Int 2003；63：1450.
2) Falck HM, Tornroth T, Wegelius O. Predominantly vascular amyloid deposition in the kidney in patients with minimal or no proteinuria. Clin Nephrol 1983；19：137.
3) Gertz MA, Kyle RA. Secondary systemic amyloidosis : Response and survival in 64 patients. Medicine (Baltimore) 1991；70：246.
4) Moroni G, Banfi G, Montoli A, et al. Chronic dialysis in patients with systemic amyloidosis : The experience in northern Italy. Clin Nephrol 1992；38：81.

正解：b，c

問題11の解説

遺伝性腎疾患の責任因子。

Bartter症候群：Na, K, 2Cl共輸送体（NKCC2），Clチャネル（CLCNKB），Kチャネル（ROMK）の3つが同定され，第4の未知の遺伝子異常も報告されている。類縁のGitelman症候群は，サイアザイド感受性Naチャネル（TSC）の異常。

Alport症候群：Ⅳ型コラーゲンα鎖（α3，α4は常染色体劣性ならびに優性遺伝（第2染色体），α4はX連鎖優性遺伝）の遺伝的欠失に起因する慢性進行性糸球体腎炎。

常染色体優性多発性嚢胞腎（ADPKD）：

PKD1，PKD2 の遺伝子産物であるポリシスチン 1 とポリシスチン 2 は相互作用によって尿細管上皮の電解質輸送に関与する。

Fabry 病：リソゾーム酵素である α-ガラクトシダーゼ A の遺伝子異常により，分解されるべきスフィンゴ糖脂質が腎，心，神経，皮膚に蓄積して臓器障害を発症する。

正解：c

問題 12 の解説

二次性腎疾患の病態または合併症の対応。

Alport 症候群：蛋白尿，血尿が幼少期から持続し，X 連鎖優性遺伝の男性は重症で，30 歳頃までに末期腎不全に至ることが多い。他のタイプは比較的軽症。腎外症状では，両側性感音性難聴の合併率が最も高く（〜80％），円錐水晶体，網膜病変などの眼疾患，食道平滑筋腫などが続く。

肝腎症候群：肝硬変などの重症の肝機能低下時に急性腎障害を合併した病態。腎血流量の低下が原因とされ，レニン・アンジオテンシン系，交感神経，トロンボキサン，エンドセリン，エンドトキシンなどの関与が提唱されているが，結論は出ていない。

紫斑病性腎炎：細小血管炎であるアレルギー性紫斑病に発症する IgA 腎症と同様の IgA1 の沈着を伴うメサンギウム増殖性腎炎で，紫斑以外に 50〜60％に腹部症状（腹痛，消化管出血），約 50％に関節痛を合併するほか，全身の腎外症状を呈することがある。本症の紫斑は，血小板減少ではなく血管炎が原因である。

原発性アミロイドーシス：β構造を有する不溶性の線維性蛋白（Congo red 陽性，偏光顕微鏡での重屈折性）が全身に沈着，臓器の機能障害を呈する全身性疾患。アミロイドーシスの分類と沈着蛋白は，原発性（一次性）（AL アミロイドーシス）は免疫グロブリン軽鎖またはそのフラグメント，慢性炎症による二次性アミロイドーシス（AA アミロイドーシス）は AA 蛋白（血清アミロイド A 蛋白由来），透析アミロイドーシスは $β_2$-ミクログロブリン，常染色体優性遺伝の遺伝性アミロイドーシスはトランスサイレチン，ゲルゾリン，アポリポ蛋白 A1，フィブリノゲンなどの変異蛋白である。アミロイド腎の原因は，主に AL アミロイドーシスと AA アミロイドーシスである。

Sjögren 症候群：自己免疫機序による外分泌腺の系統的障害が主症状であるが，腺外症状として間質性腎炎および尿細管性アシドーシスの合併も比較的高頻度に認められる。

正解：b

問題 13 の解説

現行の ISN 分類では，活動性病変は糸球体の①白血球を伴うあるいは伴わない，毛細血管腔の狭小化を伴う管内細胞増殖，②核崩壊，③フィブリノイド壊死，④糸球体基底膜の断裂，⑤半月体，細胞性もしくは線維細胞性，⑥光顕で同定されうる内皮下沈着物（ワイヤーループ），⑦管腔内免疫沈着物（ヒアリン血栓）であり，慢性病変は①糸球体硬化（分節状，全節状），②線維性癒着，③線維性半月体となった。現分類ではメサンギウム細胞増殖のみでは活動性とみなされず，「血管腔の狭小化を伴う管内細胞増殖」が存在する必要があることに注意を要する。

正解：b, d, e

問題 14 の 解説

1, 2, 3 の腎炎の記載はそれぞれ C 型, A 型, B 型肝炎に相当する。4, 5 は正しい記載である。

正解：e

MRSA 関連腎炎は MRSA 感染後 5〜10 週で発症し，糸球体病変としてはメサンギウム領域における IgA の沈着と細胞増殖を認め，病理学的に IgA 腎症との鑑別が問題となる。

問題 15 の 解説

尿蛋白が定性で（1+）しかないのに定量では 1 日 2.0 g。少し多いのではないか，アルブミン以外の蛋白，もしや Bence Jones 蛋白が出ているのではないか，と気づけば 2, 3, 4 という解答になる。一般的に尿蛋白の定性は（1+）が 30〜100 mg/dL，（2+）が 100〜300 mg/dL，（3+）が 300 mg/dL 以上であり，通常の尿量であれば（1+）の場合 0.5〜1.5 g/日に相当する。ただし，1 日 2.0 g のアルブミン尿でも随時尿が希釈されていれば定性で（1+）ということはありうると思われるので，やや情報量が不足している。

正解：d

問題 16 の 解説

1. 正しい。2. 小児では水分管理と腸の安静により 85〜95％の患者が自然寛解する。3. 糸球体病変は内皮細胞傷害が主体である。4. 重篤化因子には，白血球数増加，低ナトリウム血症，低蛋白血症，ALT の上昇がある（日本小児腎臓病学会による重症度判定）。5. 血栓性血小板減少性紫斑病のほうが予後は悪い。

正解：a

問題 17 の 解説

管内増殖性腎炎の典型的なものが溶連菌感染後急性糸球体腎炎（poststreptococcal acute glomerulonephritis）であり，急性腎炎症候群を呈し，腎炎惹起性菌株である A 群 β 溶連菌感染後 10 日から 2 週間で発症する。

伝染性紅斑は parvovirus B19 感染症の最も一般的な症状で主に小児にみられるが，成人ヒト parvovirus B19 感染症では急性の関節痛や関節炎を示すのが一般的で，ときに発疹を伴うこともある。parvovirus B19 感染と関連の可能性のある疾患には，一部のリウマチ疾患，血管炎，心筋炎，血球貪食症候群，劇症肝炎，糸球体腎炎などが含まれる。parvovirus B19 感染症後に生じる管内増殖性腎炎は比較的稀であるが，報告例が散見され，女性に多く，紅斑，白血球減少，補体の減少，抗核抗体の陽性を伴い，免疫複合体型腎炎が示唆されている。

参考文献

1) 黒川 清（監）．ハリソン内科学第 2 版．東京：メディカル・サイエンス・インターナショナル，2006．
2) Komatsuda A, Imai H, et al. Endocapillary proliferative glomerulonephritis in a patient with parvovirus B19 infection. Am J Kidney Dis 2000；36：851-854．
3) Ieiri N, Hotta O, Taguma Y. Characteristics of acute glomerulonephritis associated with human parvovirus B19 infection. Clin Nephrol 2005；64：249-257．

正解：b, c

問題 18 の 解説

a．Dent 病は，男児において高カルシウム尿症，低分子量蛋白尿症，カルシウム腎結石，腎石灰症をきたす．腎不全に進行することが一般的である．Dent 病の病因遺伝子は X 染色体短腕に存在し，電位依存性塩素イオンチャネル（ClC-5）を産生する．

b．Fabry 病は X 染色体連鎖遺伝性疾患であり，αガラクトシダーゼ遺伝子の変異に起因する．臨床的には，被角血管腫，発汗減少，角膜や水晶体の混濁，先端異常感覚，腎臓，心臓，脳の小血管病変が認められる．

c．常染色体優性多発性嚢胞腎（autosomal dominant polycystic kidney disease：ADPKD）では，2 つの原因遺伝子が同定されており，これらの遺伝子によってつくられる 2 つの蛋白はポリシスチン複合体を形成し，細胞-細胞接着や細胞-基質結合を調節している可能性がある．

d．Alport 症候群は最も頻度の高い遺伝性腎疾患であり，X 染色体連鎖遺伝形式をとるのが一般的である．X 染色体の長腕に存在するⅣ型コラーゲンのα5 鎖をコードしている COL4A5 遺伝子に変異が認められている．Ⅳ型コラーゲンは GBM の主要な構成成分である．

e．ネフリン遺伝子である NPHS1 の遺伝子変異がフィンランド型先天性ネフローゼ症候群の患者に同定され，また，蛋白尿を合併した多くのヒト腎障害や動物疾患モデルにおいてネフリンの発現低下が報告されている．

参考文献
1) 黒川　清（監）．ハリソン内科学第 2 版．東京：メディカル・サイエンス・インターナショナル，2006.
2) 淺沼克彦，富野康日己．腎糸球体上皮細胞の細胞特性Ⅰ．日腎会誌 2008；50：532-539.

正解：b, e

問題 19 の 解説

選択肢で図に見られるものをマークした（a：硝子様塞栓，c：ワイヤーループ，d：メサンギウム増殖）．半月体は ANCA 関連腎炎などで見られるボウマン腔が細胞性または線維性物質で埋まった半月状の構造を言う．フィブリンキャップは糖尿病性腎症などで糸球体毛細血管内に見られる硝子様病変を言う．

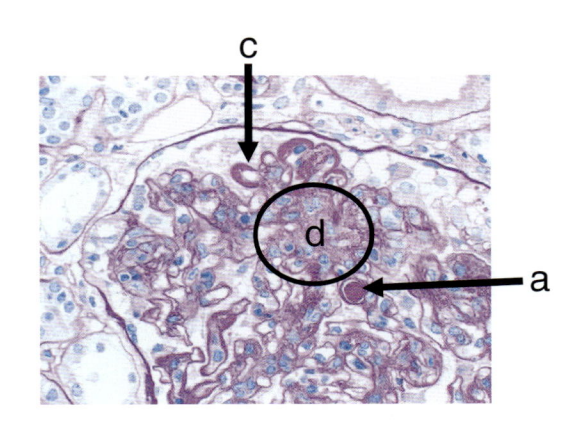

正解：b, e

問題 20 の 解説

急性上気道炎や感冒様症状などの先行感染が，発症 1〜2 週間前に認められることが多い．ほぼ全症例で血尿を認め，肉眼的血尿を呈することもある．蛋白尿の程度は軽度〜ネフローゼ

症候群までさまざまである。発症時すでに高度の腎機能障害に進行している症例も多く，乏尿・無尿，浮腫，高血圧を呈することもある。

　肺病変を合併する場合は血痰，喀血などの肺出血や咳嗽などの呼吸器症状が認められる。死亡原因としては約半数が感染症によるもので，肺感染症を含む肺合併症による死亡が約60％にもなる。他に全身倦怠感や貧血，発熱，関節痛，体重減少などの全身症状や紫斑，強膜炎，消化管出血，多発性単神経炎などが認められることがある。

　リンパ節腫脹は通常みられない。

正解：d

chapter Ⅱ
5. 全身性疾患による腎障害（DM, HT 含む）

> 症例問題

症　例：48 歳，男性

腹痛があり入院。1 年前からレイノー現象が出現。9 カ月前に下肢・前脛骨部に紫斑が出現した。4 カ月前に左足の drop foot が生じ，1 カ月前から食後 30 分くらい経過すると臍周囲の腹痛が出現していた。2 週間前から右足背に神経違和感が出現。

身体所見では，20 年前に交通事故のため左の足関節に手術瘢痕あり。その際輸血を受けている。血圧 170/100 mmHg，両下肢に紫斑を触知。右前脛骨神経の知覚・運動障害もある。

便潜血反応陽性。尿蛋白 1＋，血尿 1＋，ヘマトクリット 33％，血清クレアチニン 1.6 mg/dL，赤沈 76 mm/h，リウマトイド因子 512 IU/mL，抗核抗体　陰性

問題 1　この患者で陽性となる可能性が高い検査はどれか
- a．抗 ds-DNA 抗体
- b．抗 HCV 抗体
- c．抗パルボ B19 抗体
- d．抗好中球細胞質抗体
- e．抗 HIV 抗体

症　例：18 歳，女性

身長 160 cm，体重 53 kg，3 週間前から下肢の浮腫と点状出血が出現し，2 週間前から関節痛がある（図 1）。近医を受診したところ，蛋白尿 2＋，血尿 3＋を指摘されたため外来を受診した。数日前から腹痛が時々ある。出血時間，凝固時間に異常なし。

問題 2　この患者で皮膚生検を行うと予想される病変を 1 つ選べ
- a．コレステロール塞栓
- b．白血球破砕性血管炎
- c．壊死性血管炎
- d．肉芽腫性血管炎
- e．オニオンスキン病変

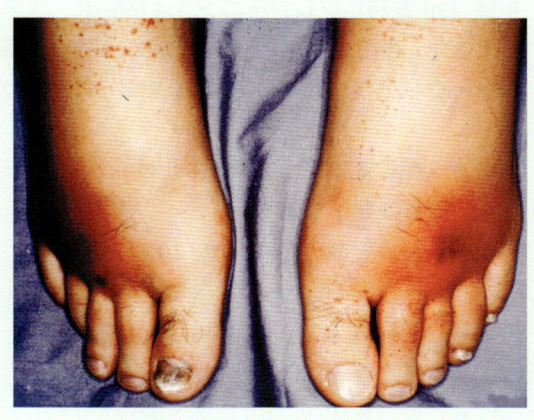

図 1

外来での検査で出血時間，凝固時間に異常はない。
BUN 30 mg/dL，クレアチニン 1.5 mg/dL，尿酸 5.0 mg/dL，TP 6.0 g/dL，アルブミン 3.0 g/dL，総コレステロール 260 mg/dL であった。

問題 3　腎生検の蛍光抗体法検査で予想される変化はどれか
　　a．糸球体係蹄への IgG 線状沈着
　　b．糸球体係蹄への IgG 顆粒状沈着
　　c．糸球体係蹄への IgA 線状沈着
　　d．メサンギウム領域への IgA 顆粒状沈着
　　e．メサンギウム領域への IgM 顆粒状沈着

腎生検光顕では，20 個の糸球体のうち全硬化に陥っているものが 4 個あり，残りの 16 個中 5 個は図 2 のような所見であった。

問題 4　妥当な治療法はどれか
　　a．無治療
　　b．抗血小板薬のみ
　　c．副腎皮質ステロイド 10 mg/日
　　d．副腎皮質ステロイド 40 mg/日
　　e．ACE-I あるいは ARB のみ

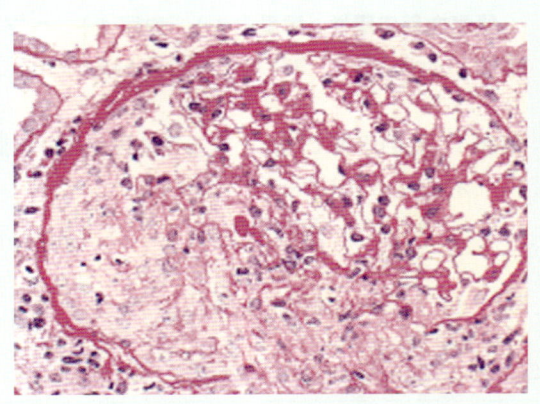

図 2

＜その後の経過＞
　治療によって 2 ヵ月後には，BUN 20 mg/dL，クレアチニン 1.2 mg/dL，尿蛋白 1＋，血尿 1＋になった。外来で治療を継続した。しかし，1 年後（19 歳時）クレアチニン 1.3 mg/dL，2 年後（20 歳時）クレアチニン 1.4 mg/dL，3 年後（21 歳時）クレアチニン 1.5 mg/dL まで上昇してきた。蛋白尿は 1.8 g/日であり，最近，下肢に軽度の浮腫が出現してきた。24 時間クレアチニン・クリアランスは 35 mL/分であった。このとき身長 160 cm，体重 54 kg であった。

問題 5　食事療法として総エネルギー 2,000 kcal/日にしたが，蛋白質，塩分摂取について妥当なものを 1 つ選べ
　　a．蛋白質 60 g/日，食塩 10 g/日
　　b．蛋白質 50 g/日，食塩 6 g/日
　　c．蛋白質 40 g/日，食塩 6 g/日
　　d．蛋白質 30 g/日，食塩 10 g/日
　　e．蛋白質 20 g/日，食塩 6 g/日

問題 6　蛋白尿のある患者で慢性腎不全の進行防止に有効であるというエビデンスが確立しているものを 1 つ選べ
　　a．重炭酸ナトリウム
　　b．リン吸着剤
　　c．ACE 阻害薬
　　d．アロプリノール
　　e．ループ利尿薬

以上の治療で 5 年が経過した（26 歳時）。
　数日前より尿路感染による発熱を契機として食事がとれず，ぐったりしてきたとのことで救急搬送されてきた。
　身体所見：推定体重 50 kg 程度。血圧（臥位）106/60 mmHg，脈拍 110/分，体温 36.8℃，皮膚ツルゴールは低下。頸静脈は臥位でも平坦で見えず。
　緊急検査：Na 130 mEq/L，K 3.5 mEq/L，Cl 86 mEq/L，BUN 38 mg/dL，Cr 2.0 mg/dL，尿比重 1.030，尿中 Na 9 mEq/L

問題 7　この患者において最初の 12 時間に投与すべき輸液と輸液速度で最も妥当なものを 1 つ選べ
　　a．生理食塩液　200 mL/時
　　b．1/2 生理食塩液　80 mL/時
　　c．5％ブドウ糖液　80 mL/時
　　d．3 号液　80 mL/時
　　e．生理食塩液　40 mL/時

以上の治療で軽快した。
　この患者はその後受診しなくなり，4 年が経過した。患者 30 歳。2 週間前から，吐気，嘔吐，食欲不振が持続し救急外来を受診した。浮腫と中等度高血圧が認められた。
　検査成績：pH 7.24，PaO_2 96 Torr，$PaCO_2$ 24 Torr，HCO_3^- 9 mEq/L，Na 127 mEq/L，K 6.7 mEq/L，Cl 88 mEq/L，BUN 100 mg/dL，クレアチニン 8.8 mg/dL

問題 8　アニオンギャップはいくらか？
　　a．10
　　b．14
　　c．19
　　d．25
　　e．30

外来診察中に，意識レベルの低下があり，心電図で T 波の増高，PQ 幅の増大，P 波消失や幅広 QRS を認めた。

問題 9 直ちに行うべき処置を 1 つ選べ
　　a．血液透析
　　b．グルコース・インスリン療法
　　c．7％重炭酸ナトリウムを静脈注射
　　d．グルコン酸カルシウムをゆっくり静脈注射
　　e．陽イオン交換樹脂を注腸

　その後，適切な処置で症状は経過したが，腎不全は改善しないため透析療法を開始することになった。血液透析と腹膜透析について説明した。

問題 10 腹膜透析が血液透析より優れている点を 2 つ選べ
　　a．食事制限が不要である。
　　b．十分な透析効率が得られる。
　　c．残腎機能が維持されることが多い。
　　d．腎性貧血が起こりにくい。
　　e．心循環器系への負荷が少ない。

　患者は腹膜透析を開始することになった。
　腹膜透析の原理は，①浸透圧物質によって除水を行うことと②物質の拡散を利用し，十分な透析液量によって体内毒素量を低下させることである。
　浸透圧は，その溶液の物質の濃度ではなく溶液中の分子数に依存している。ちなみに，血漿浸透圧は，＝2×Na＋血糖/18＋BUN/2.8 で推測される。BUN は細胞内外で均一となるので有効張力は，2×Na＋血糖/18 で推測される。そこで，腹膜透析液をチェックしてみた。手近にある腹膜透析液をチェックすると，Na 132 mEq/L，ブドウ糖濃度 1.36％，すなわち 13.6 g/L と記載されていた。

問題 11 ブドウ糖の分子量を 180 として計算すると。この腹膜透析液の浸透圧はおよそいくらになるか
　　a．264 mOsm/L
　　b．300 mOsm/L
　　c．340 mOsm/L
　　d．410 mOsm/L
　　e．500 mOsm/L

この患者は，腹膜透析を導入して安定したため，外来通院となった。
　その後，患者は安定した透析を行っていた。5年を経過した頃から，除水量が徐々に減少してきた。PETでの腹膜機能検査では，high average であった。

問題12　この患者の病態に当てはまるものを2つ選べ
　　a．BUNの低下
　　b．血清カルシウムの高値
　　c．透析液のブドウ糖吸収亢進
　　d．血清Na値低下
　　e．ヘモグロビン上昇

更に2年間が経過した。すなわちCAPDを開始して7年になった。
腹部CT検査を行ったところ腹膜に沿って石灰化沈着が多数認められた。

問題13　今後起こりうる病態として妥当なものを1つ選べ
　　a．副甲状腺機能亢進症
　　b．二次性アミロイドーシス
　　c．結核性腹膜炎
　　d．被嚢性腹膜硬化症
　　e．アルミニウム脳症

　この患者は，その後血液透析に移行した。1年後に妹をドナーとして生体腎移植が行われた。シクロスポリンを使用している。

問題14　シクロスポリンの副作用として合致するものを2つ選べ
　　a．血栓性微小血管障害
　　b．低K血症
　　c．高Mg血症
　　d．多毛症
　　e．高Ca血症

症　例：28歳，男性
主　訴：蛋白尿
現病歴：2003年1月に複視を訴え神経内科に入院。MRIのT1強調画像で右視床にhigh signalの病変があり，神経ベーチェット病と診断されプレドニゾロン60 mg/日の投与で軽快して退院した。しかし2004年2月に再度，複視が出現したために入院となった。入院時検査で尿蛋白陽性であり，腎臓内科に依頼があった。
既往歴：特記すべきことなし。
家族歴：脳血管障害なし。母方祖父が腎不全で死亡，母の兄が30歳で腎不全のため死亡，母親：心疾患通院中
個人歴：アルコール　機会飲酒，タバコ10本/日10年間。

問題15　この段階で，疑わしい症状または徴候を2つ選べ。

　　a．口渇
　　b．四肢の疼痛
　　c．日光過敏症
　　d．発汗低下
　　e．レイノー現象

身体所見：身長165 cm，体重68 kg，体温37.7℃，血圧138/80 mmHg，脈拍80/min整，眼瞼結膜：貧血なし，眼球結膜：黄疸なし，表在リンパ節：触知せず，心音：純，呼吸音：清，腹部：平坦，軟，肝脾触知せず，四肢：浮腫なし，腹部，腰部に暗赤色の皮疹を認める（図3）。
尿所見：蛋白2+，蛋白/クレアチニン比0.64，糖−，潜血±，
末梢血：WBC 9,400/μL，Hb 12.7 g/dL，Ht 39.5%，血小板 22.7万/μL
生化学：TP 7.4 g/dL，Alb 4.1 g/dL，Na 138 mEq/L，K 4.0 mEq/L，Cl 102 mEq/L，BUN 15 mg/dL，Cr 0.8 mg/dL，尿酸3.1 mg/dL，TC 183 mg/dL，TG 183 mg/dL，AST 13 U/L，ALT 14 U/L，LDH 336 U/L

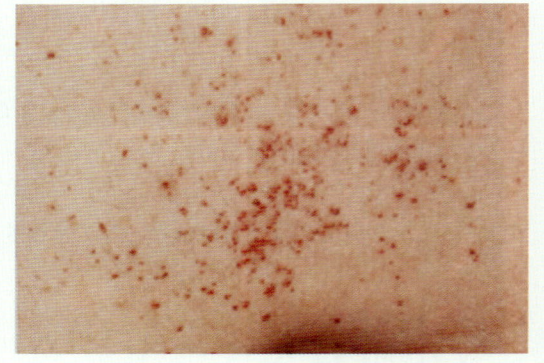

図3

問題16　異常が予想される検査を1つ選べ。

　　a．MPO-ANCA
　　b．HLA B51
　　c．抗Sm抗体
　　d．脂肪円柱
　　e．抗セントロメア抗体

腎生検所見を示す（図 4a, b）。

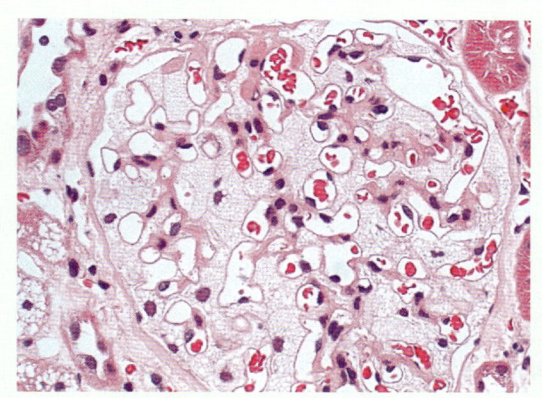

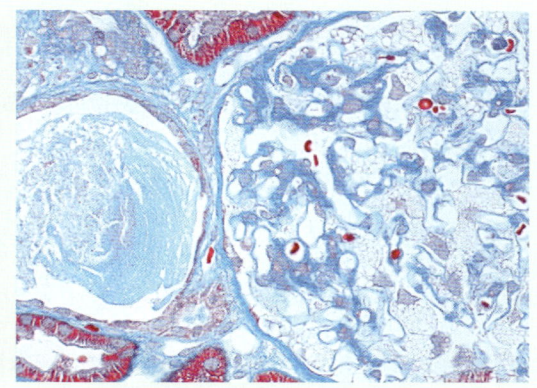

図 4a　PAS 染色，400 倍

図 4b　AZAN 染色，400 倍

問題 17　治療として妥当なものを 1 つ選べ。
　　a．αガラクトシダーゼ補充
　　b．ACE 阻害薬
　　c．エンドキサン・パルス
　　d．副腎皮質ステロイド薬
　　e．扁桃摘出

症　例：21 歳，女性
現病歴：2 年前から関節痛があり近医で関節リウマチの診断で NSAID を処方されていた。2 週間前から顔面・頬部に皮疹が出現し，1 週間前から発熱が持続するために受診した。受診時の尿検査で蛋白 2+，潜血反応 2+ があり，尿沈渣で赤血球 5～10/hpf，白血球 10/hpf，硝子円柱，赤血球円柱がある。

問題 18　この患者で最も重要な質問を 1 つ選べ。
　　a．口が渇くことがありませんか？
　　b．朝に手がこわばりますか？
　　c．立ち上がるときに不自由さを感じますか？
　　d．日光に当たると具合が悪くなりますか？
　　e．寒いところで手が白くなりますか？

検査所見：TP 5.5 g/dL，Alb 2.5 g/dL，BUN 23.8 mg/dL，Cr 1.2 mg/dL，尿酸 6.8 mg/dL，Na 135 mEq/L，K 3.8 mEq/L，Cl 105 mEq/L，WBC 2,800/μL，RBC 380 万/μL，Hb 11.0 g/dL，Ht 39%，血小板 9.3 万/μL であった。

問題 19　この患者で異常となる可能性が高いものを 2 つ選べ。

- a．抗 dsDNA 抗体
- b．抗 Scl-70 抗体
- c．抗リン脂質抗体
- d．抗好中球細胞質抗体
- e．抗セントロメア抗体

入院後，腎生検を行ったところ図 5 のような所見であった。

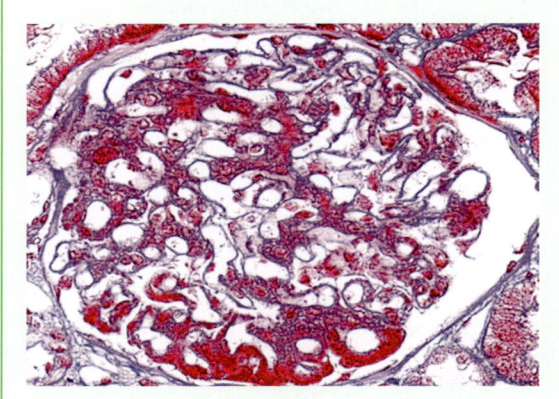

図 5　AZAN 染色，400 倍

問題 20　合致するものを 1 つ選べ。

- a．結節性病変
- b．ヒアリン様塞栓
- c．ワイヤーループ病変
- d．半月体形成
- e．分節性壊死病変

症　例：48歳，男性
主　訴：腹部不快感
現病歴：腹部不快感あり近医を受診した際に腎囊胞を指摘され受診した。
家族歴：祖父母：脳卒中，糖尿病，父：脳梗塞，母：パーキンソン病，母の兄：腎不全で血液透析中
既往歴：27歳から高血圧指摘
個人歴：アルコール　機会飲酒，タバコ吸わない。
腹部CT検査を行ったところ図6a，bのようであった。

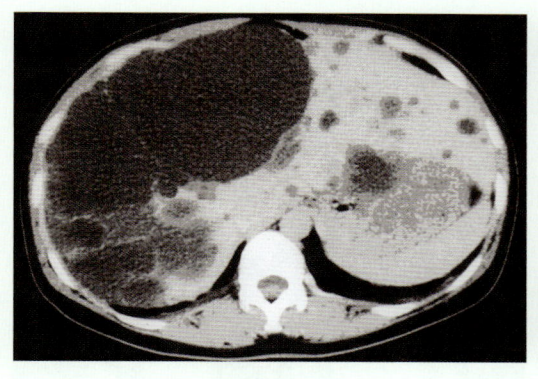

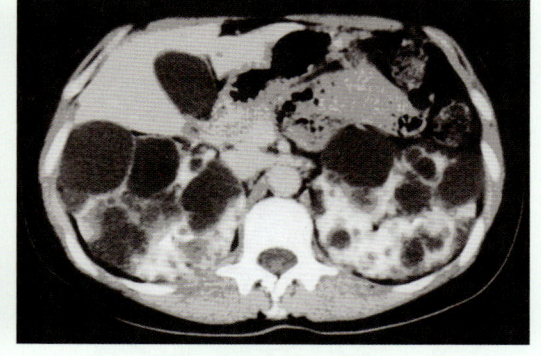

図6a　　　　　　　　　　　　図6b

問題21　この患者で合併する可能性が高いものを2つ選べ
　a．感音難聴
　b．水晶体混濁
　c．僧帽弁逆流
　d．大腸憩室
　e．皮脂腺腫

問題22　この疾患で進行を防止する可能性の高いものを1つ選べ
　a．ACE阻害薬
　b．ADH-V2受容体拮抗薬
　c．Caチャネル拮抗薬
　d．副腎皮質ステロイド薬
　e．ループ利尿薬

症　例：69歳，男性
　現病歴：19歳時に交通事故の際に輸血を受けている。3カ月前から下肢の浮腫と倦怠感を自覚し，近医を受診したところ，尿蛋白（3+），尿潜血（2+），尿沈渣 RBC 10/hpf，BUN 18 mg/dL，血清クレアチニン 0.9 mg/dL，TP 5.8 g/dL，Alb 2.6 g/dL，AST 42 IU/L，ALT 58 IU/L，TC 320 mg/dL，TG 330 mg/dL であり，紹介入院となった。尿蛋白量 4.2 g/日，Ccr 92 mL/分，C3 72 mg/dL，C4 20.2 mg/dL，CH50 32 U/mL，HCV-Ab（+），ウイルス遺伝子型 Ib，HCV-RNA アンプリコハイレンジ 80kcopy/mL であった。腎生検を施行したところ下記のような光顕所見（図7a，b）であった。蛍光抗体法標本には糸球体はなかった。

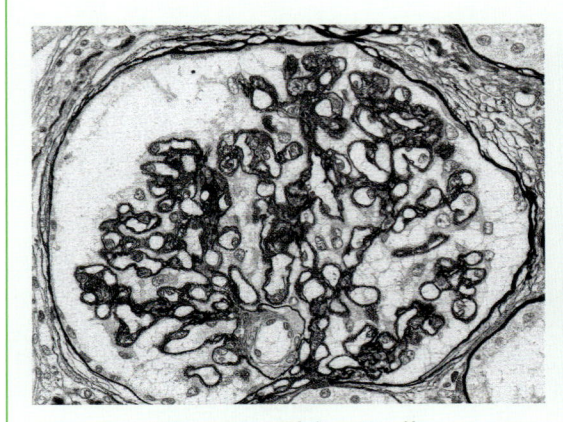

図7a　PAM染色，400倍

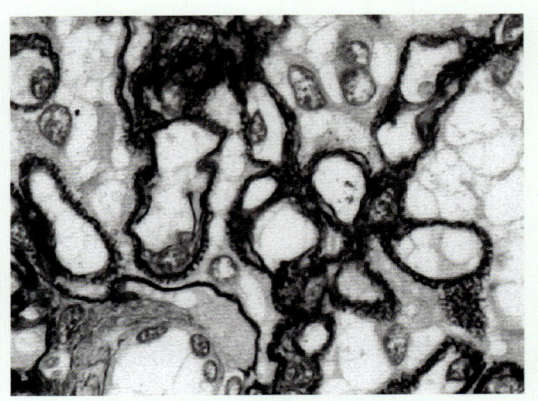

図7b　PAM染色，1,000倍

問題23　**病理診断名として妥当なものを選べ。**
　a．膜性増殖性糸球体腎炎
　b．膜性腎症
　c．メサンギウム増殖性腎炎
　d．巣状分節性糸球体硬化症
　e．微小変化型

症　例：77歳，男性

既往歴：高血圧症　腎機能障害　虚血性心疾患　高脂血症

家族歴：特記すべきことなし。

現病歴：8月下旬，冠動脈造影（CAG）目的で入院。血清クレアチニン値　1.6 mg/dL，9月2日　CAG・PTCAを施行（造影剤使用量150 mL），左前下降枝の拡張に成功し，9月9日退院した。9月24日，定期外来に受診時，足の色の変化を認めた（図8）。足背動脈の触知は可能であった。

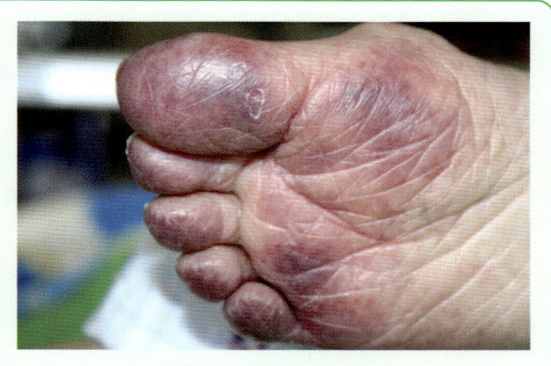

図8　受診時の足底

問題 24　検査で異常となる可能性が高いものを2つ選べ。

a．血清クレアチニン
b．抗リン脂質抗体
c．好酸球数
d．血小板数
e．抗核抗体

問題 25　追加すべき検査を1つ選べ。

a．MPO-ANCA
b．腹部超音波検査
c．腎生検
d．皮膚生検
e．下肢血管造影

問題 26　直ちに行う治療法として妥当なものを1つ選べ。

a．副腎皮質ステロイド薬
b．抗凝固剤療法
c．血栓溶解療法
d．LDL吸着療法
e．血液透析

症　例：70歳，女性
　　数カ月前から腰痛が出現し，解熱鎮痛剤を多用していた。今月の採血で腎機能障害，貧血の指摘を受けて受診した。
　　尿所見：蛋白（−），潜血（−），糖（−），1日尿蛋白 3 g/日
　　血液生化学所見：Ht 25％，TP 7.2 g/dL，Alb 2.0 g/dL，BUN 40 mg/dL，Cr 2.2 mg/dL

問題 27　まず行うべき検査はどれか。1つ選べ。
　　a．抗核抗体
　　b．血清補体価
　　c．血清蛋白分画
　　d．Coombs テスト
　　e．ハプトグロビン

問題 28　追加の検査で Ca 9.5 mg/dL，iP 4.0 mg/dL の結果を得た。異常となる可能性が高いものはどれか1つ選べ。
　　a．PTH
　　b．PTHrP
　　c．カルシトニン
　　d．免疫電気泳動
　　e．活性型ビタミン D

問題 29　この症例の腎生検で予想される組織像はどれか。1つ選べ。
　　a．nodular lesion
　　b．mesangiolysis
　　c．spike formation
　　d．wire loop lesion
　　e．cast nephropathy

問題 30　治療で好ましくないものはどれか1つ選べ。
　　a．重曹
　　b．水分負荷
　　c．カルシトニン
　　d．副腎皮質ステロイド
　　e．活性型ビタミン D

以下の症例で最も考えやすい腎生検組織診断はどれか。
　a．IgA 腎症
　b．巣状糸球体硬化症
　c．微小変化型ネフローゼ症候群
　d．膜性腎症
　e．膜性増殖性糸球体腎炎

問題 31
症　例：8 歳，男児
数日前から急に尿量が減少，顔面浮腫，体重増加が出現した。
尿検査：蛋白（4＋），潜血（－）
血液検査：TP 4.5 g/dL，Alb 2.0 g/dL，Cr 0.5 mg/dL

問題 32
症　例：50 歳，男性
数年前から尿蛋白の指摘を受けていたが，症状もないため放置。
数カ月前から浮腫，体重増加が出現，尿蛋白が増加したため，受診。
尿検査：蛋白（3＋），潜血（－）
血液検査：TP 5.5 g/dL，Alb 2.5 g/dL，Cr 0.8 mg/dL

問題 33
症　例：20 歳，女性
職場検診で検尿異常の指摘を受けた。徐々に検尿異常が増悪，浮腫が出現したため受診。
尿検査：蛋白（3＋），潜血（3＋）。
血液検査：TP 5.5 g/dL，Alb 2.5 g/dL，血清補体価 15 U/mL（30-49）。

問題 34
症　例：20 歳，男性
高度の肥満あり（BMI 28）。以前から尿蛋白の指摘があったが，最近増加したため受診。
尿検査：蛋白（3＋），潜血（－）
血液検査：TP 6.5 g/dL，Alb 3.5 g/dL，T. Chol 250 mg/dL

症　例：28歳，男性

　1カ月前より副鼻腔炎の治療を受けている。1週間前より全身の倦怠感，咳，痰を認め，夕方の発熱を自覚。近医を受診したところ，血圧 150/90 mmHg で尿検査では蛋白尿（2＋），潜血（3＋）であった。これまで健診で異常を指摘されたことなく，血圧，尿異常をいわれたのも初めてであった。感冒薬の処方を受けるも改善しないため当科外来を受診した。来院時現症では，口腔内に潰瘍を認め，胸腹部異常なし。下腿に軽度の浮腫を認める。神経学的異常所見なし。

　図9は，プレパラート上でヒト白血球をエタノール固定し，患者血清と反応させ，二次抗体として，蛍光標識抗ヒト IgG 抗体を反応させた蛍光顕微鏡所見である。

問題 35　本症例の診断はどれか。1つ選べ。

　　a．ループス腎炎
　　b．紫斑病性腎炎
　　c．Wegener 肉芽腫症
　　d．結節性多発動脈炎
　　e．顕微鏡的多発血管炎

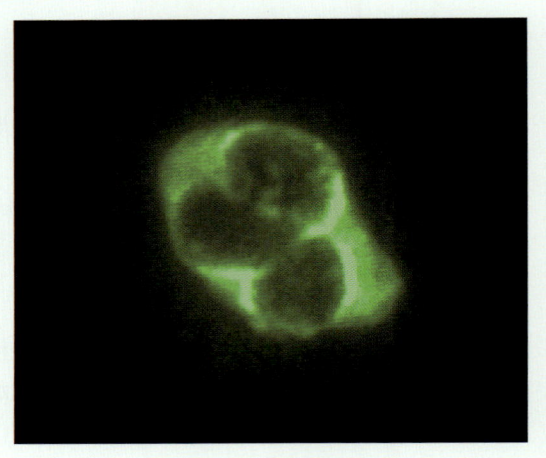

図9　蛍光抗体所見

症　例：19歳，男性

　喘息発作による受診時に腎機能の低下を指摘（尿素窒素 76 mg/dL，クレアチニン 3.5 mg/dL）され，精査のため入院。尿蛋白 2.04 g/日，尿赤血球 11〜30/HPF。兄が透析中で難聴あり。腎生検で尿細管間質に多数の泡沫細胞と線維化を認めた。

問題 36　本症例で正しいものはどれか。2つ選べ。

　　a．伝音性難聴
　　b．男性では予後は良好
　　c．X 染色体連鎖性優性遺伝形式
　　d．$\alpha 2$（Ⅳ）コラーゲンの異常
　　e．糸球体基底膜の菲薄化や断裂，緻密層の層状化

症　例：10 歳，女児
　1 週間ほど前から食欲低下，発熱，下痢が出現した。4 日ほど前から血便が出現し，便培養で大腸菌 O-157 が検出されたため，経口で抗菌薬を開始した。今朝から経口摂取不良，尿量減少，赤色尿を認めたため入院となった。身体所見上，舌の乾燥と皮膚のツルゴールの低下が認められる。
　血液生化学検査：白血球 8,000/μL，赤血球 320 万/μL，血小板 4 万/μL
　総蛋白 6.4 g/dL，アルブミン 3.4 g/dL，クレアチニン 1.8 mg/dL，尿素窒素 40 mg/dL
　尿検査：蛋白（＋），潜血（3＋），糖（－）

問 37　検査で陽性となるのはどれか。1 つ選べ。
　　a．赤血球円柱
　　b．破砕赤血球
　　c．抗血小板抗体
　　d．Coombs 試験
　　e．抗 ADAMTS-13 抗体

問 38　初期治療として正しいのはどれか。1 つ選べ。
　　a．補液のみ
　　b．血漿交換
　　c．血小板輸注
　　d．ステロイドパルス
　　e．γ グロブリン輸注

症　例：45 歳，事務職の男性
　40 歳時に 2 型糖尿病と診断された。糖尿病網膜症なし。身長 178 cm，体重 82 kg，血圧 142/90 mmHg。尿蛋白（－），尿潜血（－），来院時尿中アルブミン値は増加傾向にあり，最近 3 回の値は 120，20，76 mg/gCr であった。また，今回の血清クレアチニン値は 0.8 mg/dL であった。グリメピリド（アマリール®）2 mg/day の投薬を受け FPG 130 mg/dL，HbA$_{1c}$ 7.8％の血糖状態である。

問題 39　正しいのはどれか。2 つ選べ。
　　a．目標値を高めに設定した血糖コントロール
　　b．尿中Ⅳ型コラーゲンの増加
　　c．結節性病変が主体の糸球体
　　d．目標血圧 130/80 mmHg 未満
　　e．摂取カロリーは 2,300 kcal/day，蛋白質は 90 g/day

患者は52歳となった。身長178 cm，体重83 kg，血圧129/79 mmHg。福田分類BII（増殖性網膜症）の網膜症を認め，振動覚低下を認める。年々蛋白尿が多くなり，尿蛋白（2＋），尿潜血（－），1日蓄尿・蛋白が1.5 g/日，血液生化学検査はクレアチニン1.1 mg/dL，K 4.1 mEq/L，FPG 146 mg/dL，HbA$_{1c}$ 7.5%であった。現在内服薬はグリメピリド（アマリール®）6 mg/day，ロサルタンカリウム（ニューロタン®）50 mg/日である。

問題40 正しいのはどれか。2つ選べ。

a．糖尿病腎症3A期
b．ロサルタンカリウムを増量
c．腎肥大があれば腎生検
d．厳格な血糖コントロール
e．摂取エネルギーは1,800 kcal/日，蛋白質は80 g/日

患者は55歳となった。身長178 cm，体重81 kg，血圧135/90 mmHg。Hb 9.2 g/dL，血液生化学検査はクレアチニン2.5 mg/dL，K 4.5 mEq/L，FPG 130 mg/dL，HbA1c 7.2%，総コレステロール230 mg/dL，中性脂肪156 mg/dLであった。現在内服薬はグリメピリド（アマリール®）6 mg/日，ボグリボース（ベイスン®）0.9 mg/日，ロサルタンカリウム（ニューロタン®）100 mg/日，である。

問題41 正しいのはどれか。2つ選べ。

a．CKDステージ4
b．メトホルミン追加
c．厳格な血圧コントロール
d．目標Hb濃度は13.5 g/dL
e．摂取エネルギーは2,600 kcal/日，蛋白質は50 g/日

症　例：70歳，男性
発熱と体重減少を主訴に受診。
現病歴：約3週前よりカゼ症状が出現し，市販薬を服用するも症状は軽快しなかった。発熱の持続，その後に関節痛，全身倦怠感，体重減少を認めるようになり外来を受診した。
既往歴：特記すべきことはない。
現症：身長172 cm，体重45 kg，体温38℃，脈拍100/分　整，血圧164/90 mmHg，意識は清明，胸部には打診・聴診上異常を認めない。腹部に肝脾は触知しない。
入院後経過：入院時に腎機能障害が明らかとなった。入院後も血清クレアチニン値の上昇を認め，腎生検を施行した。腎生検の糸球体PAS染色（図10a）とPAM染色（図10b）を示す。蛍光抗体法は糸球体に免疫グロブリンの沈着は認めなかった。

問題42　予想される検査成績はどれか。1つ選べ。
　　a．血清IgA値高値
　　b．抗核抗体陽性
　　c．血小板数低下
　　d．血清抗好中球細胞質抗体（ANCA）陽性
　　e．血清補体価低下

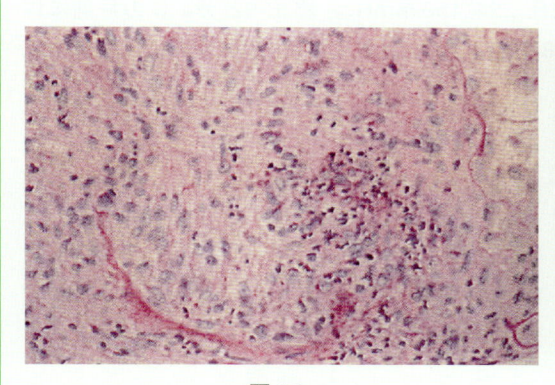

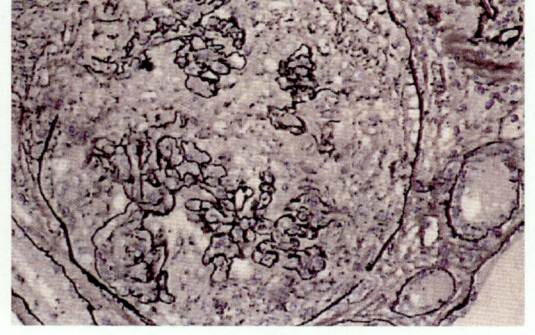

図10a　　　　　　　　　　　　図10b

症　例：62 歳，男性
　約 2 週間前より下腿の浮腫および網状皮斑，足指先の紫色変化が目立ってきたため来院。狭心症のため，5 週間前に心臓カテーテル検査を施行している。その際，抗生物質を 3 日間使用。来院時，関節症状なく，神経学的所見は陰性。喘息の既往なし。検査所見は Hb 11.6 g/dL，白血球数，好酸球数の増加あり。血小板は 11 万/μL。BUN24mg/dL，血清クレアチニン 2.6 mg/dL，CRP 2.8 mg/dL，血清補体価は軽度低下（CH50 23 U/mL），C-ANCA，P-ANCA ともに陰性，検尿では蛋白（1＋），潜血（2＋），白血球 1～5/HPF，赤血球 10～15/HPF，顆粒円柱 5～10/HPF であった。

問題 43　この患者の腎障害について最も可能性の高い診断名はどれか。1 つ選べ。
　　a．急性間質性腎炎
　　b．アレルギー性紫斑病（Henoch-Schönlein 紫斑病）
　　c．Churg-Strauss 症候群
　　d．コレステロール塞栓症
　　e．ループス腎炎

症　例：54 歳，女性
　全身性皮膚硬化症で，視力低下にて受診。血圧 224/156 mmHg，脈拍 92/分。3 カ月前には 1.4 mg/dL であった血清クレアチニン濃度が 4.8 mg/dL と上昇していた。眼底検査にて視神経乳頭の浮腫を認めた。

問題 44　どのような所見が認められるか。
　　1．血小板数減少
　　2．血漿レニン活性上昇
　　3．血清ハプトグロビン上昇
　　4．白血球数減少
　　5．血清 LDH 上昇
　　　　a（1, 2, 3）　　b（1, 2, 5）　　c（1, 4, 5）　　d（2, 3, 4）　　e（3, 4, 5）

症　例：60 歳，男性
　数カ月前から両手の先端部のしびれ感と運動障害が徐々に強くなってきている．1 カ月前から下肢の浮腫に気づき来院した．眼底検査で異常はない．尿検査では蛋白尿（3＋）（定量 3.5 g/日），潜血反応（－）
問題 45　本症例の診断はどれか，下記の a〜m のなかから 1 つ選べ．

症　例：65 歳，女性
　1 カ月前に発熱，咳，痰があり上気道炎として治療を受けた．その後軽快したが，左下腿の伸側と右足首の知覚異常があり来院した．両下肺でベルクロ音が聴取された．眼底検査で異常はない．尿検査では蛋白尿（2＋）（定量 1.5 g/日），潜血反応（2＋），沈渣で赤血球多数
問題 46　本症例の診断はどれか，下記の a〜m のなかから 1 つ選べ．

症　例：20 歳，女性
　1 カ月前から関節痛があった．2 週間前に，バス旅行の後から顔面に発赤が出現し，全身倦怠感が持続するため来院した．口腔内に潰瘍がある．尿検査では蛋白尿（2＋）（定量 2.5 g/日），潜血反応（2＋），沈渣で赤血球多数
問題 47　本症例の診断はどれか，下記の a〜m のなかから 1 つ選べ．

a．微小変化型
b．膜性腎症
c．膜性増殖性糸球体腎炎
d．IgA 腎症
e．巣状分節性糸球体硬化症
f．半月体形成性糸球体腎炎
g．管内増殖性糸球体腎炎
h．糖尿病性腎症
i．アミロイド腎症
j．溶血性尿毒症症候群
k．ループス腎炎
l．紫斑病性腎炎
m．Wegener 肉芽腫症

症　例：15 歳，男子

浮腫，尿量減少を主訴に来院した。既往歴に特記すべきことなし。3 週前，口周囲に痂皮を伴う発赤とびらんが出現し，その後全身に広がった。近医で伝染性膿痂疹と診断されセフェム系抗菌薬の投与を受けた。皮疹は軽快したが，2 日前から眼瞼の浮腫が出現，前日からは尿の色が赤褐色となった。血圧 168/94 mmHg。下腿に浮腫を認める。尿所見：蛋白 3+，潜血 3+，沈渣に多数の赤血球と赤血球円柱を認める。血液生化学所見：TP 6.7 g/dL，BUN 34 mg/dL，Cr 1.38 mg/dL。腎生検の光顕 HE 染色標本を示す（図 11）。

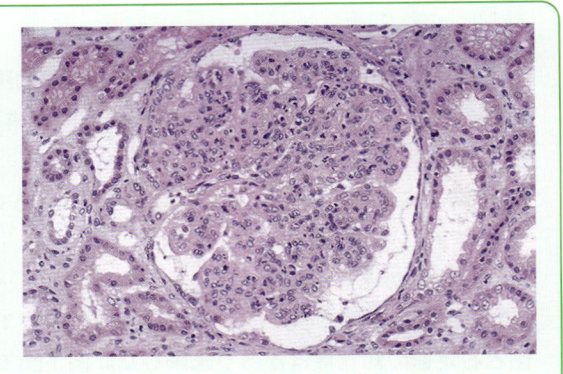

図 11

問題 48　予想される検査成績はどれか。1 つ選べ。

a．血小板減少
b．抗核抗体陽性
c．血清補体価低値
d．血漿第 XIII 凝固因子低下
e．血清総コレステロール高値

症　例：22 歳，女性

関節痛を主訴に来院。顔面に蝶形の紅斑あり，下腿浮腫あり。検尿では蛋白 3+，潜血 3+，尿中赤血球 100 以上/HPF，血清 TP 3.8 g/dL，Alb1.9g/dL，血清 Cr 0.5 mg/dL であった。腎生検にて図 12 のような所見が得られた。

問題 49　本症例の検査結果として可能性が高いのはどれか。2 つ選べ。

a．MPO-ANCA　250 EU
b．血清 IgA 値　600 mg/dL
c．抗 DNA 抗体＞100 IU/mL
d．HbA1c 8％
e．C3 25 mg/dL

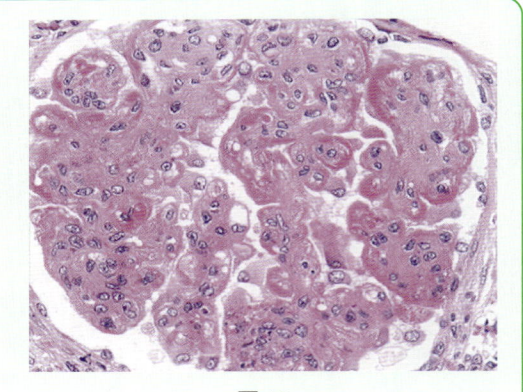

図 12

症　例：55歳，女性
　3カ月前に強皮症と診断されステロイド治療が開始された。3日前から頭痛が出現し持続するため外来を受診した。
　現症：意識は清明。身長150 cm，体重45 kg，体温36.5℃，血圧200/110 mmHg，脈拍90/分・整。検査所見：尿検査；蛋白2＋，潜血2＋，糖（－），赤血球5～9/1視野
　血液所見：白血球数9,000 L，赤血球数370万，Hb 12.0 g/dL，Ht 36％，Plt 9.0万　血液生化学所見：BUN 40 mg/dL，Cr 1.8 mg/dL，TP 6.5 g/dL，Alb 3.2 g/dL

問題50　診断上重要な検査はどれか。2つ選べ。
　　a．末梢血血液像
　　b．抗好中球細胞質抗体（ANCA）測定
　　c．イヌリンクリアランス
　　d．腹部CT検査
　　e．腎レノグラム

症　例：60歳，男性
　数カ月前から下肢の浮腫を自覚。尿蛋白3＋，低蛋白血症をきたしており，紹介された。腎生検を行ったところ図13（Direct Fast Scarlet染色）のような所見であり，蛍光抗体法はすべて陰性であった。

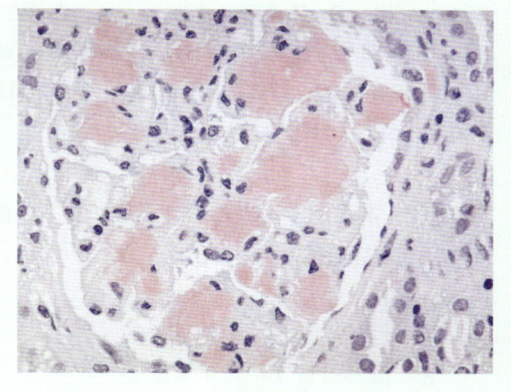

図13

問題51　有用な検査はどれか。2つ選べ。
　　a．血清レニン活性測定
　　b．血清および尿免疫電気泳動検査
　　c．血清ANCA測定
　　d．心臓超音波検査
　　e．腎シンチグラフィ

症　例：60歳，男性

両趾先の疼痛と色調変化があり受診した。1カ月前に冠動脈バイパス手術を受け，2週前に退院している。10日前より両趾尖の紫色への変化が出現し，近医を受診した際に血尿，蛋白尿，および腎機能障害があり紹介となった。高血圧と高脂血症で加療を受けていた。喫煙20本×40年。

身体所見：体温35.7℃，脈拍90/分　整，血圧160/80 mmHg，胸腹部に手術痕有り。心音・呼吸音正常。腹部で収縮期血管雑音を聴取。末梢動脈拍動は良好に触知。足の所見を示す（図14）。

尿検査：蛋白（2+），潜血（3+），糖（−），RBC 15〜20/HPF。血液学検査：赤血球数312万，Hb 9.6 g/dL，Ht 28.8％，白血球数6,000（好酸球12％），Plt 26.3万，フィブリノーゲン251 mg/dL，D-ダイマー1.8 μg/mL。血液生化学所見：TP 6.1 g/dL，Alb 3.2 g/dL，AST 12 IU/L，ALT 4 IU/L，LDH 831 IU/L，Cr 2.7 mg/dL，BUN 15.0 mg/dL，Na 134 mEq/L，K 2.8 mEq/L，Cl 92 mEq/L，TC 302 mg/dL，TG 204 mg/dL，LDL-C 187 mg/dL。免疫学検査：CRP＜0.3 mg/dL，CH50 37 U/mL。

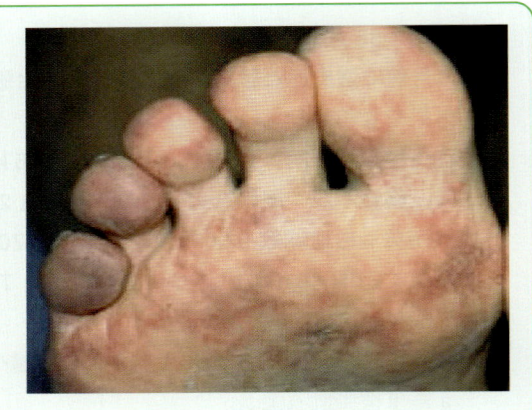

図14

問題52　本症例で治療として不適切なものはどれか。1つ選べ。

　　a．抗凝固薬
　　b．抗血小板薬
　　c．LDL-アフェレーシス
　　d．副腎皮質ステロイド薬
　　e．スタチン系高脂血症薬

症　例：42 歳，男性
頭痛と右上肢の脱力感があり受診した。
現病歴：5 年前，健診で高血圧を指摘されたが放置していた。2 カ月前から頭痛が出現し徐々に増悪してきた。数日前から右上肢に力が入りにくく感じるようになった。持参した 5 年前の健診結果では血圧 148/96 mmHg，尿蛋白 1+，血液検査に異常はなかった。
現　症：意識清明。身長 172 cm，体重 70 kg。脈拍 72/分，整。血圧 230/146 mmHg。眼瞼結膜に貧血あり，眼球結膜黄染なし。胸腹部異常なし。四肢に浮腫を認めない。神経学的所見異常なし。
検査所見：尿所見：蛋白 3+，糖（−），潜血 1+。
血液検査：白血球 10,200/μL，赤血球 295 万/μL，Hb 9.4 g/dL，Plt 10.4 万/μL。血清生化学検査：空腹時血糖 92 mg/dL，TP 5.8 g/dL，Alb 3.0 g/dL，BUN 68 mg/dL，Cr 4.9 mg/dL，T-Chol 224 mg/dL，AST 35 IU/L，ALT 44 IU/L，LDH 1,560 IU/L（基準 176〜353），Na 138 mEq/L，K 2.8 mEq/L，Cl 98 mEq/L，CRP 0.9 mg/dL。
抗核抗体，抗好中球細胞質抗体陰性。
腹部超音波検査で両腎とも長径 11 cm で左右差なく，形態学的に異常を認めない。

問題 53　眼底検査で予測される変化はどれか。2 つ選べ。
　　a．黄斑変性
　　b．小動脈瘤
　　c．軟性白斑
　　d．乳頭浮腫
　　e．網膜剝離

問題 54　この患者の貧血の原因として最も可能性の高いものはどれか。
　　a．鉄欠乏
　　b．赤血球破砕
　　c．自己免疫性溶血
　　d．ビタミン B_{12} 欠乏
　　e．エリスロポエチン不足

問題 55　Transtubular K gradient（TTKG）と FE_K の値はどのようになると予想されるか。
　　a．TTKG 2 未満，FE_K 4% 未満
　　b．TTKG 2 未満，FE_K 12% 以上
　　c．TTKG 2〜4，FE_K 4〜8%
　　d．TTKG 4 以上，FE_K 4% 未満
　　e．TTKG 4 以上，FE_K 12% 以上

問題 56　この患者で適切な治療はどれか。1 つ選べ

a．血液透析
b．血漿交換
c．赤血球濃厚液輸血
d．ステロイドパルス療法
e．アンジオテンシン変換酵素阻害薬投与

問題 57　同様の病態を引き起こす疾患はどれか。1 つ選べ。

a．強皮症
b．関節リウマチ
c．Wegener 肉芽腫症
d．サルコイドーシス
e．Goodpasture 症候群

症　例：54 歳，女性

腎機能低下があり転院した。2 カ月前から倦怠感，発熱が持続し，次第に体重減少，下肢のしびれが出現したため前医入院した。腎機能が徐々に増悪したため当院に転院となった。

身体所見：身長 176 cm，体重 68.2 kg，血圧 112/62 mmHg，体温：37.0℃，胸腹部異常なし。

検査所見：胸部 X 線で心肺に異常を認めない。

尿検査：蛋白 2+，潜血 3+，赤血球 5〜9/HPF，硝子円柱 20〜99/HPF，顆粒円柱 100 以上/HPF，赤血球円柱 1〜4/HPF。

血液検査：白血球 16,000/μL，赤血球 335 万/μL，Hb 8.7 g/dL，Hct 27.3%，Plt 46.6 万/μL。

血清生化学検査：随時血糖 123 mg/dL，TP 7.4 g/dL，Alb 2.3 g/dL，BUN 35.7 mg/dL，Cr 1.74 mg/dL，尿酸 4.8 mg/dL，Na 134 mEq/L，K 4.0 mEq/L，Cl 99 mEq/L，Ca 8.7 mg/dL，P 3.5 mg/dL，T-Chol 168 mg/dL，TG 112 mg/dL，CRP 15.53 mg/dL。

腎生検所見（光顕）図 15 を示す。

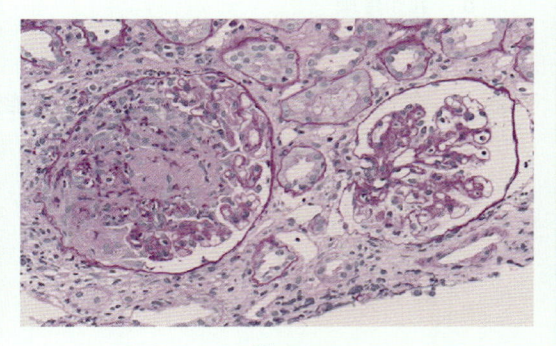

図 15

問題 58　下肢の神経障害のパターンとして妥当なものはどれか。

a．両側ソックス型
b．クローヌス陽性
c．両側振動覚低下
d．単神経炎多発型
e．Babinski 反射陽性

問題 59　腎生検結果から異常となる可能性の高い項目はどれか。2 つ選べ。
a．ASO
b．抗 GBM 抗体
c．抗 RNP 抗体
d．抗ミトコンドリア抗体
e．抗好中球細胞質抗体

問題 60　直ちに行うべき治療法として妥当なものはどれか。1 つ選べ。
a．抗菌薬
b．血液透析
c．血漿交換
d．副腎皮質ステロイド薬
e．アンジオテンシン II 受容体拮抗薬

症　例：48 歳，男性
　27 歳に糖尿病と診断され，経口糖尿病薬の内服を開始。43 歳からインスリン自己注射を開始。45 歳で増殖性網膜症・硝子体出血のため，光凝固術・硝子体手術を受けた。46 歳，持続的蛋白尿出現。その後，蛋白尿が増加するため入院となった。
　入院時現症：意識は清明，身長 177.0 cm，体重 87.4 kg，心拍数 80/分，血圧 180/98 mmHg，頭頸部・胸腹部に異常所見を認めず，下腿前面に浮腫を認める。
　検査所見：尿検査：尿蛋白 4＋，尿潜血 1＋，尿蛋白定量 300 mg/dL，尿中 Cr 150 mg/dL。
　血液生化学検査：Hb 12.0 g/dL, TP 6.3 g/dL, Alb 3.5 g/dL, ALT 16 IU/L, AST 15 IU/L, BUN 13 mg/dL, Cr 1.12 g/dL, HbA1c 6.7%，24 時間 Ccr 69 mL/分。

問題 61　1 日尿蛋白量の推定量はいくらか。
a．0.3 g/日
b．1.5 g/日
c．2.0 g/日
d．3.0 g/日
e．3.5 g/日

問題 62　この患者の血圧管理目標として妥当なものはどれか？
a．115/65 mmHg 未満
b．120/70 mmHg 未満
c．125/75 mmHg 未満
d．130/80 mmHg 未満
e．135/85 mmHg 未満

問題 63 この患者で使用する降圧薬として妥当なものはどれか。2 つ選べ。
    a．アテノロール
    b．アムロジピン
    c．ドキサゾシン
    d．ACE 阻害薬
    e．ARB

問題 64 予測される腎生検所見はどれか。2 つ選べ。
    a．結節形成
    b．膜の二重化
    c．スパイク形成
    d．細動脈硝子化
    e．メサンギウム細胞増加

問題 65 この疾患に当てはまるものはどれか。1 つ選べ。
    a．アジア人は微量アルブミン尿の頻度が低い。
    b．2 型に比べ，1 型糖尿病に受診中断例が多い。
    c．2 型に比べ，1 型糖尿病に高血圧合併例が多い。
    d．顕性腎症は微量アルブミン尿の出現で診断する。
    e．アルブミン尿，蛋白尿を伴わない腎機能低下例がある。

chapter II
5. 全身性疾患による腎障害（DM, HT 含む）

症例問題の正解と解説

問題 1 の 解説

　レイノー現象，下肢・前脛骨部に紫斑，左足の drop foot と右足背に神経違和感（末梢神経障害），腹痛などから全身の血管炎が示唆される。さらに腎障害がありリウマトイド因子が高値という特徴がある。

　単純に考えれば，結節性多発動脈炎に関連する抗好中球細胞質抗体（d）を選択してしまうが，交通事故で輸血を受けていること，寒冷で増悪すること，リウマトイド因子が高値であることから HCV 関連クリオグロブリン血症の可能性がもっとも高くなる。

　抗 ds-DNA 抗体は全身性エリテマトーデスを想定したものであるが，臨床症状と経過からは考えがたい。抗パルボ B19 抗体，抗 HIV 抗体も可能性は低い。

参考文献
今井裕一．クリオグロブリン血症．新臨床内科学第 8 版．東京：医学書院，2002：1373．

正解：b

問題 2 の 解説

　点状出血，紫斑があり，関節痛と腹痛が存在することから，Schönlein-Henoch 紫斑病が最も考えられる。このような患者の約 50％で腎障害が生じ，これを紫斑病性腎炎と称している。そのうち約 10％がネフローゼ症候群を呈し，約 10％は急速進行性である。稀に急性腎不全を呈することがある。腎炎を合併しない場合は症状の増悪・軽快を繰り返して約 2 年で完全寛解となる。しかし，腎炎が持続する場合や急速に進行して腎不全に至る症例があることから，腎生検による組織障害度（ISKDC 分類）によって治療法を決定している。

　Schönlein-Henoch 紫斑病では，皮膚生検によって白血球破砕性血管炎の所見が得られる。

正解：b

問題 3 の 解説

　蛋白尿，血尿があり，腎機能も血清クレアチニン値 1.5 mg/dL ⇒ eGFR 40 mL/分/1.73m² と推測される。腎生検を行う必要があるが，臨床経過，皮膚の所見からは，紫斑病性腎炎が最も考えられる。

　もし腎生検を行うと，IgA 腎症に類似した所見となる。すなわち，メサンギウム増殖性腎炎（＋半月体形成），蛍光抗体法検査では，IgA のメサンギウム領域への顆粒状の沈着である。

正解：d

問題 4 の解説

国際小児腎臓病研究班（ISKDC）では光顕像に基づき 6 型に分類し治療方針を提示している。軽度のメサンギウム増殖から半月体を伴うものまで多様性がみられるが、半月体形成率が高いほど活動性が高いと判断し強い治療を推奨している。

この症例では、残存糸球体 16 個中 5 個（31％）に半月体形成を認めたことから、活動性は高いと判断されるので、副腎皮質ステロイド薬をやや多めに使用する治療（経口であれば 40 mg/日程度、あるいはメチルプレドニン 500 mg/日、3 日間のステロイドパルス）が推奨される。予後は、臨床症状により異なっており、血尿のみの場合は予後良好で、検尿異常は軽快することが多い。しかし、急性腎炎症候群を呈する症例や 1 g/日以上の蛋白尿を呈する症例の約 10％が腎不全へ進展する。

予後を決定する最も重要な因子は病理組織所見であり、びまん性の増殖性変化や 50％以上の糸球体における半月体形成、間質の線維化などが予後不良因子である。また、一般的に成人例の腎病変は小児例に比べ重症化しやすい。

正解：d

問題 5 の解説

紫斑病性腎炎から慢性腎炎・慢性腎不全に進行した症例である。IgA 腎症からの慢性腎不全とほとんど同じ経過をたどる。

保存期腎不全の治療に関しては、食事療法と薬物療法がある。食事療法の基本は、蛋白制限食（低蛋白食）＋塩分制限食（減塩食）である。蛋白質の摂取量に関しては、g/kg 標準体重/日という単位が使用されている。日本人の平均蛋白摂取量は 70 g/日であり、平均的標準体重を 60 kg とすると 1.2 g/kg 標準体重/日という数字になる。すなわち、日本人の健康成人では、1.2～1.4 g/kg 標準体重/日の蛋白摂取量であることを知っておくと便利である。動物性蛋白質を摂取すると糸球体過剰濾過が生じることが示されている。標準体重（kg）＝身長（m）^{2}×22 であり、本患者は身長 1.6 m なので、標準体重は 56 kg となる。24 時間クレアチニン・クリアランスが 35 mL/分なので CKD ステージ 3 であり、日本腎臓学会の「エビデンスに基づく CKD 診療ガイドライン 2009」では「進行性を認めるステージ 3 の CKD 患者には、病態に応じて 0.6～0.8 g/kg 標準体重/日を目安にたんぱく質制限を考慮」する、としており、本患者での推奨たんぱく摂取量は 56×0.6～0.8＝33.6～44.8 g/日となる。「慢性腎臓病に対する食事療法基準 2007 年度版」ではステージ 3 で蛋白尿が 0.5 g/日未満であれば蛋白摂取制限は 0.8～1.0 g/kg 標準体重/日でよいとしているが、本患者は蛋白尿が多く、これには当てはまらない。c か d の選択となる。

次に塩分摂取量について検討する。日本人の平均塩分摂取量は 11～12/日である。アルブミン尿が存在すると、Na チャネルが活性化され、Na の再吸収量が増加することが示されており、塩分貯留傾向になる。減塩食にする必要がある。「エビデンスに基づく CKD 診療ガイドライン 2009」では「CKD のステージを限定せず食塩の目標摂取量を 6 g/日未満とするが、CKD ステージ 3～5 では 3 g/日以下は避けることが望ましい」としている。総合すると、c が正解になる。

正解：c

問題 6 の 解説

NKF-CKD 分類でのガイドラインで，腎不全進行を抑制する方法がいくつか列記されている（表 1）。

ESA による貧血改善の効果については，CREATE や TREAT の結果から，Hb をある程度上げておけば，正常化することにより腎保護の上乗せ効果がある訳ではないことが示されている。重炭酸ナトリウムは代謝性アシドーシスの改善のみならず腎保護にも有効であるという意見はあるが，エビデンスとして確立しているとまでは言えない。

表 1　NKF-CKD 分類による腎不全進行抑制方法

有効であることがすでに証明されているもの
(1) 糖尿病性腎症では，厳格な血糖管理
(2) 血圧の厳格な管理
(3) ACE 阻害薬，ARB

結論はまだ得られていないが，有効性が検討されてきたもの
(1) 蛋白制限食
(2) 脂質降下療法
(3) 貧血の改善

参考文献
1) Mahajan A, et al. Daily oral sodium bicarbonate preserves glomerular filtration rate by slowing its decline in early hypertensive nephropathy. Kidney Int 2010 ; 78 : 303-309

正解：c

問題 7 の 解説

患者の状態を把握すると，「皮膚ツルゴールは低下。頸静脈は臥位でも平坦で見えず」から，細胞外液量の減少が存在する。さらに血圧もやや低下しているので，循環血液量も不足傾向にあると考えられる。尿中 Na は 9 mEq/L と低下していて，低ナトリウム血症の傾向にあり，電解質溶液を主体にした輸液を行う必要がある。

5%ブドウ糖は，高ナトリウム血症が存在し細胞内脱水が疑われる場合に使用する溶液である。今回のような低ナトリウム血症の際に使用すると，さらに低ナトリウム血症が進行する危険がある。すなわち，電解質濃度の低い b，c，d は最初の段階で選択の対象にならない。

次に投与速度であるが，尿量から考えてみる。尿量は，1 分間に 1 mL，1 時間で 60 mL，24 時間で 1,440 mL が普通である。e は 40 mL/時であり，尿量より補充量が少ないので，ほとんど改善は期待できない。すなわち，a 生理食塩液 200 mL/時は，12 時間で 2.4 L の補充となり，初期治療としては妥当である。患者の状況によっては，最初の 1 時間にやや速度を速め，その後状態をみて速度を遅くする方法もあるが，12 時間の平均的な速度としては，a が妥当である。

正解：a

問題 8 の 解説

動脈血ガス分析では，pH 7.24 でありアシデミアである。$PaCO_2$ 24 Torr, HCO_3^- 9 mEq/L から，両者が低下しており代謝性アシドーシスであることがわかる。ここでアニオンギャップ（$Na-(Cl+HCO_3^-)=12\pm2$）を計算すると，127－(88＋9)＝30 であり，アニオンギャップは増大している。BUN が 100 mg/dL であり，尿毒性アシドーシスと判断できる。

正解：e

問題9の解説

　T波の増高や先鋭化（テント状T波）は心電図で見逃してはならない基本的事項である。さらに進行すると，心室細動や心ブロックなどの致死的な不整脈が出現する。

　この症例は，慢性腎不全に起因する高カリウム血症による不整脈によって心拍出量が低下した意識障害と考えられる。高カリウム血症では，心筋易刺激性が高まっているので，まず心筋細胞膜の興奮性を低下させる必要がある。それにはグルコン酸カルシウムが最適である。心電図をモニターしながら20 mLを数分間かけてゆっくり静注する。効果は数分で現れ，30〜60分ほど持続するので急場をしのぎながら，重曹投与（血液のアルカリ化によってカリウムを細胞内に移動させる），ブドウ糖＋インスリン療法（ブドウ糖が細胞内に入るときにカリウムを同時に細胞内に移動させる），血液透析などの方法でカリウム濃度を下げる必要がある。

正解：d

問題10の解説

　透析の原理は，尿毒症物質を溶液で薄めること（拡散）と水分の除去（限外濾過：このなかにも尿毒症物質が含まれている）である。血液透析では，限外濾過を圧較差によって行い，腹膜透析では浸透圧較差に依存している。浸透圧物質としてブドウ糖が使用されている。

　腹膜透析では，ブドウ糖濃度が高いと腹膜へ移動する水分量も増加する。しかし，貯留時間が長くなると，ブドウ糖の体内への吸収量が増加するために，除水量が減少することになる（図）。ブドウ糖濃度の影響もあるが，平均的には，1日400 kcalが体内に吸収されている。すなわち，エネルギー摂取量を400 kcal減量しておかないと肥満になる危険性がある。

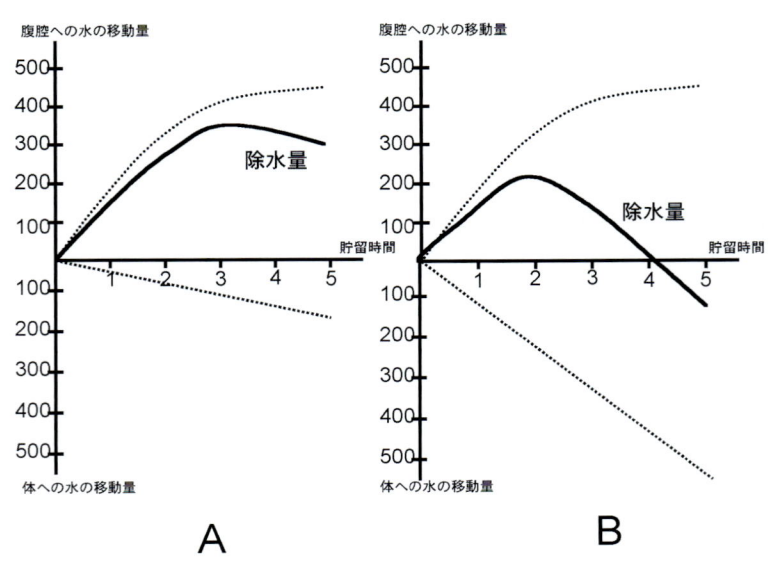

解説図1　腹膜透析での除水

表2 血液透析（週3回）・CAPDの食事療法

●血液透析

エネルギー (kcal/kg/day)	たんぱく質 (g/kg/day)	食塩 (g/day)	水分 (mL/day)	カリウム (mg/day)	リン (mg/day)
27〜39	1.0〜1.2	6未満	できるだけ少なく (15 mL/kgDW/day 以下)	2,000以下	たんぱく質(g)×15 以下

●CAPD

エネルギー (kcal/kg/day)	たんぱく質 (g/kg/day)	食塩 (g/day)	水分 (mL/day)	カリウム (mg/day)	リン (mg/day)
27〜39	1.1〜1.3	尿量(L)×5+PD 除水(L)×7.5	尿量+除水量	制限なし (高K血症があれば HDに準じる)	たんぱく質(g)×15 以下

（ただし、たんぱく質は残存腎機能保持の観点からはPD導入後も緩和しないという考え方もあり、ISPDでもdebateになっている）

　蛋白質に関しては、腹膜透析では腹腔へ蛋白質が3〜10 g/日程度除去されることから、その分を追加した摂取量となる。ただし、リンの摂取量は蛋白質の摂取量に比例する（蛋白質の種類によって異なるが1 g蛋白質は平均15 mgのリンを含有している）。腹膜からのリンの排泄量は、除水量によって規定されるがおよそ700 mg/日である。これは約47 gの蛋白質量に相当する。1.1〜1.2 g/kg 標準体重/日で体重60 kgとすると、66 gの蛋白摂取量になる。すなわち、蛋白質約20 gに含まれるリン摂取量が体内に余分に蓄積することになるので、その対策を別個に考える必要がある。

　カリウムに関しては、腹膜透析液中に含まれないことから濃度勾配によって除去されることになる。血中濃度を5.0 mEq/Lとして、1日8 Lの交換量に加え、除水量が1.5 L得られると、9.5 L×5.5 mEq/L＝52.3 mEqが除去されるカリウム量になる。原子量は39なので、2.04 gとなる。尿量があればさらにカリウム排泄量は増加する。すなわち、血液透析よりカリウム摂取に関しては規制が緩やかである（表2）。

参考文献
日本腎臓学会. 慢性腎臓病に対する食事療法基準, 2007年度版

正解：c, e

問題11の 解説

　13.6 g/L＝13,600 mg/10×dL＝1,360 mg/dL、浸透圧は 2×Na+血糖/18＝2×132+1360/18＝264+76＝340 mOsm/Lとなる。すなわち、細胞にとって280〜290 mOsm/Lが最適な浸透圧であるが、腹膜透析液に接する細胞は常に高浸透圧に曝され、細胞内は脱水状態となっている可能性がある。常に細胞に刺激を与えている状態であると考えたほうがよい。実際の腹膜透析液では、他の物質も存在することから、予測される値よりはさらに高めとなる。

正解：c

問題12の解説

腹膜透析バッグ交換前，2時間後，4時間後のCAPD透析液と血液中のクレアチニン値，ブドウ糖濃度によって，4つのグループ（low, low average, high average, high）に分類している。これを腹膜平衡試験（PET）と呼んでいる（**解説図2**）。

CAPD開始から数年経つと腹膜硬化の状態が生じ，病理学的にも腹膜の肥厚が目立つようになる。しかし，物質の透過度は予想に反して逆に亢進する。すなわちクレアチニン，BUNに代表される尿毒症物質は腹膜透析液に流出し血中濃度は低下する。一方，ブドウ糖は，再吸収量が増加（透過度が亢進）することになり，浸透圧物質のブドウ糖が体内に取り込まれるために除水量は低下する。そのような変化が，highあるいはhigh averageという状態に相当する。

これまでの透析液（酸性液，高AGE液）では，CAPDの期間が長くなると腹膜が劣化することが明らかにされてきた。2000年から中性液さらに低AGE液が使用可能となっているが，中性液・低AGE液が腹膜機能にどのような変化を与えるかについては，今後の検討が必要である。中性液・低AGE液に関して，最近，いくつかのデータが出されてきている。

韓国でのRCTでは，酸性液と中性液の2年間のコントロール試験で，死亡率が酸性液で18％，中性液で12％と有意差をもって中性液が優れていた。絶対有効率が，18－12＝6％であり，Number needed treatment（NNT）＝100/6＝16.7人と推定される。すなわち，約17名の中性液治療によって，酸性液では救えない1名の患者を救命できることになる。21世紀は，中性液で低AGE液使用が腹膜透析の基本であろう。

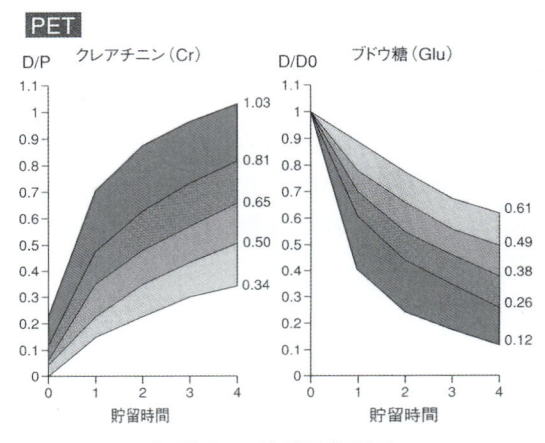

正解：a，c

解説図2　腹膜平衡試験

問題13の解説

被囊性腹膜硬化症（Encapsulating peritoneal sclerosis：EPS）はCAPDの最も重篤な合併症であり，びまん性に肥厚した腹膜の広範な癒着により，持続的・間欠的あるいは反復性にイレウス症状を呈する症候群である。発症頻度はCAPD全体の2.8％とされているが，CAPD継続5年以上では，8％程度まで上昇する。EPSは酸性液，高AGE液の影響が大きいことから，現在では，中性液，低AGE液が使用されてきている。そのことによって防止できる期待もあるが，詳細な結果は数年後になる。早期診断，治療法もほぼ確立されてきているので救命できる症例数も増加している。

EPSの診断は，臨床症状，血液検査所見，画像検査，病理学的検査，腹膜機能によりなされる（**表3**）。

参考文献
1) 野本保夫, 他. 硬化性被囊性腹膜炎（sclerosing encapsulating peritonitis, SEP）の診断・治療指針（案）：1997年における改訂. 透析会誌 1998；31：303-311.
2) 川西秀樹. 被囊性腹膜硬化症への対策. 石崎 允監修, 今井裕一編集, CAPD実践マニュアル, 東京：医学書院, 2003

表3　被囊性腹膜硬化症の診断基準

A．臨床症状：
　　腹膜の被包化に伴う腸管運動の障害により，イレウス症状（嘔気・嘔吐，腹痛）が必発である．その他の参考症状として，低栄養，るいそう，下痢，便秘，微熱，血性排液，限局またはびまん性の腹水貯留，腸管蠕動音低下，腹部に索状物を触知．これらの症状が持続的ないし間欠的に出現する．

B．血液検査所見：
　　CRP弱陽性，末梢血白血球数の増加などの炎症反応が弱陽性を示す．また低栄養状態を伴い，低アルブミン血症，エリスロポエチン抵抗性貧血，腸管内での細菌の増殖により高エンドトキシン血症を示すこともある．

C．画像診断：
　　腹部単純X線写真でのニボー像の出現と腸管ガス像の移動性の消失，消化管造影にて腸管の拡張・狭窄・通過時間の遅延を認める．
　　超音波検査では肥厚した腹膜に覆われた限局性の腹水や塊状の腸管ならびに網状の析出を認める．
　　腹部CT像では腹膜の肥厚，広範な腸管の癒着，腹膜の石灰化像が認められることがある．

D．肉眼的所見（手術，腹腔鏡，剖検など）：
　　白濁肥厚した腹膜で覆われた，広範に癒着した塊状となった腸管を認める．

E．腹膜機能：
　　腹膜機能では除水不良（1日除水量500 mL以下）と，大部分の症例で高透過性の腹膜（腹膜平衡試験；PETで透析液/血清クレアチニン比＞0.82）を呈する．

正解：d

問題14の解説

シクロスポリンの腎臓関連の重大な副作用

1）腎障害：主な発現機序は用量依存的な腎血管収縮作用による．尿細管機能への影響としてK排泄減少による高カリウム血症，尿酸排泄低下による高尿酸血症，Mg再吸収低下による低マグネシウム血症がみられる．器質的な腎障害（尿細管萎縮，細動脈病変，間質の線維化など）がある．

2）血栓性微小血管障害：溶血性尿毒症症候群（HUS：血小板減少，溶血性貧血，腎不全を主徴とする）（頻度：0.1％未満），血栓性血小板減少性紫斑病（TTP）様症状（血小板減少，微小血管性溶血性貧血，腎機能障害，精神神経症状を主徴とする）（頻度不明）などの血栓性微小血管障害が起こる．

その他の重大な副作用

1）肝障害：AST（GOT），ALT（GPT），Alp，LDH，ビリルビン値の上昇，黄疸を認める．

2）中枢神経系障害：全身痙攣，意識障害，失見当識，錯乱，運動麻痺，小脳性運動失調，視覚障害，視神経乳頭浮腫，不眠などの脳症の徴候を呈することがある．低Mg血症による神経学的症状の発現が知られている（頻度不明）．

3）神経ベーチェット病症状：ベーチェット病患者において神経ベーチェット病症状を誘発または悪化させることがある．

4）感染症：細菌，真菌あるいはウイルスによる重篤な感染症を併発する（頻度不明）．

5）急性膵炎：急性膵炎（初期症状：上腹部の激痛，発熱，血糖上昇，アミラーゼ値上昇など）が現れる（頻度：0.2～5％未満）．

6）溶血性貧血（頻度不明），血小板減少．

7）横紋筋融解症：筋肉痛，脱力感，CK（CPK）上昇，血中および尿中ミオグロビン上昇を特徴とする横紋筋融解症を認める（頻度不明）．

8）リンパ腫，リンパ増殖性疾患，悪性腫瘍（特に皮膚）の発症．

その他の副作用として，血圧上昇，多毛，末梢神経障害，筋痙攣，振戦，歯肉腫脹がある．

参考文献
佐々木 環．腎臓専門医のためのセルフ・アセスメント・プログラム．日腎会誌 2002；44：840．

正解：a, d

問題 15 の 解説

　家族歴をみると男性に腎不全が発生している遺伝性腎疾患（X染色体劣性遺伝）の家系が考えられる。さらに若年で脳梗塞が発生しており、腎以外にも病変が及ぶ全身性疾患である。発熱時に四肢が痛むことはないか，汗をあまりかかないかは診断の鍵となる重要な病歴である。身体所見で皮疹（被角血管腫）が確認できればファブリ病と診断できる。小児期において蛋白尿の発現もなく，明らかな皮疹もない時期における「発熱時の手足の痛み」は重要で，ときに詐病扱いされて診断に至らない症例もある。

正解：b, d

問題 16 の 解説

　高度蛋白尿を呈するときにはしばしば脂肪円柱が観察される。ファブリ病に特異的な尿所見として尿沈渣に globotriaosylceramide（GL-3）を含有する尿細管上皮が PAS 染色で観察される。尿蛋白量が，ネフローゼレベルでないのにもかかわらず，脂肪円柱が存在する場合は，ファブリ病の可能性がある。腎生検所見は PAS 染色では糸球体上皮の空胞化が観察され，AZAN 染色で上皮内の蓄積物が染色される。そのほか電顕用樹脂切片のメチレンブルー染色（解説図3）では GL-3 の蓄積が上皮を中心に観察される。また電顕観察（解説図4）では zebra body あるいは myelin body と呼ばれる層状構造の結晶の蓄積が観察される。

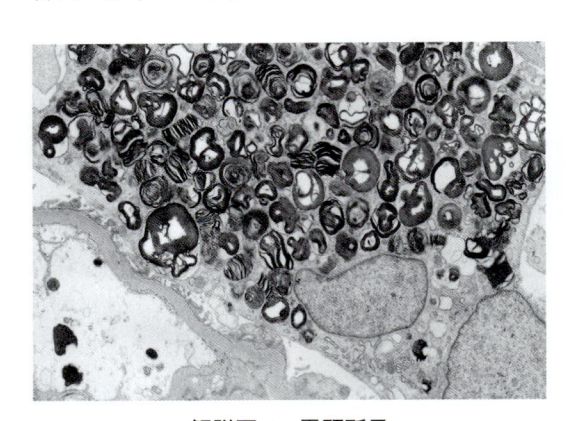

解説図3　メチレンブルー染色

解説図4　電顕所見

正解：d

問題 17 の 解説

　ファブリ病はライソゾーム酵素の α-ガラクトシダーゼ A の活性の欠損または低下により糖脂質の globotriaosylceramide（GL-3）が全身の血管内皮細胞と血管平滑筋内に蓄積する糖脂質代謝異常症である。最近遺伝子組み換え酵素の補充療法で GL-3 の蓄積が減少することが明らかにされており，わが国ではアガルシダーゼベータ（ファブラザイム）およびアガルシダーゼアルファ（リプレガル）が使用されている。早期発見，早期治療開始で生命予後の改善が期待されている。

　ファブリ病は別名 Anderson-Fabry 病とも呼ばれ，ドイツの皮膚科医 Johann Fabry と英国の皮膚科医 William Anderson によって 1898 年に

報告された lysosomal strage diseases（Fabry, Gaucher, Niemann-Pick などがある）の一つで，X 連鎖劣性遺伝疾患であり，推定発症率は 3〜4 万人に 1 人と考えられている。ファブリ病はライソゾーム内の α-ガラクトシダーゼ A 活性の欠損で glycolipids（globotriaosylceramide, GL-3）が血管内皮と血管平滑筋に蓄積し複数の臓器障害（虚血と梗塞）が発生する疾患である。

臨床所見では，気温の変化や疲労により手足に焼けるような痛みが急に起こることがある。皮膚症状では発汗低下が認められ，被角血管腫（angiokeratoma）と呼ばれる赤紫の皮疹が特徴的で，小児期から出現し年齢とともに数と大きさが増加していく。そのほか渦巻き状角膜混濁，心筋症に類似した左室肥大，多発性脳梗塞が発生する。腎臓では蛋白尿の出現と，徐々に進行する腎機能障害が認められ，腎生検にて上述のような病変が観察される。腎不全，心血管疾患，脳血管疾患で 40 歳代から 50 歳代で死亡する。

この古典的ファブリ病の被角血管腫，四肢末端痛，低汗症，角膜混濁を欠き，心機能障害を特長とする心ファブリ病が最近提唱されている。α-ガラクトシダーゼ A 活性は正常の 4〜20％で，中年以降の男性に発症し，左室肥大，左室壁運動が主な異常であり，左室肥大患者の 3％あるいは肥大型心筋症の 4％が心ファブリ病であるとされている。

参考文献

1) Thurberg BL, et al. Globotriaosylceramide accumulation in the Fabry kidney is cleared from mutiple cell types after enzyme replacement therapy. Kidney Int 2002；62：1933-1946.
2) Sachdev B, et al. Prevalence of Anderson-Fabry disease in male patients with late onset hypertrophic cardiomyopathy. Circulation 2002；105：1407-1411.
3) Desnick RJ, et al. Fabry disease, an under-recognized multisystemic disorder：Expert recommendations for diagnosis, management, and enzyme replacement therapy. Ann Intern Med 2003；138：338-346.

正解：a

問題 18 の 解説

全身性エリテマトーデス（SLE）は，ARA の基準 11 項目のうち 4 項目以上を満たすと診断可能である。この患者では，関節痛，顔面紅斑，蛋白尿があり全身性エリテマトーデスの可能性が高い（表 4）。診断基準にある日光過敏症を聴取することが確率を上昇させるので重要である。レイノー現象は診断基準に入っていないので有用性はない。11 項目から 4 項目以上選択の組み合わせは 1,816 通りとなり，個々の患者で多様性があることが特徴的である。

臨床的には免疫複合体型（ループス腎炎）と抗リン脂質抗体型に分けると便利である（表 5）。免疫複合体が高値で血清補体が減少する場合は，糸球体腎炎・血管炎が生じやすく，ループス腎炎が典型例である。一方，抗リン脂質抗体型（血栓型）は，皮膚のリベド（網状皮斑），肺梗塞，脳梗塞，Budd-Chiari 症候群，習慣性流産を起こしやすい。また，両者を併せ持つ場合は，治療に難渋する場合が多い。患者の約 50％はループス腎炎を合併している。

正解：d

表4　SLE患者の臨床症状の感度，特異度

項目	感度（%）	特異度（%）	陽性尤度比	陰性尤度比
1．顔面紅斑	57	96	14	0.45
2．円板状皮疹	18	99	18	0.83
3．光線過敏症	43	96	11	0.59
4．口腔潰瘍	27	96	6.8	0.76
5．関節炎	86	37	1.4	0.38
6．漿膜炎	56	86	4.0	0.51
7．腎障害	51	94	8.5	0.52
8．精神・神経障害	20	98	10	0.82

表5　全身性エリテマトーデスの臨床的な分類

抗リン脂質抗体	免疫複合体なし 血清補体正常	免疫複合体あり 血清補体低下
なし	軽症型	ループス腎炎型
あり	抗リン脂質抗体型	重症型

問題19の解説

抗dsDNA抗体は，全身性エリテマトーデス，抗Scl-70抗体は強皮症，抗リン脂質抗体は全身性エリテマトーデス，抗好中球細胞質抗体は多発性動脈炎，顕微鏡的多発血管炎，抗セントロメア抗体は強皮症・CREST症候群に特徴的である。

正解：a，c

問題20の解説

病理組織に関しては，ISN/ARPS分類が用いられている。Ⅰは，免疫複合体の沈着を認めるもの，Ⅱは軽度のメサンギウム増殖があるもの，Ⅲは，中等度のメサンギウム増殖と巣状壊死病変が存在するもの，Ⅳは，びまん性にメサンギウム増殖と内皮下沈着あるいは上皮下沈着がみられるもの（図5），Ⅴは膜性腎症型，Ⅵは硬化した糸球体のみの場合としている。典型的な内皮下沈着をワイヤーループ病変と呼んでいる。結節性病変は，糖尿病性腎症あるいはアミロイド腎症，軽鎖沈着症，重鎖沈着症でみられる。ヒアリン様塞栓は抗リン脂質抗体症候群，全身性エリテマトーデスでみられるが，この病理組織標本には存在しない。ワイヤーループ病変が正解であるが，標本中の5時から7時方向の係蹄壁に沿って赤く染色される部分が，免疫グロブリンが内皮下に沈着していることを示している。半月体形成は激しい糸球体腎炎で，また分節性壊死病変は血管炎などでみられる。

参考文献

1) 今井裕一, 山田晴生. 膠原病と腎　腎臓学入門 Primers of Nephrology. 東京：東京医学社, 2005：142-151.
2) 今井裕一. 全身性エリテマトーデス（ループス腎炎）内科学. 第8版. 東京：朝倉書店, 2003：1412-1415.

正解：c

問題 21 の 解説

家族歴から遺伝性が疑われ，腹部 CT 所見から多発性嚢胞腎（ADPKD：常染色体優性遺伝）の可能性が高い。多発性嚢胞腎の合併症としては，高血圧が約 60%，頭蓋内動脈瘤が MR アンギオグラフィでは約 10%，剖検では約 20% に存在している。心臓の異常としては，左室肥大，僧帽弁閉鎖不全が約 20% でみられる。大腸憩室が透析導入後に増加するといわれている。感音難聴は Alport 症候群，皮脂腺腫は結節性硬化症（tuberous sclerosis）の特徴である。

正解：c，d

問題 22 の 解説

最近の遺伝子解析の結果，常染色体優性遺伝の多発性嚢胞腎（ADPKD）の原因が明らかにされてきた。第 16 番染色体短腕の PKD1 遺伝子蛋白である polycystin-1（PC-1），あるいは第 4 番染色体長腕の PKD2 遺伝子蛋白である polycystin-2（PC-2）のいずれかの蛋白機能が失われて嚢胞が形成される。80〜90% は PKD1 異常で，残りが PKD2 異常であることがわかった。PC1 と PC2 は尿細管細胞繊毛（cilia）に共存し，尿細管液の流れを感知して細胞内に Ca^{++} イオンを流入させる働きをしている（**解説図 5**；*Arch Pathol Lab Med.* 2010；134：554 より引用）。PC2 は endoplasmic reticulum（ER）に豊富に発現しており，transient receptor

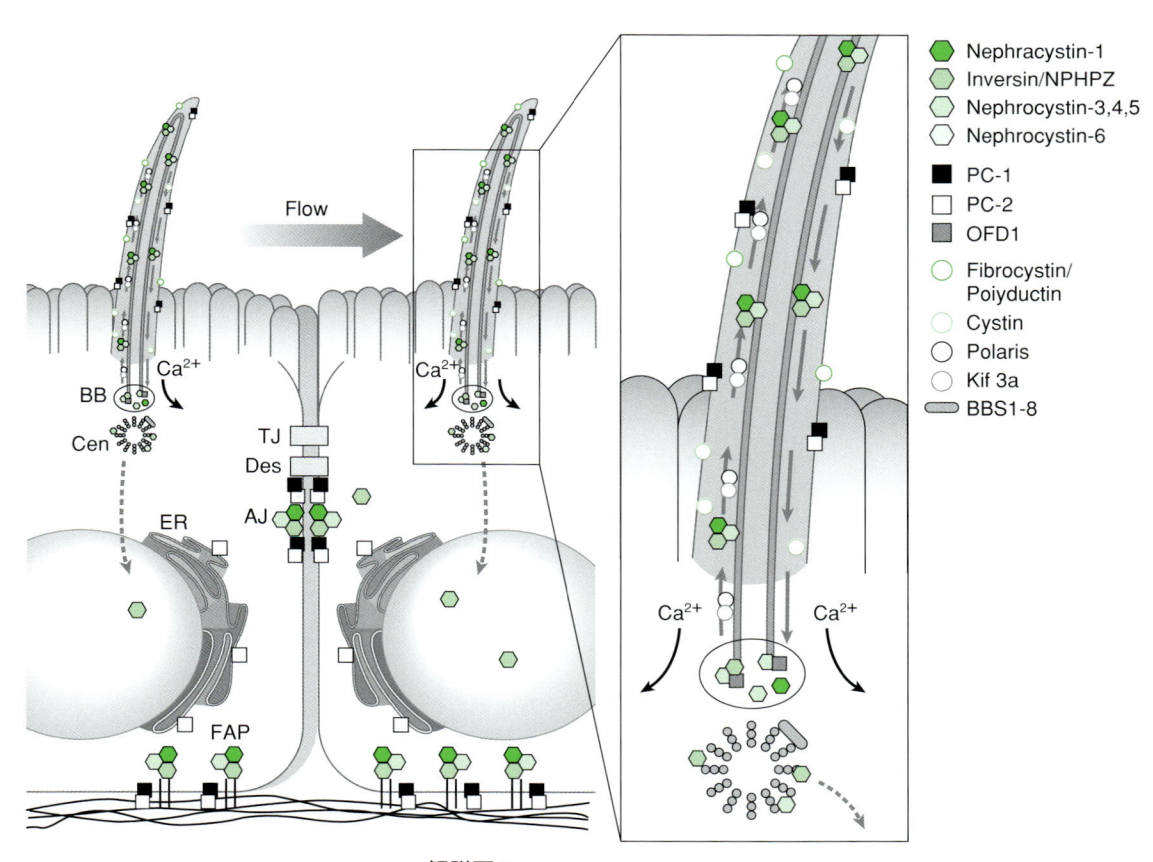

解説図 5

potential(TRP)channel superfamily の subfamily メンバーである．PC2 は Ca イオンによって活性化される，high conductance ER channel で，2 価陽イオンに対して透過性を有する．PKD 細胞では，この機能が喪失しているため，細胞内 Ca 濃度が低下する．

　EGF receptor（EGFR）は，PKD 細胞で過剰発現しているが，EGFR の下流にある Raf1, MEK, ERK の刺激伝達系は細胞増殖を刺激する．正常細胞では cyclic-AMP によって活性化される PKA はこの EGF 以下の刺激伝達系を抑制している．しかし PKD 細胞では細胞内 Ca^{++} イオン濃度が低下していることが原因となり，cyclic-AMP によって活性化される PKA は，EGF 以下の刺激伝達系を刺激する．そのため，PKD 細胞では cyclic-AMP が細胞増殖を刺激すると考えられている．cyclic-AMP によって活性化される PKA は apical 側にある CFTR（Cl の膜を介する転送を促進する）を刺激して，嚢胞内への Cl 分泌を高める．

　以上のように，ADPKD 細胞では，cyclic-AMP が細胞増殖と嚢胞液の分泌を刺激するが，cyclic-AMP のそのような作用は正常細胞では認められない．腎尿細管細胞で cyclic-AMP を介して作用しているホルモンにバソプレシンがあり，バソプレシンの抗利尿作用に関与する V2 受容体の拮抗薬が，ADPKD モデル動物で病状の進行を抑えたことが報告されており，現在，ADPKD 患者で治験が行われている．

　この出題に関しては，現時点でヒトでのエビデンスは確立されていないが，科学的なアプローチであることと今後新たな治療薬が開発される可能性があるという観点に立って，腎臓専門医がこのようなトピックスを知っておくと将来役に立つであろうという意図があり，出題した．

正解：b

問題 23 の 解説

　光顕所見は PAM 染色で糸球体基底膜が縄梯子状になっており，膜性腎症を想定させる．電顕所見では，Ehrenreich-Churg のステージ分類でステージⅡ～Ⅲに相当する上皮細胞下腔沈着物を示す組織所見であり，膜性腎症と診断される．C 型肝炎に伴う腎症として，膜性増殖性糸球体腎炎（MPGN）は有名でありその合併頻度は高い．MPGN の 40～60％程度に C 型肝炎が合併するといわれる．一方，膜性腎症の 1～5％程度に C 型肝炎の合併がみられるといわれる．

正解：b

問題 24 の 解説

　冠動脈造影（CAG），左前下降枝の拡張術後に，足の色の変化（blue toe）を認めたことから，コレステロール塞栓症（コレステリン塞栓症）の可能性が最も高い．血清クレアチニンが 1.6 mg/dL とすでに軽度上昇しており，推算 GFR は 33 mL/分/1.73 m^2 である．このような状況でコレステロール塞栓症が生じると，さらに血清クレアチニンが上昇することが予測される．また，コレステロール塞栓症では，好酸球の増加も特徴的である．

正解：a, c

問題 25 の 解説

　MPO-ANCA は，顕微鏡的多発血管炎，半月体形成性腎炎で陽性になりやすい。この患者で，腎生検を行うか，皮膚生検を行うかは迷う点であるが，簡単に実施できる点で皮膚生検のほうがよい。皮膚症状としては，blue toe のほかに，網状皮斑（livedo reticularis）などもある。下肢血管造影はむしろ禁忌になる。

正解：d

問題 26 の 解説

　好酸球が増加している状況では，末梢血管内で脱顆粒が生じ，さらに虚血や炎症を引き起こすことが知られている。この状態を改善するためには，副腎皮質ステロイド薬が有用である可能性がある。エビデンスは確立していないが，血管炎に類似した臨床症状を呈する場合には，最初に副腎皮質ステロイド薬を投与するほうがよいとする意思が多い。LDL アフェレーシスが有用であった症例報告もあるが，多数例での検討はされていない。抗凝固剤療法は，一般には避けるべきであるとされている。血栓溶解療法も一般的ではない。

参考文献
1) Takahashi T, Konta T, Nishida W, et al. Renal cholesterol embolic disease effectively treated with steroid pulse therapy. Intern Med 2003；42：1206-1209.

正解：a

問題 27 の 解説

　本症例は，高齢で発症したネフローゼ症候群に近いレベルの蛋白尿を呈する腎不全症例で，長期にわたる腰痛の既往，貧血も認めている。本症例は解熱鎮痛剤を常用していたことから，この関連も鑑別する必要がある。

　高齢で初発の高度蛋白尿を呈する疾患として，原発性の糸球体腎炎としては，微小変化群，巣状糸球体硬化症，膜性腎症などが代表的に鑑別にあがる。一方，二次性の腎障害では，悪性腫瘍などに伴う腎障害やアミロイドーシスなど慢性炎症に関連するもの，血管炎，感染症関連の腎症，さらに薬剤性の腎障害などがある。

　血液所見では，蛋白尿がスポット尿では陰性であるが，蓄尿では蛋白尿が 3 g/日認められている。通常の尿蛋白試験紙法は陰性電荷をもつアルブミンによる pH 指示薬の発色のずれを利用している。したがって，このような検査結果の乖離は尿蛋白がアルブミン以外の蛋白であることを示す。よって，本症例では，尿中にアルブミンではなくその他の蛋白（Bence Jones 蛋白，免疫グロブリンなど）が過剰に排泄されていることが推察される。さらに血液生化学所見をみると血清アルブミンが 2 g/dL と低下しているにもかかわらず総蛋白濃度は正常である。血液生化学検査からも免疫グロブリンなどの過剰な存在が示唆される。貧血の存在は，骨髄病変の存在を示唆すると思われる。

　本症例が，高齢，腰痛，貧血に加え，急速に進行する腎障害，免疫グロブリンの過剰産生状態が考えられる状態であることから，その原因として多発性骨髄腫が最も疑われる病態と考えられる。

　多発性骨髄腫の鑑別に有用な検査は，異常な免疫グロブリンの存在を明らかにすることである（M 蛋白）。よって，血清蛋白分画測定が最も簡易でかつ鑑別に役立つことになる。その他の検査（a, b, d, e）は，すべて陰性であることが予測される。

正解：c

問題 28 の 解説

血中 Ca は約半分が主にアルブミンなどの蛋白と結合し，残りが生物活性のある遊離 Ca である。本例の（総）Ca 9.5 mg/dL はアルブミン濃度を 4 g/dL とした場合の補正式（補正 Ca＝実測 Ca＋(4－Alb)）より 11.5 mg/dL となり，高 Ca 血症と判断される。血清 P の上昇なく，腎不全による二次性副甲状腺機能亢進とは言いがたい。腰痛あり腫瘍による骨融解による高 Ca 血症が疑われるが，異常蛋白の尿への溢流から，骨髄腫が最も疑われる。X 線写真で打ち抜き像が腸骨や椎骨に認められるかもしれない。血清の免疫電気泳動で M 蛋白を証明できれば単クローン性異常蛋白腎症と診断でき，さらに骨髄穿刺にて骨髄腫の確定診断に進む。転移性腫瘍や非ホジキンリンパ腫による高 Ca 血症の多くは PTHrP によるが，骨髄腫による骨融解は IL6 などのサイトカインによる破骨細胞の活性化による。

参考文献
Croucher PI, Apperley JF. Bone disease in multiple myeloma. Br J Haematol 1998 Dec；103（4）：902-910.

正解：d

問題 29 の 解説

本症例に腎生検を施行することが必要かどうかは議論されるべき点ではあるが，多発性骨髄腫における腎障害の機序の一部として，排泄された免疫グロブリンが尿細管腔に沈殿・充満して腎不全になることが知られている。よって，腎生検所見は e の cast nephropathy であることが予想される。

骨髄腫でみられる腎疾患は，以下の 4 病型に分類される。

1. 骨髄腫腎（cast nephropathy）
2. AL アミロイドーシス
3. 軽鎖沈着症
4. 尿細管機能障害

これらの病型は主に過剰産生された免疫グロブリン軽鎖の沈着形式による。血中の軽鎖は糸球体で濾過されて尿中に出現し，軽度～中程度の蛋白尿となって，円柱形成で尿細管の閉塞や機能障害をもたらす。この病型（cast nephropathy）が最多で，腎不全を呈することが多い。病理組織では，糸球体に特異病変なく尿細管の拡張と間質への細胞浸潤，管腔内に無構造のヒアリン円柱形成をみる。

さらに大量の異常蛋白産生が続くと，マクロファージで処理された蛋白が β シート構造をとって糸球体系蹄壁や血管さらに全身組織に沈着する（AL アミロイドーシス）。また，大量の軽鎖が直接糸球体に沈着しネフローゼとなる軽鎖沈着病をみる。前者は沈着物のコンゴレッド染色やアミロイド染色が陽性で，電顕でアミロイド線維構造をみるが，後者はいずれも陰性である。

正解：e

問題 30 の 解説

本例は骨髄腫腎であり，すでに腎不全と高 Ca 血症をみる。尿中の軽鎖蛋白の円柱形成と腎障害を強めるものとして，脱水，アシドーシス，高 Ca 血症がある。したがって，ビタミン D の投与は好ましくない。副腎皮質ステロイドは骨髄腫の治療として使用される。さらに造影剤や NSAIDs の使用も容易に急性腎不全を引き起こすため，注意が必要である。

心不全を認めずに，尿量が維持されていれば，cast nephropathy に対して水分負荷は最も有効と思われる（尿細管内での L 鎖の濃縮，NaCl 濃度の亢進，流量低下は，cast formation を助長することが示唆されている）。また，高カルシウム血症や骨痛に対してカルシトニンが有効である可能性がある。

多発性骨髄腫

症　状
主に高齢者（平均 65 歳）に認められる疾患で，自覚症状として腰背痛，関節痛，全身倦怠感を主訴として，整形外科を初診される方も多い。

診断基準
多発性骨髄腫の診断基準は，本邦では必ずしも一定ではないようであるが，最も利用されているアメリカグループの基準を記載する。

大基準
1．組織生検で形質細胞腫を認める
2．骨髄中に形質細胞＞30%
3．血清中に多量の M 蛋白を認める
IgG 型＞3.5 g/dL，IgA 型＞2.0 g/dL
尿中 L 鎖蛋白＞1 g/24 時間[注]（アミロイドーシスを伴っていないこと）

小基準
1．骨髄中に形質細胞 10〜30%
2．M 蛋白は存在するが大基準 3 の値以下
3．骨融解病変
4．血清正常免疫グロブリン量の抑制を認める
IgM＜50 mg/dL
IgA＜100 mg/dL
IgG＜600 mg/dL

骨髄腫の診断（1 または 2）

1：大基準 1 項目＋小基準 1 項目（ただし大基準 1＋小基準 1 の組み合わせは除く）以上
2：小基準 1＋2 を含む 3 項目以上
[注]日本の基準では，尿中 Bence Jones 蛋白 2 g/日以上を 1 項目としている。

Bence Jones 蛋白とは，免疫グロブリン L 鎖の κ 鎖あるいは λ 鎖で，尿を加熱し 56℃で白濁し，100℃で再溶解することが知られている。

治療法
1）Merphalan＋Prednisolone 内服（MP 療法）
2）1）に加えてサリドマイド
3）インターフェロン療法
4）多剤併用療法
VAD 療法：vincristine, doxorubicin, dexamethasone3
VBMCP 療法：vincristine, carmustine, cyclophosphamide, ＋MP 療法
5）自己末梢血肝細胞移植（ABSCT）

補助療法
1）水分付加（3 L/日）
2）尿のアルカリ化
3）血漿交換
4）血液透析（腎不全に対して）
5）高 Ca 血症がなければ，ループ利尿薬も使わない（尿細管腔内の NaCl 濃度を上げないため）
6）酸性抗炎症薬や造影剤を使用しない

予　後
診断後の平均生存期間は 2〜4 年とされているが，腎障害を認める場合は予後不良として知られている。透析導入後，2 カ月生存可能であればその後の予後は良くなるとする報告もある。

正解：e

問題 31 の 解説

微小変化型ネフローゼ症候群

　小児では，ネフローゼ症候群の 90％が特発性ネフローゼ症候群で，そのうち，組織学的に明らかな異常のない微小変化型ネフローゼ症候群が 80％を占めている．本症例も，血尿を伴わないネフローゼ症候群レベルの蛋白尿と浮腫の小児症例で，微小変化型ネフローゼ症候群が最も考えられる．

　小児で，微小変化型ネフローゼ症候群の最も頻度の高い好発年齢は 3〜6 歳で，約 80％が 6 歳未満に発症している．微小変化型ネフローゼ症候群ではアルブミンなどの低分子蛋白の尿中漏出の割合が高分子蛋白に比し高い：尿蛋白選択性が高いことが多い．ステロイド感受性であることが大半であるが，2005 年に日本小児腎臓病学会から小児特発性ネフローゼ症候群薬物治療ガイドライン 1.0 版（http://www.jspn.jp/0505guideline.pdf）が出されている．寛解再発を繰り返すことも多いが，年齢とともに再発が減少し，大半は成人期までに治癒する予後としては良好な疾患である．

正解：c

問題 32 の 解説

膜性腎症

　数年来の蛋白尿が腎機能の低下は認めないままネフローゼ症候群レベルに増加してきた中年男性の症例である．患者の年齢・性別，数年来という緩徐な発症様式，血尿を伴わない高度な蛋白尿ということから膜性腎症が最も考えられる．膜性腎症は糸球体基底膜上皮下への免疫複合体の沈着とそれに起因する糸球体基底膜の肥厚を主病変とする疾患であるが，70〜80％はネフローゼ症候群を呈する．非ネフローゼ症候群症例の予後は良好であるが，ネフローゼ症候群症例の腎長期予後は良好とはいえず（腎生存率 10 年 89％，20 年 59％：厚生省特定疾患進行性腎障害調査研究班平成 10 年度研究），ステロイド療法に加えてシクロホスファミド，シクロスポリン，ミゾリビンなどの免疫抑制薬，抗血小板薬，アンジオテンシン変換酵素阻害薬，アンジオテンシンⅡ受容体拮抗薬，さらに高脂血症治療薬（スタチン系）などの併用療法が行われる．

参考文献
松尾清一，他．日本腎臓学会・ネフローゼ症候群診療指針，2011．

正解：d

問題 33 の 解説

膜性増殖性糸球体腎炎

　蛋白尿（ネフローゼ症候群レベル）と血尿とともに，低補体血症を伴った症例．蛋白尿，血尿，特徴的な補体低下から膜性増殖性糸球体腎炎が最も考えられる．膜性増殖性糸球体腎炎は無症候性蛋白尿血尿（20〜30％），急性腎炎症候群やネフローゼ症候群急性発症（20〜30％），肉眼的血尿（10〜20％）と多彩な様式で発症し，半数以上の症例でネフローゼ症候群を呈すると報告されている．病理学的にびまん性糸球体メサンギウム細胞増殖ならびに基質の増加と係蹄壁の肥厚を伴う病理形態学的疾患であるが，主に電子顕微鏡上の electron dense deposit の局在部位で，electron dense deposit が糸球体基底膜内皮下に認められるものが typeⅠ，typeⅠの特徴に加え electron dense deposit を上皮下に

5. 全身性疾患による腎障害（DM, HT 含む） ● 191

も認められるものが type Ⅲ（type Ⅰ の亜型であるか否か議論がある），electron dense deposit が基底膜緻密層内に認められる場合が dense deposit disease（type Ⅱ）と分類され，type Ⅰ と dense deposit disease は異なった病態であると考えられている。ステロイド療法は成人例に比して小児例では改善例が多い。また，免疫抑制薬の有効性については明確となっていない。従来，腎予後の悪い疾患であったが，日本を含めた先進諸国での膜性増殖生糸球体腎炎の発生頻度は著明に減少しており，公衆衛生の改善や感染コントロールなどが関与している可能性があると考えられている。

正解：e

問題 34 の 解説

巣状糸球体硬化症

高度肥満，高脂血症のある成人男性で，以前からの蛋白尿が増加してきている症例である。

最近，肥満そのものが引き起こす肥満関連腎症（obesity-related nephropathy）といわれる腎障害の存在が注目されるようになってきており，WHO 分類第 2 版でも取り上げられている。それによると，全身性障害を伴わない著しい肥満においてネフローゼ症候群に匹敵する蛋白尿を引き起こす病態と定義されているが，実際には血清アルブミン値はネフローゼ症候群のレベルまで低下しないことも多い。原因としては，肥満における心拍出量や循環血液量の増加が，糸球体高血圧や糸球体血液量の増加を導き，hyperfiltration を生じることが考えられている。現在のところ RCT で証明された治療法はないが，体重減少，高血圧（アンジオテンシン変換酵素阻害薬，アンジオテンシン Ⅱ 受容体拮抗薬），高脂血症（スタチン系），耐糖能異常の治療は重要である。

正解：b

問題 35 の 解説

Wegener 肉芽腫症は，わが国では比較的稀である。Wegener 肉芽腫症は，上気道（E），肺（L），腎（K）の主要症状，および血管炎による症状の主要症状を示し，血清中に C-ANCA をしばしば認める疾患である。わが国の本症の診断基準を表 6 に示す。設問に呈示した図 9 は典型的な cytoplasmic パターンである。本例は主要症状のうちの E：口腔潰瘍，L：咳嗽，K：血・蛋白尿の 3 項目を認め，C-ANCA 陽性であることから，definite な Wegener 肉芽腫症と診断される。このような患者では，高度炎症所見（CRP 高値，白血球増多），急速進行性腎炎を呈し，貧血と腎機能の低下をしばしば伴うが，補体値は炎症所見に伴い軽度増加することは多いものの，低下はしない。

ループス腎炎，顕微鏡的多発血管炎では，同様の尿所見を認めるも，ループス腎炎では通常，血清中に抗核抗体，抗 2 本鎖 DNA 抗体を認め，顕微鏡的多発血管炎では P-ANCA を認めることが多く本例とは異なる。また，紫斑病性腎炎，結節性多発動脈炎（古典的 PN）は臨床症状，経過から考えにくい。

ANCA は好中球の細胞質成分に対する IgG 型の自己抗体で，間接蛍光抗体法の染色パターンによって上記の C-ANCA と，好中球の核周辺の細胞質が強く染色される perinuclear ANCA（P-ANCA）とに分けられる。いずれの ANCA にも複数の標的抗原があるが，C-ANCA の主な標的抗原は proteinase 3（PR3），P-ANCA では myeloperoxydase（MPO）である。

表6 Wegener肉芽腫症の診断基準（厚生労働省難治性血管炎分科会 1998 年）

1. 主要症状
    (1) 上気道（E）の症状
        E：鼻（膿性鼻漏，出血，鞍鼻），眼（眼痛，視力低下，眼球突出），耳（中耳炎），口腔・咽頭痛（潰瘍，嗄声，気道閉塞）
    (2) 肺（L）の症状
        L：血痰，咳嗽，呼吸困難
    (3) 腎（K）の症状
        血尿，蛋白尿，急速に進行する腎不全，浮腫，高血圧
    (4) 血管炎による症状
        ①全身症状：発熱（38℃以上，2週間以上），体重減少（6カ月以内に6 kg 以上）
        ②臓器症状：紫斑，多発関節炎（痛），上強膜炎，多発性単神経炎，虚血性心疾患，消化管出血，胸膜炎
2. 主要組織所見
    ①E，L，K の巨細胞を伴う壊死性肉芽腫性血管炎
    ②免疫グロブリン沈着を伴わない壊死性半月体形成腎炎
    ③小細動脈の壊死性肉芽腫性血管炎
3. 主要検査所見
    Proteinase-3（PR-3）ANCA（蛍光抗体法で cytoplasmic pattern，C-ANCA）が高率に陽性を示す。
4. 判定
    (1) 確実（difinite）
        (a) 上気道（E），肺（L），腎（K）のそれぞれ一臓器症状を含め主要症状の3項目以上を示す例
        (b) 上気道（E），肺（L），腎（K），血管炎による主要症状の2項目以上および，組織所見①，②，③の1項目以上を示す例
        (c) 上気道（E），肺（L），腎（K），血管炎による主要症状の1項目以上と組織所見①，②，③の1項目以上および C（PR-3）-ANCA 陽性例
    (2) 疑い（probable）
        (a) 上気道（E），肺（L），腎（K）のそれぞれ一臓器症状を含め主要症状の2項目以上の症状を示す例
        (b) 上気道（E），肺（L），腎（K），血管炎による主要症状のいずれか1項目および，組織所見①，②，③の1項目を示す例
        (c) 上気道（E），肺（L），腎（K），血管炎による主要症状の1項目と C（PR-3）-ANCA 陽性を示す例
5. 参考となる検査所見
    ①白血球，CRP の上昇
    ②BUN，血清クレアチニンの上昇
6. 鑑別診断
    ①E，L の他の原因による肉芽腫性疾患（サルコイドーシスなど）
    ②他の血管炎症候群（顕微鏡的多発血管炎，アレルギー性肉芽腫性血管炎）など
7. 参考事項
    ①上気道（E），肺（L），腎（K）のすべてが揃っている例は全身型，上気道（E），肺（L）のいずれかあるいは双方にとどまる場合を限局型とよぶ。
    ②全身型は上気道（E），肺（L），腎（K）の順に症状が出現することが多い。
    ③発症後しばらくすると，上気道（E），肺（L）の病変に黄色ブドウ球菌を主とする感染症を合併しやすい。
    ④E，L の肉芽腫による占拠性病変の診断に CT，MRI が有用である。
    ⑤PR-3ANCA の力価は疾患活動性と平行しやすい。

それぞれの標的抗原に対応する ANCA は PR3-ANCA, MPO-ANCA と呼ばれ，ELISA 法などによって血清抗体価として定量的に測定される。

ANCA と疾患との関連では，C-ANCA（PR3-ANCA）は Wegener 肉芽腫症に特異性が高く，P-ANCA（MPO-ANCA）は顕微鏡的多発血管炎，Churg-Strauss 症候群，pauci-immune 型半月体形成性糸球体腎炎で陽性率が高い。

参考文献
1) 厚生科学研究特定疾患対策研究事業難治性血管炎に関する調査研究班（班長；橋本博史）．難治性血管炎の診療マニュアル（2002年3月）

正解：c

問題 36 の 解説

　Alport 症候群の症例である．本症は遺伝形式の約 70～80％の大多数が X 染色体連鎖性優性遺伝形式を示す．その他，常染色体型劣性遺伝によるもの（10～15％），また孤発例（10～15％），常染色体優性遺伝形式のものも報告されている．X 染色体連鎖性優性遺伝形式を示すものの病因はⅣ型コラーゲンの α5（Ⅳ）であることが明らかになっている．本症例では，発症や臨床所見，症状，兄が腎不全で難聴があることより Alport 症候群である可能性があり，X 染色体連鎖性優性遺伝形式であることが考えられる．したがって，Ⅳ型コラーゲンの α5（Ⅳ）の遺伝子異常があることが考えられる．Ⅳ型コラーゲンの α5（Ⅳ）は，他のコラーゲンと同様に糸球体の基底膜，ボウマン嚢の基底膜の構成成分である．本疾患では，幼少期より持続する血尿を認め，その後蛋白尿が出現し次第に増加，進行性の腎機能障害を呈し，10～20 歳代後半までにはこの症例のように末期腎不全へと進行する．特徴的なのは，両側性の進行性の 4,000～8,000 Hz の高音域の感音性難聴を伴うことである．一般にヘテロとなる女性では軽症例（血尿，軽度の蛋白尿）が多いが，なかには腎機能障害を起こす例も報告されている．

　腎生検では未熟な糸球体がみられ，メサンギウム細胞および基質の増加，進行すれば巣状および分節性の糸球体硬化を示す．電顕では不規則な肥厚，緻密層の層状化，菲薄化や断裂がみられ，成人では広範に認められる．蛍光所見は通常陰性．抗 α5（Ⅳ）抗体にて基底膜が染色されないことが診断に有用である．尿細管間質病変は間質に多数の泡沫細胞を認め，進行すると間質の線維化を認める．

正解：c, e

問題 37 の 解説

　先行する出血性腸炎，特に O-157 陽性の大腸菌であれば，ベロ毒素関連の溶血性尿毒症症候群（HUS）を考えたい．一般に大腸菌感染から HUS 発症まで 7 日（3～15 日）といわれている．

　HUS は，①非免疫的，機械的溶血による貧血，②血小板血栓形成による血小板減少，③腎障害，を主症状としている．原因としては細菌，特にベロ毒素を持つ大腸菌が有名であるが，薬剤（シクロスポリン，タクロリムス，マイトマイシン C など），妊娠，骨髄移植後などでも起こる．病態はベロ毒素など種々の原因による内皮細胞の障害による血栓形成と考えられている．

　溶血性貧血のため，尿中に free ヘモグロビンが出現し，尿潜血が陽性になるが，沈渣には赤血球は認められない（赤血球陰性の尿潜血陽性例をみたら，ヘモグロビン尿，ミオグロビン尿などを考える）．

　自己免疫性溶血ではなく，機械的血管内溶血のため，Coombs 試験は陰性であり，末梢血塗抹標本での破砕赤血球の存在が特徴的である．

　血小板減少も自己免疫機序ではなく，機械的消耗のため抗血小板抗体は認めない．

　ADAMTS-13（von Willebrand factor-cleaving protease：VWF-CP）は血管内で作られるフォンウィルブランド因子（vWF）を切断する酵素である．血栓性血小板減少性紫斑病（TTP）では活性が 3％以下（ほぼ 0）になり，同時にインヒビターを認める（抗 ADAMTS-13 抗体）．HUS では ADAMTS-13 の活性は少し低下するのみであり，抗 ADAMTS-13 抗体は認め難い．

正解：b

問題 38 の 解説

HUS の重症度はさまざまであるが，急性期の加療を受けた患者の多くの予後は良好で，HUS の治療法の基本は支持療法である。急性期の死亡率は約 2～5% とされている。

支持療法は，輸液を中心とした体液管理が基本で，急性腎不全の溢水，アシドーシス，電解質異常，尿毒症症状などが保存的治療でコントロールできない場合，透析を施行する。また，ほかには高血圧に対する降圧療法，貧血に対する輸血，脳症に対する抗痙攣薬や脳浮腫対策，合併する DIC 治療，経腸栄養不能期間が遷延する場合の中心静脈栄養などが支持療法としてあげられる。

特異的治療法として，血漿交換療法や血漿輸注，γ-グロブリン製剤，抗血小板薬，プロスタグランジン I2，ビタミン E，ハプトグロビンなどがあげられるが，腸管出血性大腸菌による HUS での有効性は確立されていない。よって，初期治療として，補液のみが適切である。

参考文献
1) 日本小児腎臓病学会．腸管出血性大腸菌感染に伴う溶血性尿毒症症候群の診断・治療のガイドライン．(平成 12 年 6 月改定版)：http://www.jspn.jp/pe-gakujyutsu.html

正解：a

問題 39 の 解説

糖尿病性腎症 2 期（早期腎症）の状態である。第 2 期の診断は糖尿病の経過と**表 7** の糖尿病性腎症の早期診断基準（2005 年糖尿病性腎症合同委員会報告）によってなされる。

a，d．一般に腎症で可逆性があるとされるのは 2 期（早期腎症）で，厳格な血糖と血圧のコントロールによる治療が重要である（DCCT, Kumamoto Study, UKPDS/IRMA-2, MARVAL など）。血糖コントロール目標は HbA_{1C} < 6.5%，血圧目標は 130/80 mmHg 未満である。降圧薬では特にアンジオテンシン変換酵素阻害薬（ACEI）とアンジオテンシン II 受容体拮抗薬（ARB）で血圧とは独立した腎保護作用が示されており，第一選択薬となっている。その他の降圧薬としては持続型 Ca 拮抗薬も勧められる。微量アルブミン尿は心血管イベントのリスクとしても知られており，血糖や血圧の厳格なコントロールは腎症進行予防以外にも心血管イベントの予防治療としても重要である。

b．IV 型コラーゲンは糸球体基底膜およびメサンギウム基質の主要な構成成分であり，糖尿病性腎症では尿中 IV 型コラーゲン値が早期から増加していることが示されている。尿中 IV 型コラーゲンの排泄量には日内・日差，運動による有意な変動がないため，随時尿の使用が可能である。腎症に対しては保険診療の対象となっている。

c．病理所見では，腎症 2 期ではびまん性病変が主体で，ときに結節性病変が見られる程度。ちなみにびまん性病変は 1 期から出現し，3 期では結節性病変が多くなり，4 期で硝子化糸球体が大勢を占めるようになる。

e．食事療法のエネルギーやたんぱく質量は実体重ではなく理想体重で計算する。理想体重（IBW）は身長 $(m)^2 × 22$ で計算し 69.7 kg。腎症 3A 期までのエネルギー摂取は糖尿病の食

表 7 糖尿病性腎症の早期診断基準

1. 測定対象：尿蛋白陰性か陽性（+1 程度）の糖尿病患者
2. 必須事項
    尿中アルブミン値：30～299 mg/gCr　3 回中 2 回以上陽性
3. 参考事項
    尿中アルブミン排出率：30～299 mg/24 時または 20～199 μg/min
    尿中 IV 型コラーゲン値：7～8 μg/gCr 以上
    腎サイズ：腎肥大

5. 全身性疾患による腎障害（DM，HT 含む） ● 195

事指導に準じる。基礎代謝は 20～25 kcal/IBW/日となることが知られ，事務職での消費エネルギーは 5 kcal/IBW/日の追加となるため，摂取エネルギーは 25～30 kcal/IBW/日が目標となる。2 期のたんぱく質制限は過剰な摂取を制限する意味で 1.0～1.2 g/IBW/日が理想とされている。本選択肢の食事は実体重計算による誤り。理想体重計算なので本選択肢のエネルギー，たんぱく質量ともに過剰となる。高血圧がある場合には減塩 6 g も指導する。

正解：b, d

問題 40 の 解説

a．本症例を糖尿病性腎症病期分類に当てはめると，すでに持続性蛋白尿の状態であり，MDRD 簡易式による eGFR は 52.1 mL/min/1.73 m² で 60 を下回っていることから，糖尿病性腎症 3B 期（顕性腎症後期）であると言える。したがって a は誤りである。

b．糖尿病性腎症の血圧管理目標は 130/80 mmHg 未満，尿蛋白 1 g/日以上では 125/75 mmHg 未満が目標至適血圧となっており，本症例ではもう少し降圧剤を追加するなどしてコントロールを図る必要がある。本例では ARB がすでに投与されていることから，血清クレアチニン値や血清カリウム値の変動に注意しながら ARB を増量あるいは ACE 阻害薬を追加投与するのが望ましい。

c．糖尿病性腎症は，一般的に
・糖尿病の罹病期間が 5 年以上であること
・網膜症・神経症などのほかの合併症が存在すること
・尿中蛋白排泄量の持続的増加がみられ，その他の原因疾患が除外されること
・顕著な顕微鏡的血尿や肉眼的血尿など，他の尿異常が存在しないこと
・初期では，ときに GFR の高値，腎臓の肥大が存在すること

以上の場合に診断される。したがって，この症例において腎肥大はそれ自体では腎生検を施行すべき所見とは言えない。したがって c は誤り。

d．顕性腎症においても心血管病の予防の観点からの血糖コントロールを厳格に行うことが必要であり，d は正しい。

e．糖尿病性腎症生活指導基準では，顕性腎症後期の食事について
・総エネルギー 30～35 kcal/IBW/日
・たんぱく質 0.8～1.0 g/IBW/日
を推奨している。この患者の標準体重は 69.7 kg なので，総エネルギーは 2,091～2,440 kcal/日，たんぱく質は 55.8～69.7 g/日となる。e では総エネルギーが少なすぎ，かつたんぱく質が多すぎるため誤りである。

正解：b, d

問題 41 の 解説

a．この時点で，eGFR は 20.0 mL/min/1.73 m² にまで低下している。CKD のステージでは eGFR15～29 のステージ 4 に相当するので，a は正しい。

b．糖尿病の薬物療法で広く用いられているメトホルミンはビグアナイド薬の一種であるが，肝で代謝されず大部分が腎から未変化体のまま排泄されるため，腎機能障害の患者ではメトホルミンが体内に蓄積する可能性がある。このため，肝での乳酸の代謝能以上に乳酸が増加し，乳酸アシドーシスにつながる恐れがある。本症例に対してメトホルミンを用いるのは避けるべ

きで，したがって b は誤り．
c．本症例は糖尿病性腎症病期分類では第 4 期に相当し，この段階でも厳格な血圧コントロールが望まれる．したがって c は正しい．
d．日本透析医学会の "慢性腎臓病患者における腎性貧血治療ガイドライン 2008 年度版" では，透析に入る前の CKD の患者のターゲット Hb を 11～13 g/dL としている．したがって d での 13.5 g/dL は高すぎるため誤りである．

e．糖尿病性腎症生活指導基準では，腎不全期の食事について
・総エネルギー 30～35 kcal/IBW/日
・たんぱく質 0.6～0.8 g/IBW/日
を推奨している．この患者の標準体重は 69.7 kg なので，総エネルギーは 2,091～2,440 kcal/日，たんぱく質は 41.8～55.8 g/日となる．e ではたんぱく質は適当であるが総エネルギーが多すぎるため誤りである．

正解：a，c

問題 42 の 解説

高齢者が発熱と体重減少を主訴とし，炎症反応陽性で急速な腎機能低下をきたす場合，腎の形態検査（超音波検査が最適）で，腎後性病変がなく，腎萎縮もないことを確認した後，腎生検を施行する．本症例の組織所見では，好中球も交えた壊死性糸球体炎と係蹄壁の破綻および細胞性半月体形成，さらにボウマン嚢の破壊とそれに続く糸球体周囲の間質への炎症細胞浸潤が認められ，顕微鏡的多発性血管炎（microscopic polyangiitis：MPA）にしばしば伴う壊死性半月体形成性糸球体腎炎の所見である．

本疾患の発症機序として，感染や化学物質など何らかの外的刺激により，活性化した好中球から血中に放出された好中球細胞質成分に対する自己抗体（抗好中球細胞質抗体 anti-neutrophil cytoplasmic autoantibody：ANCA）が陽性となり，これが引き金となって血管内皮を障害することが推測されている．免疫複合体腎炎と異なり，糸球体に免疫グロブリンや補体の沈着を認めないことが多く pauci-immune と称される．しばしば血尿を呈し，血中の補体や血小板は増加する．免疫グロブリンは高値を示すこともあるが，IgA 特異的ではなく，抗核抗体も必発ではない．本疾患は Chapel Hill 分類で，小型の血管に発生する血管炎に属し，ほかに Wegener 肉芽腫症，アレルギー性肉芽腫性血管炎（Churg-Strauss 症候群）があるが，これらはそれぞれ鼻腔，上気道，肺の肉芽腫性病変や，好酸球を伴った喘息の発症など，臨床症状に特徴があり，本症例とは異なる．また，血中の ANCA の対応抗原は好中球細胞質成分のうち myeloperoxidase（MPO）と proteinase 3（PR3）が主で，MPA，CSS では前者に，WS では後者に対する ANCA が中心となる．わが国の急速進行性糸球体腎炎の 70% 近くは MPA によるもので，欧米のように WS によるものは非常に少ないのが特徴で，その発症頻度は一般には 100 万人に 15 人程度であるが，65 歳以上ではその頻度は 3 倍になり，高齢者に不明熱，血尿，腎機能低下を認めた場合，必ず本疾患を疑い ANCA を測定する．

参考文献
1) Jennette JC, et al. Nomenclature of systemic vasculitis. Proposal of an international consensus conference. Arthritis Rheum 1994；37(2)：187-192.
2) Fujimoto S, et al. Incidence of ANCA-associated primary renal vasculitis in the Miyazaki prefecture：The first population-based, retrospective, epidemiologic survey in Japan. Clin J Am Soc Nephrol 2006；1：1016-1022.

正解：d

問題 43 の 解説

心臓カテーテル後の足指先の紫色変化というだけでコレステロール塞栓が疑われるが，他の選択肢を見てみよう。a：抗生物質を使用しており，好酸球増多もあるが，急性アレルギー性尿細管間質性腎炎は発熱や関節痛など炎症症状を伴うことが多い。b：アレルギー性紫斑病では網状皮斑ではなく紫斑である。c：Churg-Strauss 症候群では喘息の既往と P-ANCA 陽性があるはずである。e：抗核抗体のデータがないのでループス腎炎を完全に否定することはできないが，それを疑わせる症状も血液異常もない（例えば白血球減少など）。

正解：d

問題 44 の 解説

強皮症腎クリーゼと呼ばれる病態で，悪性高血圧，急速進行性腎障害，血栓性微小血管症 thrombotic microangiopathy を呈する。レニン高値になるのが特徴で，アンジオテンシン変換酵素阻害薬の登場によって予後が改善した。1，5 は血栓性微小血管症により microangiopathic hemolytic anemia をきたした結果である。4．白血球数の異常は通常認められない。

正解：b

問題 45 の 解説

本例の検尿異常の特徴は，潜血反応を伴わない尿蛋白であり，また，腎外症状として末梢神経障害を伴っていることから，一次性よりは二次性を考えたい。

全身性エリテマトーデス（SLE）でも末梢神経障害を起こすが，他の所見もなく，年齢，性からも考え難い。

糖尿病でネフローゼ症候群を呈するような腎症であれば，ほとんどの症例で糖尿病性網膜症を合併しているので，眼底所見から否定的である。

溶血性尿毒症症候群では内皮細胞障害が主体である。多くの症例で高度の溶血によりハプトグロビンと結合できなかった free のヘモグロビンが尿中に漏れるため，赤血球を認めない潜血反応陽性が特徴であり，この症例では一致しない。

紫斑病性腎炎は小児に多い疾患で，下肢中心の紫斑を認めたのちに，血尿主体の検尿異常を生じやすいので，この症例には一致しない。

このなかで唯一残るのが，アミロイド腎症である。これは，腎臓，神経，心臓などにアミロイド線維が沈着を起こし，種々の障害を起こすものである。本邦での年間剖検総数は 70〜120 例（剖検の 0.3％）と稀な疾患であり，男女比はほぼ 1：1，60〜70 歳代にピークがある。

蛋白質の立体構造は最も安定な状態に保たれるので，一次構造が決まれば立体構造も決まると考えられてきた（アンフィンゼンのドグマ）が，このドグマに従わない蛋白質の構造状態が存在することが明らかになった。その代表がアミロイドで，蛋白質が凝集してアミロイド線維と呼ばれる特徴的な線維状構造を形成して，組織沈着する疾患の総称である。全身性アミロイドーシスの原因としては，①AL amyloidosis, ②reactive(SAA type)amyloidosis, ③dialysis-related amyloidosis, ④hereditary amyloidosis(familial amyloid polyneuropathy) がある。先行する炎症性疾患（多くは関節リウマチ），透析歴がないことから，この症例では，AL amyloidosis が原因として考えやすい。

どのような症例でアミロイドーシスを疑う

か，と考えたとき
1) 弁膜症，心血管病変，長期高血圧を伴わない非虚血性心筋肥大
2) 非糖尿病性の尿蛋白
3) 原因不明の肝腫大
4) 原因不明の多発性末梢性神経障害（感覚＞運動）

などがあげられる。このような症例をみたら，スクリーニングとしては尿・血清免疫電気泳動が有効であるが，最近はフリーライト®の測定が有用である。確定診断には組織生検が必須であるが，皮下脂肪吸引生検および骨髄生検で87％が診断可能[1]であるため，あえて最初から腎，肝，心の生検を行う必要はない。

参考文献
1) Gertz MA, Lacy MQ, Lust, JA, Greipp PR, Witzig TE, Kyle RA. Prospective randomized trial of melphalan and prednisone versus vincristine, carmustine, melphalan, cyclophosphamide, and prednisone in the treatment of primary systemic amyloidosis. J Clin Oncol 1999；17：262.

正解：i

問題46 の 解説

本例の特徴は，先行する上気道症状ののちに起きてきた神経症状と肺病変を伴う腎障害である。腎臓以外の全身所見を伴うことから，一次性腎症ではなく二次性腎症をまず考える。神経障害の特徴も，中枢神経，脊髄レベルの問題ではなく，末梢神経の多発性の単神経障害の可能性が高い。肺病変も，ベルクロ音聴取などから，通常の肺炎ではなく，間質性肺炎を考えさせる。

高齢者で肺病変，腎病変，神経障害を認めた場合，MPO-ANCA 関連腎炎が最も考えやすい。好中球の持つ myeloperoxidase（MPO）に対する自己抗体である MPO-ANCA が陽性であることがこの疾患の特徴で，MPO-ANCA が好中球からの MPO 放出を起こさせて，組織障害を起こす。以前はこの種の血管炎について，抗体の関与は否定的であったが，1982 年に Davies らが壊死性血管炎症例に初めて発見し報告した[1]。臨床的には，急速進行性糸球体腎炎（RPGN），肺出血，多発性単末梢神経炎，消化管出血など，多彩な症状を示すことが特徴である。一般的に RPGN をみた場合，第一段階として，MPO-ANCA，PR3-ANCA，抗 GBM 抗体を調べることで鑑別診断を進めることが推奨されている。

本例も，MPO-ANCA 関連腎炎が最も考えやすく，その腎生検組織像では半月体形成性糸球体腎炎が予想される。

参考文献
1) Davies DJ, Moran JE, Niall JF, Ryan GB. Segmental necrotising glomerulonephritis with antineutrophil antibody：possible arbovirus aetiology? Br Med J（Clin Res Ed）1982；285（6342）：606.

正解：f

問題47 の 解説

本例の特徴は，関節痛，顔面発疹，口内潰瘍などの全身症状を伴う腎症にて，二次性腎症をまず考える。

糖尿病，アミロイドーシスでは，このような合併症は稀である。紫斑病性腎炎はアレルギー性紫斑病に基づく腎症であり，下肢中心の紫斑であり，顔面発赤は起きない。Wegener 肉芽腫症は上咽頭，肺，腎臓に壊死性肉芽腫性血管炎が起こるが，皮膚病変は稀である。若年の女性に急に出現した日光過敏症を思わせる顔面皮疹，血尿を主体とする検尿異常からは，ループス腎炎を考えたい。

5. 全身性疾患による腎障害（DM，HT 含む） ● 199

全身性エリテマトーデス（SLE）は全身性の血管炎を本態とし，全身の種々の症状を有する疾患で，若年女性に多い。

SLE の診断には American Rheumatism Association の分類基準が用いられる。

①頬部紅斑，②円板状紅斑，③光線過敏症，④口腔内潰瘍，⑤非びらん性関節炎，⑥漿膜炎，⑦腎障害，⑧神経障害，⑨血液学的異常，⑩免疫学的異常，⑪抗核抗体

のうち，4 つ以上認めた場合に診断しうる[1]。

従来の分類基準は 1982 年に発表されたが，抗リン脂質抗体に関する知見の集積から，1995 年に⑩免疫学的異常から LE 細胞が削除され，抗リン脂質抗体に置き換えられた。

腎症からみた場合，SLE が二次性ネフローゼ症候群の 1/3 を占めるほど腎障害を起こしやすい。SLE からみた場合，腎症の有無が予後を決定するので，腎生検による病理組織学的診断が必要となる。

参考文献
1) Hochberg MC. Updating the American College of Rheumatology revised criteria for the classification of systemic lupus erythematosus. Arthritis Rheum 1997；40：1725.

正解：k

問題 48 の 解説

皮膚感染症の 3 週後に発症した血尿，蛋白尿，浮腫，高血圧で腎生検上，糸球体の腫大と富核を認める。溶連菌感染後の急性糸球体腎炎が強く疑われる症例である。

本症は，上気道もしくは皮膚の溶連菌感染後 1 週間以上の潜伏期をおいて発症してくる腎炎で，皮膚感染症のほうが潜伏期が平均 20 日と上気道感染の 10 日前後に比し長い傾向にある。血尿は必発で蛋白尿の頻度も高いがネフローゼレベルの高度なものの頻度は少ない。本例でも低蛋白血症は認めないため高脂血症の合併は考えにくい。全身性エリテマトーデスは男子にもけっして稀な疾患ではなく，ループス腎炎が急性腎炎症候群様の発症パターンをとることもなくはないが，皮疹は軽快しており関節痛や発熱といった症状を欠くことからも可能性としては低い。低補体血症は本症とループス腎炎，また膜性増殖性糸球体腎炎で共通してみられる所見である。ただし本症では副経路（alternative pathway）の活性化が特徴なので，C3 は低下するが C4 は正常のことが多く，また発症 8 週後までには多くの例で正常化するという違いがある。

紫斑病性腎症の重症例で第 XIII 凝固因子が低下することがある。

正解：c

問題 49 の 解説

ループス腎炎は二次性糸球体疾患の代表的疾患であり，糸球体所見の有名なものは知っておく必要がある。まず，症例の症状や検査成績から SLE との診断は容易である。問題図 12 をみて SLE に特徴的なワイヤーループが診断できるか否かがポイントである。ワイヤーループ病変に内皮下の大量の免疫複合体の沈着により基底膜の著しい肥厚を起こしたものである。

正解：c，e

問題 50 の 解説

　全身性強皮症に伴う腎クリーゼの病態を問う問題である。強皮症腎は欧米の頻度（5〜10％）に比して，本邦では比較的頻度が低いとされている。そのほとんどがびまん性全身性強皮症に生じ，発症5年以内に多い。典型例は高血圧で気づかれ，急速に悪性高血圧・乏尿性腎不全に至るので腎クリーゼと呼ばれる。全身性強皮症の血管病変は，血栓性血小板減少性紫斑病と類似し，微小血管傷害性溶血と消費性血小板減少を生じることがある（朝倉書店 内科学第9版）。そのため，末梢血の血液像の評価が必要と考える。さらに，腎クリーゼには MPO-ANCA 陽性顕微鏡的多発血管炎との関連も報告されているため，ANCA 値の測定が必要である。ANCA 関連血管炎の関与もあれば免疫抑制療法が必要となる。
　よって診断上，a と b が臨床的に e より優先されると考えられる。なお，高レニン性高血圧の確認のために，d，e の施行が必要となる可能性が考えられる。

正解：a, b

問題 51 の 解説

　アミロイドーシスは，線維構造を持つ特異な蛋白であるアミロイド線維（amyloid fibril）が全身諸臓器の細胞外に沈着し臓器障害を引き起こす一連の疾患である。アミロイドの沈着は心臓，肝臓，腎臓，消化管，末梢神経に及び，その臨床症状は多彩である。心血管系や自律神経系へのアミロイド沈着は低血圧（起立性を含む）を呈する。生命予後を左右する心アミロイドーシスの検索は必須である。心臓超音波検査では，早期から拡張機能不全を伴う左室壁の肥厚を認める他，一部の患者でエコー輝度の上昇をみる。AL 型では化学療法が有効な場合があり，診断には血清および尿免疫電気泳動検査，免疫固定法にて M 蛋白のモノクロナリティーを証明するが，最近ではさらに感度が良いとされる遊離軽鎖免疫グロブリン（フリーライトチェーン）の測定も有効とされる。Direct Fast Scarlet 染色は Congo Red 染色に比べて皮膚に沈着したアミロイドがよく染まるので近年広く使用されつつある。

正解：b, d

問題 52 の 解説

　足には網状皮斑と blue toe がみられる。病歴・所見よりコレステロール塞栓症が考えられる。確実な治療法はないが抗血小板薬，LDL-アフェレーシス，副腎皮質ステロイド薬，スタチン系高脂血症薬などが症例に応じて使用される。抗凝固薬はアテロームの不安定化につながる恐れがあり，使用されない。

正解：a

問題 53 の 解説

　著明な高血圧を伴った腎機能障害であるが，5年前の血液検査には異常なく，また腹部超音波検査で腎萎縮がないことから，貧血とともにここ数年以内に生じたものと考えられる。あるいは頭痛が始まった2カ月前からの悪化であるかもしれない。血液検査では，他に LDH 高

値，そして腎機能低下にもかかわらず K が低いことが目立つ．また，通常，慢性の腎機能低下では高クロール血症，すなわちアニオンギャップ正常型の代謝性アシドーシスが存在することが多いが，本例では Na－Cl＝40（基準値 36）とむしろアルカローシスを示唆する値となっている．高血圧と低カリウム血症，代謝性アルカローシスは，アルドステロンが腎に強く作用していることを疑う所見である．原発性アルドステロン症，腎血管性高血圧，そして悪性高血圧などがそれにあたる．

　加速型―悪性高血圧は，拡張期血圧が 120〜130 mmHg 以上であり，腎機能障害が急進行し，放置すると全身状態が急激に増悪する予後不良の病態である．大動脈解離・左心不全などを合併した重症高血圧などを含めた高血圧緊急症のなかの 1 つである．加速型―悪性高血圧では著明な血圧上昇に伴ってレニン・アンジオテンシン・アルドステロン系（RAAS）の亢進と血管内皮障害，機械的障害による溶血性貧血がみられることが多く，LDH 高値はそれに矛盾しない．原発性アルドステロン症，腎血管性高血圧では通常 LDH が上昇することはない．

　眼底検査は高血圧の細動脈への影響を非侵襲的に直接判定できる唯一の検査で，加速型―悪性高血圧では軟性白斑（KW 分類Ⅲ度），乳頭浮腫（同じくⅣ度）がみられることが多い．従来は眼底所見で乳頭浮腫を伴う悪性高血圧と，出血や滲出性病変のみを伴う加速型高血圧を区分していたが，両者に臓器障害の進行や予後に差がないため，日本高血圧学会の高血圧治療ガイドライン 2009 ではまとめて「加速型―悪性高血圧」として扱われている．

正解：c，d

問題 54 の 解説

Hb÷RBC＝31.9，つまり正色素性貧血なので単純な鉄欠乏性貧血，ビタミン B_{12} 欠乏の可能性は低い．自己免疫性溶血性貧血は完全には否定できないが，問題文から積極的にそれを示唆するような情報を読み取ることはできない．腎機能障害が存在するので，相対的エリスロポエチン不足すなわち腎性貧血の可能性は十分あるが，LDH 著明高値，血小板数軽度減少などから最も大きく寄与しているのは微小血管障害による溶血と考えられる．細動脈の内腔狭小化による赤血球の機械的障害が原因で，末梢血標本で赤血球に helmet cell などの変形や断片化，破砕像が観察されることが特徴である．

正解：b

問題 55 の 解説

FE_K は，糸球体で濾過された K のうち尿として排泄された率を％で表わしたもので，（尿中 K×血中 Cr）/（血中 K×尿中 Cr）で計算される．通常は 10〜20％の間にあるが，低 K 血症存在下では腎からの K 排泄が減少し 10％未満となる．もし低カリウム血症にもかかわらず K 排泄が低下していなければ，腎の応答が適切でない，すなわち腎からの K 排泄過剰が低 K 血症の原因であると判断する．ただし腎機能障害すなわち K 濾過量の低下があると FE_K を増加させることで高カリウム血症になるのを防ぐ（potassium adaptation）ので，この正常範囲をそのまま適用することができない．

　一方，TTKG は，皮質集合管終末部の管腔内液の浸透圧は血漿浸透圧に等しいという仮定のもと，この部位における K 分泌すなわちアルド

ステロン作用の有無をみる指標で，(尿中 K×血漿浸透圧)/(血中 K×尿浸透圧) で計算される．低カリウム血症ならアルドステロン分泌が抑制されて 2 未満，4 以上ではアルドステロンの亢進と判断する．高カリウム血症ならアルドステロンが作用して 10 超となるのが正常な反応である．7 未満であればアルドステロン不足と判断する．FE_K と異なり腎機能低下があっても同じ基準を適用できる長所がある半面，尿が希釈尿だと上記の仮定が崩れるため使用できない短所がある．

本例ではアルドステロン作用の亢進により低カリウム血症にもかかわらず TTKG，FE_K とも抑制されていないことが予想されるので正解は e である．

正解：e

問題 56 の解説

加速型─悪性高血圧の治療は，アンジオテンシン変換酵素阻害薬もしくはアンジオテンシン受容体拮抗薬を中心とした降圧治療である．ただし，動脈硬化性の腎動脈狭窄による腎血管性高血圧でも類似の症候を呈することに注意が必要である．とくに両側性狭窄または機能性片腎の場合，RAS 阻害薬によって過降圧や急激な腎機能悪化がみられることがある．腹部の聴診で血管雑音を確認しておくこと，超音波検査で腎萎縮とくに左右差の有無，超音波ドプラ法で狭窄波形がないかなどをスクリーニングし，投与後は尿量と腎機能を注意深く観察する．

腎機能は障害されているが体液貯留が著明でなければ，透析療法を急ぐ状況ではない．輸血もまた同様である．安易な輸血やエリスロポエチン投与は血圧をさらに上昇させるかもしれない．免疫学的機序ではないので血漿交換やステロイド治療に効果は期待できない．ただし，血栓性血小板減少性紫斑病との鑑別は必要で，血液凝固異常の検索や血小板数の推移に注意する．

正解：e

問題 57 の解説

強皮症では，著明な高血圧を伴った急速進行性の治療としては，腎機能障害を呈することがあり，強皮症腎クリーゼと呼ばれる．病態は加速型─悪性高血圧と全く同じで，やはり RAS 阻害薬が第一選択薬となる．これとは別に，正常血圧で半月体形成性糸球体腎炎による急速進行性腎炎症候群を合併することもあり，この場合には Goodpasture 症候群や Wegener 肉芽腫症と同様，副腎皮質ステロイド，免疫抑制薬が適応である．サルコイドーシスに合併する腎障害としては尿細管間質性腎炎の報告が多い．

正解：a

問題 58 の解説

血管炎に伴う末梢神経症状は一般的に多発性単神経炎の形をとる[1]．中枢神経症状としては脳梗塞，脳出血が報告されている．また近年 ANCA 陽性の肥厚性硬膜炎も注目されている．

参考文献
1) 廣畑俊成．血管炎症候群における神経障害．神経免

疫学 2009；17（2）：277-282.

正解：d

問題 59 の 解説

腎生検写真（図 15）では，比較的広範な壊死性病変を有する細胞性半月体形成性糸球体を呈している。この病理所見と同じ病変を呈する疾患で可能性が高いのは，ANCA 関連血管炎あるいは抗 GBM 抗体型半月体形成性糸球体腎炎であり[1]，b，e が正解となる。

参考文献
1) Koyama A, et al. A nationwide survey of rapidly progressive glomerulonephritis in Japan：etiology, prognosis and treatment diversity. Clin Exp Nephrol 2009；13：633-650.

正解：b，e

問題 60 の 解説

日本腎臓学会の急速進行性腎炎症候群の診療指針第 2 版では，重症度・年齢などに応じ副腎皮質ステロイドと免疫抑制薬を使用することが推奨されている。また，抗 GBM 抗体型 RPGN，高度腎機能障害を呈する ANCA 関連血管炎や肺胞出血を伴う ANCA 関連血管炎などには，欧米では積極的に血漿交換が行われる。

参考文献
1) 山縣邦弘，他．急速進行性腎炎症候群の診療指針第 2 版．日腎会誌 2011；53（4）：509-555.

正解：d

問題 61 の 解説

本例は，約 20 年来の 2 型糖尿病患者で比較的多量の持続的蛋白尿を認めている。糖尿病の長期間の罹病（5 年以上）と細小血管合併症の網膜症を合併しており，糖尿病性腎症により持続的蛋白尿が出現していると考えられ，腎症の病期としては顕性腎症期と診断される。

随時尿からの 1 日蛋白量の推定は，以下の式から導き出される。

1 日推定尿蛋白量（mg/日）＝随時尿蛋白濃度（mg/dL）×1 日尿量（dL/日）
＝随時尿蛋白濃度（mg/dL）×1 日クレアチニン排泄量（mg/日）/随時尿クレアチニン濃度（mg/dL）となる。

ここで，一般成人の 1 日クレアチニン排泄量を 1 g，すなわち 1,000 mg と仮定すると，1 日推定尿蛋白量（mg/日）は，随時尿蛋白濃度（mg/dL）×1,000（mg/日）/随時尿クレアチニン濃度（mg/dL）となる。

よって，1 日推定尿蛋白（g/日）＝随時尿蛋白濃度（mg/dL）×随時尿クレアチニン濃度（mg/dL）＝300（mg/dL）/150（mg/dL）＝2.0 g/日となる。ただし，腎機能が低下していたり，筋肉量（体重）が低下していると 1 日クレアチニン排泄量は減少する。個々の患者で 1 日クレアチニン排泄量が異なるので，注意が必要であるが，簡便な方法であり，外来で使用されている。

正解：c

問題 62 の 解説

　2009 年に日本腎臓学会から発行されたエビデンスに基づく CKD 診療ガイドライン[1]では，持続性蛋白尿を呈する顕性腎症期の症例に対しては，腎機能保持と心血管合併症の発症予防のために厳格な降圧目標が推奨されている（高血圧合併糖尿病患者 130/80 mmHg 未満）。さらに，本例のように蛋白尿が多い（1 g/日以上）症例においては，蛋白尿減少効果からより厳格な降圧目標（125/75 mmHg 未満）が推奨されている。

正解：c

参考文献
1) 日本腎臓学会編．エビデンスに基づく CKD 診療ガイドライン 2009，東京：東京医学社，2009．

問題 63 の 解説

　また，同 CKD 診療ガイドライン[1]で高血圧の薬物療法に関しては，微量アルブミン尿を呈する早期腎症，持続的蛋白尿呈する顕性腎症において，腎症の進展予防/腎機能保持やアルブミン尿・蛋白尿減少効果を有することが確認されているACE 阻害薬・ARB（早期腎症 MARVAL，INNOVATION, SMART, DETAIL 等；顕性腎症 RENAAL, IDNT 等）を中心とした降圧療法を行うことが推奨されている。

正解：d, e

参考文献
1) 日本腎臓学会編．エビデンスに基づく CKD 診療ガイドライン 2009，東京：東京医学社，2009．

問題 64 の 解説

　糖尿病性腎症における腎糸球体病理学的変化として，腎症発症から数年までにおいて，まず尿細管・糸球体基底膜が肥厚し，次に輸入・輸出細動脈の硝子様動脈硬化が出現する。さらに，発症から 5〜6 年において，糸球体のメサンギウム領域の拡大を伴うびまん性病変（diffuse lesion）が出現し，試験紙法でも尿蛋白が検出される（顕性腎症前期）。さらに，発症から 7 年以上経つと糸球体のメサンギウム領域に結節性病変が認められ，多量の蛋白尿を伴うようになる。したがって正解は，a, d となる。

正解：a, d

参考文献
1) 今井裕一．腎炎と腎症．日腎会誌 2008；50：960-973．

問題 65 の 解説

　a．世界 33 カ国で，糖尿病患者の尿中アルブミン・クレアチニン比を測定した DEMAND（Developing education microalbuminuria for awareness of renal and cardiovascular risk in Diabetes）研究にて，アルブミン尿（微量アルブミンと顕性蛋白尿）の頻度が，アジア人（55％）において白人（40.6％）より高いことが報告されている[1]。

　b．1 型糖尿病は，インスリン依存性であり，インスリン欠乏するとケトアシドーシスなど生命にかかわる急性糖尿病合併症を発症しやすく未受診や受診中断が少ないと考えられる。一方，本邦に多い 2 型糖尿病では，厚生労働省の 2002 年の調査でも「糖尿病が強く疑われる人」

の医療機関受診率は50.6％にすぎず，未受診や受診中断が多いと考えられる[2]。

　c．比較的若年に発症することが多く，かつインスリン抵抗性を有しない1型糖尿病においては，腎症が発症しないかぎり高血圧が合併することが少ないと考えられている。一方，インスリン抵抗状態を主体とする2型糖尿病における高血圧の頻度は非糖尿病患者に比べ約2倍高いといわれている[3]。

　d．顕性腎症は，試験紙法による持続的蛋白尿の出現にて診断され，アルブミン尿としては，300 mg/gCr 以上である。

　e．微量アルブミン尿や蛋白尿を認めなくても，GFRの低下を認める糖尿病患者が多数存在することが報告されている[4]。

　したがって，正解がeとなる。

参考文献

1) Parving HH, et al. Prevalence and risk factors for microalbuminuria in a referred cohort of type II diabetic patients：a global perspective. Kidney Int 2006；69：2057-2063.
2) 羽田勝計．糖尿病性腎症の現況と将来の展望．日腎会誌 2007；49：496-498.
3) Iimura O. Insulin resistance and hypertension in Japanese. Hypertension Res 1996；19（Suppl 1）：S1-8. Review.
4) Middleton RJ, et al. The unrecognized prevalence of chronic kidney disease in diabetes. Nephrol Dial Transplant 2006；21：88-92.

正解：e

chapter Ⅱ-6

Ⅱ．実践編　6. 腎不全

chapter Ⅱ

6. 腎不全

問題

問題1 血液透析療法の効率に<u>かかわらない</u>のはどれか。1つ選べ。
- a 患者の体格
- b 透析液温度
- c 透析液流量
- d ダイアライザーの膜面積
- e 血流量

問題2 透析アミロイドーシスの発症頻度と相関するのはどれか。正しいのを1つ選べ。
1. 血清リン値
2. 透析歴年数
3. 透析導入時年齢
4. エリスロポエチン投与量
5. 糖尿病歴

  a（1, 2） b（1, 5） c（2, 3） d（3, 4） e（4, 5）

問題3 慢性透析患者に対して以下の薬剤を投与する際に通常の投与量や投与方法を変更する必要のある薬剤はどれか。
1. 抗血小板薬：ジピリダモール（商品名例：ペルサンチン）
2. ノイラミニダーゼ阻害薬：オセルタミビル（商品名例：タミフル）
3. 抗ウイルス薬：アシクロビル（商品名例：ゾビラックス）
4. 消化性潰瘍薬 H_2受容体拮抗薬：ファモチジン（商品名例：ガスター）
5. 狭心症治療薬：ニトログリセリン（商品名例：ニトログリセリン）

  a（1, 2, 3） b（1, 2, 5） c（1, 4, 5） d（2, 3, 4） e（3, 4, 5）

問題 4　CAPD療法に続発する被囊性硬化性腹膜症（encapsulating peritoneal sclerosis：EPS）でみられるのはどれか。
1．腸管ぜん動音亢進
2．嘔吐
3．血性腹水
4．腹膜石灰化
5．除水過多

　　　a（1, 2, 3）　　　b（1, 2, 5）　　　c（1, 4, 5）　　　d（2, 3, 4）　　　e（3, 4, 5）

問題 5　透析中エンドトキシンについて正しいものはどれか
1．高濃厚の原水でも，逆浸透膜によって完全に除去できる
2．孔径の大きな膜ほど，逆ろ過により血中に流出する
3．血中の単球を活性化してサイトカインを放出させる
4．除去によって透析アミロイドーシスの発症や進展を予防できる
5．除去によって Kt/V が上昇する

　　　a（1, 2, 3）　　　b（1, 2, 5）　　　c（1, 4, 5）　　　d（2, 3, 4）　　　e（3, 4, 5）

問題 6　腹膜透析の除水量に最も影響を与える因子はどれか
a．血中 BUN 濃度
b．血中クレアチニン濃度
c．血中アルブミン濃度
d．透析液の pH
e．透析液の糖濃度

問題 7　腹膜透析中の患者での被囊性腹膜硬化症でよく認める所見はどれか
1．除水不良
2．血性排液
3．黄疸
4．排液中の好酸球増加
5．イレウス症状

　　　a（1, 2, 3）　　　b（1, 2, 5）　　　c（1, 4, 5）　　　d（2, 3, 4）　　　e（3, 4, 5）

問題 8　腎不全患者への活性型ビタミン D の作用として正しいのはどれか

1. 腸管からのカルシウム吸収を促進させる
2. 腸管からのリン吸収を促進させる
3. 腎臓でのリンの再吸収を促進する
4. PTH 分泌を促進する
5. 骨の remodeling を亢進させる

　　a（1, 2, 3）　　b（1, 2, 5）　　c（1, 4, 5）　　d（2, 3, 4）　　e（3, 4, 5）

問題 9　透析アミロイドーシスが原因と思われる骨病変はどれか

1. 線維性骨炎
2. 骨軟化症
3. 無形成性骨症
4. 骨囊胞病変
5. 破壊性脊椎関節症

　　a（1, 2）　　b（1, 5）　　c（2, 3）　　d（3, 4）　　e（4, 5）

問題 10　移植腎に再発する可能性が高い疾患はどれか

1. 巣状糸球体硬化症
2. 糖尿病性腎症
3. ループス腎炎
4. 多発性囊胞腎
5. Dense deposit 病

　　a（1, 2）　　b（1, 5）　　c（2, 3）　　d（3, 4）　　e（4, 5）

問題 11　本邦の腎移植に関して誤っている記述を 2 つ選べ。

a．腎移植術は保険適用医療である。
b．生体腎移植の割合が 60％ を占める。
c．年間の手術数は 3,000 例程度である。
d．腹膜透析を受けていた患者は全移植者の 15％ 程度である。
e．ABO 血液型不適合者間腎移植は全移植者の 10〜15％ 程度を占める。

問題 12　慢性透析患者で減量する必要のある薬剤を 2 つ選べ。

a．抗血小板薬：ジピリダモール（商品名例：ペルサンチン®）
b．抗ウイルス薬：アシクロビル（商品名例：ゾビラックス®）
c．狭心症治療薬：ニトログリセリン（商品名例：ニトログリセリン®）
d．脳梗塞治療薬：オザグレルナトリウム（商品名例：カタクロット®）
e．抗菌薬：マクロライド系：クラリスロマイシン（商品名例：クラリシッド®）

問題 13 これまでの情報が全くないとびこみの腎不全の患者が来た。血液透析が必要で，ダブルルーメンカテーテルを挿入し透析を行ったが，内シャントを作製するかどうか決断しなければならない。この場合，慢性腎不全と急性腎不全の鑑別に役立つ検査項目を選べ。
1．腎エコー
2．血算
3．造影 CT
4．尿中ナトリウム排泄濃度
5．カプトリル負荷レノグラム
  a．1, 2 b．1, 5 c．2, 3 d．3, 4 e．4, 5

問題 14 血液透析に伴う骨ミネラル代謝異常について正しいのはどれか。2 つ選べ。
a．血清リン値は予後とは関連しない。
b．血清カルシウム値は予後とは関連しない。
c．動脈石灰化は内膜のみならず中膜にもみられる。
d．二次性副甲状腺機能亢進症症例が多数を占める。
e．炭酸カルシウム投与は 1 日 3 g 以下が適切である。

問題 15 連続携行式腹膜透析 (continuous ambulatory peritoneal dialysis：CAPD) 療法において腹膜の限外濾過量を低下させる因子はどれか。2 つ選べ。
a．低血糖
b．腹膜炎
c．残腎機能の低下
d．高コレステロール血症
e．リンパ組織のブドウ糖吸収

問題 16 腎移植をした後に再発しやすい腎疾患はどれか。2 つ選べ。
a．IgA 腎症
b．膜性腎症
c．ループス腎炎
d．ANCA 関連糸球体腎炎
e．巣状分節状糸球体硬化症 (FSGS)

問題 17 腎移植をした後でも改善しない合併症はどれか。2 つ選べ。
a．貧血
b．骨嚢胞
c．血管石灰化
d．皮膚のかゆみ
e．二次性副甲状腺機能亢進症

問題 18　透析患者に投与する際に減量が必要な薬剤はどれか。1つ選べ。
a．塩酸バンコマイシン
b．クラリスロマイシン
c．プレドニゾロン
d．ニフェジピン
e．オメプラゾール

問題 19　腎不全時でも投与量を中止あるいは減量する必要のない薬物はどれか。
1．塩酸ピオグリタゾン
2．グリベンクラミド
3．塩酸メトホルミン
4．グリクラジド
5．アカルボース

　　a．1, 2　　　b．1, 5,　　　c．2, 3　　　d．3, 4　　　e．4, 5

問題 20　現行法のもとで心停止後の腎提供が可能なものはどれか。
1．51歳男性，クモ膜下出血による死亡。ドナーカード所持せず。妻が腎提供に同意した。
2．6歳女児，溺死。両親が腎提供を申し出る。入院した病院は厚生労働省から臓器提供病院の指定を受けていない。
3．7歳男児，虐待を受けて死亡した疑いが高い。両親が腎臓提供を申し出る。
4．25歳男性，工事現場での墜落死。ドナーカード所持。母親が強く反対。
5．4歳男児，小脳腫瘍による死亡。両親が腎提供を申し出る。

　　a（1, 2, 3）　　b（1, 2, 5）　　c（1, 4, 5）　　d（2, 3, 4）　　e（3, 4, 5）

問題 21　腎移植の免疫抑制療法の有害事象として誤った組み合わせはどれか。2つ選べ。
a．シクロスポリン ——— 歯肉増殖
b．タクロリムス ——— 振戦
c．ミコフェノール酸 ——— 糖尿病
d．Anti CD 25 ——— 発熱
e．エベロリムス ——— 高脂血症

問題 22　腎移植後にみられる尿路感染症の原因となる病原体はどれか。2つ選べ。
a．ニューモシスチス
b．アデノウイルス
c．コロナウイルス
d．サイトメガロウイルス
e．BKウイルス

問題 23 基礎体重 50 kg の維持血液透析患者が A 香港型インフルエンザに罹患した。リン酸オセタミビル（タミフル）の正しい投与量はどれか。1 つ選べ。
a．1 カプセルを 1 日 1 回，1 日だけ
b．1 カプセルを 1 日 2 回，1 日だけ
c．1 カプセルを 1 日 1 回，5 日間
d．1 カプセルを 1 日 2 回，5 日間
e．どれも正しくない

問題 24 同一ダイアライザーを使用した場合，血液透析と比較して血液透析濾過で大きくなるものはどれか。2 つ選べ。
a．小分子のクリアランス
b．低分子量タンパクの除去効果
c．アルブミン損失量
d．アミノ酸損失量
e．カルニチン損失量

問題 25 腎移植ドナーの腎機能予後に関して正しいのはどれか。2 つ選べ。
a．腎機能は腎提供後，提供前の約 50％となる。
b．提供前腎機能が正常であれば，提供後透析となる可能性はない。
c．ほとんどの場合，腎機能は提供による低下後は安定する。
d．術後の尿蛋白や高血圧は提供後の腎機能悪化と関連する。
e．提供後の腎機能が安定していれば，外来フォローは必要ない。

問題 26 Kt/V urea の計算に必要な項目はどれか。2 つ選べ。
a．血液流量
b．透析前後の BUN
c．透析前後の体重
d．ダイアライザ膜面積
e．透析前後の Cr 値

問題 27 血液透析患者で，血清 P 値，血清 Ca 値，血清 PTH 値の生命予後に対する寄与度の高い順として正しいものはどれか。
a．Ca＞P＞PTH
b．P＞PTH＞Ca
c．P＞Ca＞PTH
d．PTH＞Ca＞P
e．PTH＞P＞Ca

chapter Ⅱ
6. 腎不全

正解と解説

問題1の解説

　血液透析は，血液と透析液間に透析膜を介して，各物質の濃度較差による拡散と限外濾過による除水が行われる。尿毒症毒素の除去効率（透析量）を上げるには，血液と透析液との濃度較差を大きく保つために，血流量と透析液流量を上げること，および血液・透析液間の接触面積（すなわちダイアライザーの膜面積）を大きくすることが効果的である。また同条件で透析を行っても，身体の大きな患者では，体内で産生・蓄積する尿毒症毒素の総量が多くなり，透析後でも血液中の濃度の低下が小さい。一般的に透析量の評価としては，主に尿素の動態を用いた Kt/V が広く受け入れられている。$Kt/V(UN)$ とはダイアライザーの尿素クリアランス（K）と透析時間（t）の積を体内水分量（V）で除したものである。ダイアライザーのクリアランスはダイアライザーの膜の性質，膜面積，透析液流量，血流量に規定される。また，体内水分量は除脂肪体重の男性で55〜60％，女性で45〜50％とされる。しかし日常臨床においてはこれらの指標を実測するのは現実的ではない。そこで尿素の分布を細胞内，細胞外，血管内などをすべて一様に分布すると仮定した single compartment model を想定し，透析前後の血液中の尿素濃度，透析時間，除水量を基に Kt/V を近似した計算式が利用されている。透析量の評価としての Kt/V は透析患者の生命予後と相関することが明らかとなっている。すなわち Kt/V が1.8未満では，Kt/V が低いほど死亡のリスク，特に心不全・心筋梗塞による死亡のリスクが上昇する。また透析時間と生命予後との関係を Kt/V で補正すると，透析時間が5時間未満では透析時間が短いほど生命予後は不良であるとされている。

正解：b

問題2の解説

　発症頻度に関連する臨床的要因は，透析年数，透析導入時年齢である。透析歴10年以上，かつ高齢の症例ほど発症頻度が高い。このほかに，生体適合性の乏しいダイアライザーの使用，清浄化レベルの低い透析液の使用などが発症頻度と相関するといわれている。血清カルシウム，血清リン値などの電解質データとの相関はない。エリスロポエチン投与量との直接的な関連はないと思われる。糖尿病と非糖尿病患者の間では，透析アミロイドーシスの発症頻度に差はないといわれている。

　透析アミロイドーシスは，前駆蛋白 β_2 ミクログロブリン（MG）がアミロイド線維化して，骨関節組織を主体として全身諸臓器に沈着する長期透析合併症の一つである。骨関節症状としては，手根管症候群，破壊脊椎関節症，バネ指，骨嚢胞などが代表的所見である。

　アミロイド線維化の機序は完全には解明されていないが，β_2MG の血清中への蓄積が背景にあり，これに加え，蛋白分解酵素あるいは非酵素的糖化，酸化ストレスなどによる β_2MG 蛋白分子の修飾，透析膜との生体適合性から生じる

サイカトイン血症，アミロイドP蛋白，アポE，グリコサミノグリカンなどのアミロイドシャペロン成分の同時沈着などが関与していると考えられている。

治療法としては，生体適合性の高いハイフラックス膜の使用，血液透析濾過あるいは血液濾過，あるいは血液吸着器を使用したβ_2MGの血中からの除去などが透析療法における治療法として利用されている。薬物療法としては，少量の副腎皮質ステロイド薬が用いられる。骨関節症状が強い場合は，整形外科的治療も行われる。

正解：c

問題3の解説

腎不全状態での薬剤投与では腎機能低下の程度と，薬剤の吸収率の変化，体内での代謝，体内分布，排泄について考慮する。さらに，透析患者への薬剤使用においては，透析による薬物除去が問題となる。

透析による薬物除去は，1）血漿蛋白との結合率，2）体内分布容積，3）薬剤分子の大きさ，4）ダイアライザーの膜面積，孔の大きさ，荷電，厚さ，5）透析液流量，限外濾過圧，血流量などの透析条件の違いにより異なる。脂溶性の高い薬物は組織に移行しやすく，分布容積（volume of distribution：Vd）が大きく，一般に透析性が低い。

ジピリダモール（ペルサンチン®）とニトログリセリン（ニトログリセリン®）は，肝臓で排泄され，脂溶性が高くVdも大きいため透析で除去されにくいが減量の必要性はない。

オセルタミビル（タミフル®）成人の腎機能障害患者では，血漿中濃度が増加するので，腎機能の低下に応じて，減量が必要である。透析患者では，75 mg 1回のみの投与で，5日間にわたり十分な薬物濃度を維持するとされている。

アシクロビル（ゾビラックス®）の尿中未変化体排泄率は80％であり，主な排泄経路は腎臓である。透析症例では蓄積して意識障害（せん妄，昏睡，幻覚，見当識障害，錯乱）不随意運動，振戦，言語障害，痙攣などの中枢神経症状が出現しやすい。アシクロビルの投与量は体重50 kgの正常腎機能者で750 mg/日に対して，透析患者では1回125 mgを週3回，透析後あるいは毎日投与で十分である。アシクロビルは蛋白結合率も20％以下と低いため容易に透析で除去される。

ファモチジン（ガスター®）は，透析による除去率は高い。ファモチジンの場合，透析による除去率は40％といわれている。通常投与量は40 mg 分2であるが，透析患者では半減期が延長するため10 mg/日あるいは透析後20 mg/日のみ投与で治療濃度を維持できる。中毒症状として，意識障害，傾眠，昏迷，幻覚，痙攣があり，稀に骨髄抑制を起こすことがある。

参考文献

飯田喜俊. 薬物の使用. 新標準透析療法, 東京：中外医学社, 2001.
岸本武利監修. 透析患者への投薬ガイドブック, 東京：薬業時報社, 1999.

正解：d

問題4の解説

EPSはびまん性に肥厚した腹膜の広範な癒着により，持続的．間欠的あるいは反復性にイレウス症状を呈する症候群である。CAPD療法に続発するEPSの発症因子としては，長期間のCAPDの継続，頻回の腹膜炎の罹患，酢酸含有透析液の使用，消毒薬としてのグルコン酸ク

ロルヘキシジンの腹膜への曝露，高張・高濃度ブドウ糖含有透析液の使用などの関与が指摘されているが，その発症原因の詳細はいまだ明らかになっていない。本症は CAPD 患者全体の 0.6～2.8％に発症し，5 年以上の長期 CAPD 症例に限れば，発症率は 8.0％に達するとされる。

EPS の診断は，臨床症状，腹膜機能，画像検査，病理学的検査によりなされる。臨床症状としては，腹膜の被包化に伴う腸管運動の障害により，嘔気・嘔吐，腹満感，腸管ぜん動音の消失，腹痛，腹部腫瘤などの腹部症状をきたす。また，しばしば間欠的あるいは持続的な血性排液（血性腹水）を認める。

腹膜機能では除水不良（1 日除水量 500 mL 以下）と，高透過性の腹膜（腹膜平衡試験：PET で透析液/血清クレアチニン比＞0.82）を呈する。

画像所見では腹部単純 X 線像でのニボー像の出現と腸管ガス像の移動性の消失，腹部 CT 像では腹膜の肥厚，広範な腸管の癒着，限局性の腹水，腹膜の石灰化像が認められる。

病理学的には腹膜中皮細胞の脱落・消失，間質の線維性肥厚，間質の乏細胞化，細小動脈の内腔狭窄あるいは閉塞などがある。

本症の治療は CAPD の中止と血液透析への移行，腸管の安静を保つため十分な TPN（total parental nutrition）が基本となる。腹膜の癒着予防や析出したフィブリンの除去，貯留腹水の排泄のために，CAPD 中止後も腹膜カテーテルを留置したまま，定期的な腹腔内の洗浄を行うべきとの意見もある。副腎皮質ステロイド薬や免疫抑制薬の投与により初期の炎症を抑えた後に，外科的な癒着剥離術が効を奏したとの報告がある。

正解：d

問題 5 の 解説

逆侵透析は逆濾過を用いており，その能力は 97～99％で完全に溶質を除去できない。このため，原水中のエンドトキシン濃度をなるべく低値に抑える必要がある。Kt/V は Urea のクリアランス，透析時間，分布容積から構成される低分子透析量を表す指標である。したがって透析液中のエンドトキシンが除去されても kt/V は変化しない（最近，Urea 除去量が増加した報告もあり，今後の検討が必要かもしれない）。

正解：d

問題 6 の 解説

透析の原理は，尿毒症物質を溶液で薄めること（拡散）と水分の除去（限外濾過：純粋な水ではなく尿毒症物質が含まれている）である。血液透析では，限外濾過を圧較差によって行い，腹膜透析では浸透圧較差に依存している。浸透圧物質としてブドウ糖が使用されてきた。すなわち，糖濃度が高いと移動する水分量も増加する。しかし，CAPD 期間が長期にわたると，ブドウ糖の吸収量が増加するために，数時間の間に腹腔に浸出した水分は，再吸収されることになるため除水量が減少する。このような腹膜を high transporter と呼んでいる。

BUN，クレアチニン値が除水量に影響を与えることはない。アルブミンは，3～5 g/日程度が腹膜から喪失するが 4,000 mg/8,000 mL→0.5 mg/mL→50 mg/dL 程度であり水の移動には大きな影響力はない。

これまで透析液の主体は，ブドウ糖であったが，その製造過程の滅菌処理において pH を酸性にする必要があった。酸性溶液は腹膜を劣化

させる原因であることがわかってきた。さらに酸性状態によってAdvanced glycation end-products（AGE）が増加しており，これも腹膜劣化を加速していることがわかり，中性液に変更されてきている。長期に酸性液を使用すると腹膜が早期に劣化して除水量に影響を与える可能がある。しかし今回の問題では，腹膜透析の直接的な除水量を問うものであり，透析液の糖濃度を正解とする。

正解：e

問題7の解説

被囊性腹膜硬化症（Encapsulating peritoneal sclerosis；EPS）はCAPDの最も重篤な合併症であり，びまん性に肥厚した腹膜の広範な癒着により，持続的・間歇的あるいは反復性にイレウス症状を呈する症候群である。EPSの診断は，臨床症状，腹膜機能，画像検査，病理学的検査によりなされる。被囊性腹膜硬化症の診断基準によれば，

A．臨床症状

腹膜の被包化に伴う腸管運動の障害により，イレウス症状（嘔気・嘔吐，腹痛）が必発である。その他の参考症状として，低栄養，るいそう，下痢，便秘，微熱，血性排液，限局またはびまん性の腹水貯留，腸管ぜん動音低下，腹部に索状物を触知。これらの症状が持続的ないし間欠的に出現する。

B．血液検査所見

CRP弱陽性，末梢血白血球数の増加などの炎症反応が弱陽性を示す。また低栄養状態を伴い，低アルブミン血症，エリスロポエチン抵抗性貧血，腸管内での細菌の増殖により高エンドトキシン血症を示すこともある。

C．画像診断

腹部単純X線写真でのニボー像の出現と腸管ガス像の移動性の消失，消化管造影にて腸管の拡張・狭窄・通過時間の遅延を認める。

超音波検査では肥厚した腹膜に覆われた限局性の腹水や塊状の腸管ならびに網状の析出を認める。

腹部CT像では腹膜の肥厚，広範な腸管の癒着，腹膜の石灰化像が認められることがある。

D．肉眼的（手術，腹腔鏡，剖検など）

白濁肥厚した腹膜で覆われた，広範に癒着した塊状となった腸管を認める。

E．腹膜機能

腹膜機能では除水不良（1日除水量500 mL以下）と，大部分の症例で高透過性の腹膜（腹膜平衡試験；PETで透析液/血清クレアチニン比＞0.82）を呈する。

腹膜劣化を判断するための基本的な検査として，腹膜平衡試験（PET）を定期的に行い，透析液/血清クレアチニン比が経時的に上昇し，「High」が12か月以上持続する例では，高度の腹膜の劣化が進行していると判断して腹膜透析の中止を検討する。また長期腹膜透析例あるいは腹膜炎罹患後の例で腹膜劣化の進行が疑われる場合，被囊性腹膜硬化症の危険性を考慮して腹膜透析の中止を検討することが推奨されている。以上から，本問題の回答としては，b（1，2，5）が該当する。

参考文献
中山昌明，他. 2009年版・日本透析医学会「腹膜透析ガイドライン」

正解：b

問題8の解説

　腎不全患者への作用として正しいものはどれかという問であるが，腎不全にも保存期から長期透析までさまざまであるため受験者に混乱を招くおそれがある。しかし選択肢3と4は明らかに誤っている。つまり，ビタミンDに腎臓のリン再吸収作用は知られていない。また，ビタミンDレセプター(VDR)を介してPTH遺伝子発現を低下させることが判明している(ただし，長期透析患者では副甲状腺細胞のVDR発現が低下していることが多い)。ビタミンDが腸管でカルシウムとリンの吸収を促進することはよく知られている。また，骨のremodelingを亢進することよく知られている。

正解：b

問題9の解説

　透析アミロイドーシスは，骨関節障害を引き起こす慢性腎不全合併症である。透析アミロイドーシスの骨病変としては，骨囊胞と破壊性脊椎関節症（DSA）が有名である。骨囊胞は手根骨，長骨末端部などの関節周囲部に好発する。骨X線で透亮像が認められ，病的骨折の原因となることもある。破壊性脊椎関節症は，頸椎C4，C5，C6あるいはL4，L5に好発する。骨X線上椎間腔狭小化と骨破壊がみられることが特徴である。上下肢の神経障害の原因となり，進行すると脊髄圧迫症状を呈してくる。その他，股関節，手関節，肩関節などの破壊性関節症，大腿骨頸部などの病的骨折，環軸病変なども知られている。また，関節・腱などの障害として，手根管症候群，偽腫瘍，弾発指，脊椎管狭窄症，腸恥滑液包炎なども透析アミロイドーシスが関連する骨関節症状である。

正解：e

問題10の解説

　末期腎不全に至った原疾患が移植腎に再発することはよく知られているが，再発頻度は疾患により異なる。原発性糸球体腎炎では，巣状糸球体硬化症（30～50％），IgA腎症（30～50％）などに再発が多く，特に巣状糸球体硬化症では移植腎が再び腎不全に陥る率も約50％と高率である。糖尿病性腎症の移植腎への再発率は，通常の糖尿病性腎症の発症率と同様である。糖尿病性腎症に対する腎移植では再発よりも，虚血性心疾患などの他の合併症が臨床的には問題となることが多いが，透析療法よりも腎移植の方が生命予後がよいとされており，近年では腎移植症例は増加傾向にある。

　ループス腎炎は全身性エリテマトーデスによる腎病変であるが，移植腎への再発は少なく移植腎の機能廃絶率も低い。これは慢性腎不全に至った全身性エリテマトーデスの疾患活動性の低下（burn out）のためと，移植後の免疫抑制療法のためと思われる。

　多発性囊胞腎は遺伝子異常による先天性疾患であるため，移植患者とは異なる遺伝子型である移植腎に再発することはない。

　Dense deposit病は，以前は膜性増殖性糸球体腎炎Ⅱ型と呼ばれていた疾患で，1995年にWHOにより代謝性疾患に分類されたのを機にDense deposit病と呼ばれるようになった。再発率は90～100％と高率であり，移植腎の機能廃絶率も約50％と高率である。

　移植腎に再び同じ腎炎が再発するということは，腎炎の原因が，患者の腎臓以外に由来する

ものであるということを示唆しており，興味深い現象である．

正解：b

問題 11 の 解説

本邦の腎移植術は年によって増減があるものの，年間約 700〜1,300 例程度が行われている．そのうち，約 80％は生体腎移植である（献腎移植は年間 150 例前後）．ABO 血液型不適合移植および腹膜透析からの移行患者は全移植患者のそれぞれ 15％程度を占める．

生体腎移植，献腎移植ともに健康保険が適用されている．また，身体障害者認定を腎機能障害で受けられていた場合，更生医療の申請も可能で，腎移植に係る入院および術後の免疫抑制薬の服用について，自己負担金を公費で負担される．さらに，特定疾病療養費制度によって，移植手術に関する医療費も支給を受けることが可能である．

細かい数字を覚えることは重要でない．一般の腎臓専門医が特に知っておいて良いことは，腎移植が保険適用であり，種々の医療助成を受けられるということと，年間の移植件数が 1,500 件に満たず，そのほとんどが生体腎移植であって，年間の献腎移植件数は移植登録患者数の約 1/80 程度しかないという現実である．また，ABO 不適合腎移植もかなりの件数が行われ，周術期および術後管理の進歩により，成績も ABO 適合に比肩する勢いとなっていることは知っておいて良いと思われる（ABO 適合の腎生着率も年々改善してきている）．

正解：b，c

問題 12 の 解説

腎排泄性の薬物は投与量を減量するか，投与間隔を延長する．
- a：特に減量の必要はない．
- b：アシクロビルは腎機能低下に伴い精神神経系の副作用が発現しやすくなるので，投与間隔を延長する．Ccr（mL/min/1.73 m^2）＞50, 25〜50, 10〜25, ＜10 の順に投与間隔を，8, 12, 24 時間および半量にして 24 時間ごとに使用する．
- c：特に減量の必要はない．
- d：腎障害の報告はあるが投与量の減量についての記載はない．
- e：クラリスロマイシンは血液透析の際には，透析による除去を考慮して透析後に投与する．投与量は正常者の 50％程度とする．

正解：b，e

問題 13 の 解説

慢性糸球体腎炎由来の慢性腎不全では，腎臓のサイズが縮小していることがほとんどである．急性腎不全の場合には，腎臓のサイズは保たれている．（1 は○）．慢性腎不全では，血清クレアチニン値が，8.0 mg/dL で透析導入が必要な時点で，ヘモグロビン値が 8.0 g/dL 前後のことが多い．一方失血，溶血を伴わない急性腎不全では，ヘモグロビンの低下は軽度である（2 は○）．

造影 CT で急性腎不全と慢性腎不全を区別する情報を得ることは少ない（3 は×）．尿中ナトリウム排泄濃度は，急性腎不全の腎前性，腎性

を鑑別する際に有用である（4は×）。カプトリル負荷レノグラムは，腎血管性高血圧の診断に有用である（5は×）。

正解：a（1，2）

問題14の解説

腎性骨異栄養症（renal osteodystrophy：ROD）は，現在では透析患者における骨の問題にとどまらず，慢性腎臓病（chronic kidney disease：CKD），血管石灰化，異所性石灰化，高リン血症，高カルシウム血症なども広く考慮した慢性腎臓病に伴う骨ミネラル代謝異常（CKD-MBD：chronic kidney disease-mineral and bone disorder）として捉えられるようになってきている。この考え方から，高リン血症や高カルシウム血症では生命予後が悪化することがわが国をはじめ各国からすでに明らかにされている。また，透析患者を中心にみられる血管石灰化も生命予後の重要な予知因子とされるようになってきた。この血管石灰化は，いわゆる粥状動脈硬化症に伴う血管内膜石灰化以外に，血管内狭窄を呈さない血管中膜石灰化も起こすことが特徴的である。内膜ならびに中膜石灰化もともに生命予後に関連している。すでにこの観点から，日本透析医学会では2006年にガイドライン〔以下の1）〜3）〕を設定している。

1）血清リン濃度の目標値：3.5〜6.0 mg/dL
2）血清カルシウム濃度の目標値：8.4〜10.0 mg/dL
3）Intact PTHの管理目標は生命予後が最も良好と考えられる60〜180 pg/mLとする。ただし，PTH値管理の前提としてリン，カルシウムの管理が達成されている必要がある。

ただし，リン吸着剤としての炭酸カルシウム製剤は，カルシウムバランスの観点から，3.0 g/日以上の投与では血管石灰化を促進させるというデータがあり，日本透析医学会のガイドラインにも3.0 g/日以下にとどめるべきとの勧めが明記されている。

なお，ビタミンDの静注療法の一般化や，透析患者での糖尿病性腎症例や高齢症例の増加により，現在では血液透析患者をはじめとする透析患者では，典型的な高代謝骨回転病変である線維性骨炎を伴う二次性副甲状腺機能亢進症例の割合は減少しており，低代謝骨回転を示す例が多数となっている。

日本透析医学会の統計によると（2003年末），透析患者で副甲状腺機能亢進症と考えられる症例は，intact PTHで360 pg/mL以上が12.3%，180 pg/mL以上が32.3%にすぎず，人数のうえでは，現在ではむしろ少数派である。

参考文献
1) 社団法人日本透析医学会．透析患者における二次性副甲状腺機能亢進症治療ガイドライン．日本透析会誌 2006；39：1435-1455．

正解：c, e

問題15の解説

CAPD療法では，経腹膜的限外濾過量に加えて，残腎機能としての尿量が重要である。経腹膜的限外濾過量は，ブドウ糖を中心とした腹膜透析液と腹膜血管内の血液との濃度勾配によりなされる。この結果，腹膜毛細血管の透過性やリンパ管によるブドウ糖吸収も関与している。

低血糖では腹膜透析液とのブドウ糖濃度の差は拡大するため，少なくとも腹膜の限外濾過量を低下させることはない。残腎機能の低下により限外濾過量の増大という現象を呈することは

稀ではない。高コレステロール血症は直接腹膜の限外濾過量を左右するという報告はない。腹膜炎は腹膜血管を拡張させ，透析液のブドウ糖の吸収を促進し，腹膜透析液と腹膜血管内の血液との濃度勾配が減少するため，腹膜の限外濾過量は大きく低下する。腹膜炎の回復とともに腹膜の限外濾過量は回復してくることが知られている。リンパ組織のブドウ糖吸収には個人差がみられるようであるが，リンパ組織のブドウ糖吸収が亢進した状態であると，腹膜透析液と腹膜血管内の血液との濃度勾配が減少するため，腹膜の限外濾過量は低下する。

正解：b，e

問題 16 の 解 説

腎移植患者の腎不全に至る原疾患には種々の腎炎，腎疾患が含まれる。原疾患の再発は6～19.4%の移植患者にみられ，再発腎炎は graft loss の原因として 1.1～4.4% を占めるとされる。近年，免疫抑制療法の進歩に伴い，急性拒絶反応の頻度が減少するとともに再発腎炎の graft 生着に及ぼす影響の重要性が高まっている。再発率の高い腎炎の代表は，IgA 腎症（40～60%），巣状分節性糸球体硬化症（FSGS）（30～60%），膜性増殖性糸球体腎炎（MPGN）（typeⅠ：30～50%，typeⅡ：80～100%）である。これに対して，膜性腎症（10～30%），ANCA 関連糸球体腎炎（10%未満），ループス腎炎（5%未満）は再発率が低いグループである。再発の臨床的特徴として，FSGS では血流再開直後から大量の蛋白尿を呈する例もみられ，再発の大部分は移植1カ月以内に起こる。これに対して，IgA 腎症の再発は原疾患と同様に潜行的な臨床経過をたどり，血尿・蛋白尿を呈さない状態でも protocol biopsy によって組織学的再発を認めることがしばしばである。IgA 腎症再発に関する問題点は，透析導入患者における腎生検実施率の低さにある。1997年のデータだが，糸球体腎炎を原疾患とする透析導入患者のうちわずか8%が腎生検を受けているに過ぎない。原疾患が確定しなければ，再発を正確に論ずることは困難であり，今後の改善が望まれる。再発 IgA 腎症の長期予後は，以前考えられていたより悪いとの報告が最近相次ぎ，その適切な治療は移植腎長期成績改善のため重要な課題である。

参考文献

1) 酒井　謙，他．腎移植と糸球体腎炎．日腎会誌 2004；46：798-803.
2) Hariharan S, et al. Recurrent and *de novo* renal diseases after renal transplantation：A report from the renal allograft disease registry（RADR）. Transplantation 1999；68：635-641.
3) Gera M, Griffin MD, Specks U, Leung N, Stegall MD, Fervenza FC. Recurrence of ANCA-associated vasculitis following renal transplantation in the modern era of immunosuppression. Kidney Int 2007；71：1296-1301.
4) Namba Y, et al. Risk factors for graft loss in patients with recurrent IgA nephropathy after renal transplantation. Transplantation Proc 2004；36：1314-1316.

正解：a，e

問題 17 の 解 説

腎移植後に腎機能が改善することによって，エリスロポエチンの産生（腎機能回復後数週程度で），ビタミンD・PTH系の正常化（副甲状腺腫の程度にもよるが，数週から数カ月で。場合によって数年）が期待され，貧血や骨代謝異常の改善が得られることが多い。また，尿毒症

やCa代謝の改善に伴い皮膚瘙痒症も軽快する。しかし，透析アミロイドーシスによる病変や異所性石灰化は，病変の進行や新たな出現は抑制されるが，移植前にすでに形成された病変については軽快はほとんどない。

参考文献
1) Moe SM, O'Neill KD, Reslerova M, Fineberg N, Persohn S, Meyer CA. Natural history of vascular calcification in dialysis and transplant patients. Nephrol Dial Transplant 2004；19（9）：2387-2393.
2) Caplin B, Wheeler DC. Arterial calcification in dialysis patients and transplant recipients. Semin Dial 2007；20（2）：144-149.
3) Campistol JM. Dialysis-related amyloidosis after renal transplantation. Semin Dial 2001 Mar-Apr；14（2）：99-102.

正解：b，c

問題18の 解説

塩酸バンコマイシン（VCM）は細胞壁の主要成分であるペプチドグリカンに水素結合し，細胞壁の合成を阻止して殺菌作用を示す。時間依存性の抗生物質であるため，メチシリン耐性黄色ブドウ球菌（MRSA）に対する最小発育阻止濃度（MIC）を超えた一定以上の濃度をできるだけ長く維持すれば十分で（時間依存性），ピーク値を高濃度にする必要はない。

VCMは腎機能正常者ではほとんど未変化体で糸球体から濾過される。腎不全患者の半減期は著明に延長するため減量が必要である。ピーク値が 50～80 μg/mL 以上になると聴器毒性が，トラフ値が 30 μg/mL を超えると腎障害の発症例が多くなることから，治療濃度はピーク値で 25～40 μg/mL，次回投与直前のトラフ値 10 μg/mL 以下にするよう推奨されている。

透析患者で気をつけなければならないことは，透析2～5時間後にリバウンドが起こること，透析膜によって除去率が異なることである。リバウンドは細胞内液中のバンコマイシンが透析後に血中に再分布するために生じる。透析での除去率は，再生セルロース膜で約10％であるのに対し，ハイパフォーマンス膜では40～50％と明らかに高い。透析膜面積の大きさにも影響される。CAPDではほとんど除去されない。

クラリスロマイシンは，高度腎不全患者では半減期が約3倍に延長し，透析患者では50～70％に減量したほうが望ましいと考えられているが，VCMほど顕著ではない。

プレドニゾロン，ニフェジピン，オメプラゾールは腎不全患者でも半減期の延長がなく，減量の必要はない。

参考文献
1) 平田純生（編）．腎不全と薬の使い方 Q&A．東京：じほう，2005．
2) 深川雅史，深津敦司（編）．腎機能を考えた安全な処方．東京：医薬ジャーナル社，2007．
3) 二瓶 宏（監），小山哲夫，他（編）．腎疾患治療薬マニュアル2002-2003．腎と透析 2002；53 増刊号，東京：東京医学社
4) 臨牀透析編集委員会．腎不全時の薬物使用．臨牀透析 2000；16 増刊号，東京：日本メディカルセンター．

正解：a

問題19の 解説

塩酸ピオグリタゾンは，脂肪組織などの脂肪蓄積臓器に分布する核内受容体 PPARγ に結合するチアゾリジン誘導体の一つで，活性化した PPARγ は小型脂肪細胞を増加させることで，インスリン抵抗性を改善する。蛋白結合率は99％と高いが，29.6％が48時間で尿中に排泄される

ため，腎機能低下患者では注意を要する。代謝産物も未変化体の約50%の血糖降下作用を有する。循環血漿量の増加に伴う浮腫・心不全などの重篤な副作用が報告されており，わが国では高度腎障害のある患者では禁忌となっている。

ビグアナイド薬（塩酸メトホルミン）は，主に肝における乳酸からの糖新生を抑制することにより血糖を下げるため，ビグアナイド薬投与により乳酸が増加する。通常は乳酸の代謝が増加し乳酸値のバランスは保たれるが，肝での代謝能以上に乳酸が増加した場合や，肝での乳酸代謝能が低下している場合には，乳酸アシドーシスが発現するおそれがある。代謝されずに未変化体のまま尿中に排泄されるため，腎不全患者では薬剤が蓄積し，重篤かつ遷延性の低血糖や乳酸アシドーシスを生じる可能性がある。腎機能障害例では投与禁忌になっている。

スルホニル尿素（SU）薬は，肝臓で代謝された後，23～72%が腎臓より排泄される。透析による除去も少ないか，ほとんどない。また，代謝産物に活性を有するものもあり，腎機能障害例では遷延性の低血糖を誘発する可能性があり，投与を控えるべきである。グリクラジドは腎排泄率が高いが，代謝産物に薬理学的活性が低いため，腎不全例にも比較的使用しやすい薬剤である。一方，グリベンクラミドは代謝産物に活性があるため，腎不全例への投与は慎重に行うべきである。

アカルボース（αグリコシダーゼ阻害薬）は炭水化物の腸管内消化を遅延させ，食後の急激な血糖上昇を抑える作用を持つ薬剤である。吸収されにくく，単独で低血糖をきたす可能性が低いため，腎不全例でも用量調節は不要である。食後の過血糖を示す症例には良い適応となるが，放屁，腹部膨満，鼓腸などの消化器症状を惹起するため，自律神経障害による糖尿病性胃腸障害がある場合には使用しにくい。低血糖時には，二糖類であるショ糖では回復が遅く，単糖類のブドウ糖を服用する。

参考文献

1) 松本　博，中尾俊之．代謝異常に対する薬剤．薬局 2003；54：51-58．
2) 平田純生（編）．腎不全と薬の使い方 Q & A．東京：じほう，2005．
3) 深川雅史，深津敦司（編）．腎機能を考えた安全な処方．東京：医薬ジャーナル社，2007．
4) 二瓶　宏（監），小山哲夫，他（編）．腎疾患治療薬マニュアル 2002-2003．腎と透析 2002；53 増刊号，東京：東京医学社，
5) 臨牀透析編集委員会．腎不全時の薬物使用．臨牀透析 2000；16 増刊号，東京：日本メディカルセンター．

正解：e

問題20 の 解説

臓器の移植に関する法律（平成9年7月16日交付，法律第104号）では，臓器の摘出の項（第六条）で「医師は，死亡した者が生存中に臓器を移植術に使用されるために提供する意思を書面により表示している場合であって，その旨の告知を受けた遺族が当該臓器の摘出を拒まないとき又は遺族がないときは，この法律に基づき，移植術に使用されるための臓器を，死体（脳死した者の身体を含む。以下同じ。）から摘出することができる。」と制定され，附則の第四条で「医師は，当分の間，第六条第一項に規定する場合のほか，死亡した者が生存中に眼球又は腎臓を移植術に使用されるために提供する意思を書面により表示している場合及び当該意思がないことを表示している場合以外の場合であって，遺族が当該眼球又は腎臓の摘出について書面により承諾しているときにおいても，移植術に使用されるための眼球又は腎臓を，同条第二項の脳死した者の身体以外の死体から摘出することができる。」と制定されている。

また，臓器の摘出の制限に関しては，第七条で「医師は，前条の規定により死体から臓器を

摘出しようとする場合において，当該死体について刑事訴訟法（昭和23年法律第131号）第229条第一項の検視その他の犯罪捜査に関する手続きが行なわれるときは，当該手続きが終了した後でなければ，当該死体から臓器を摘出してはならない。」ことが規定されている。

以上より，ドナーカードによる明らかなリビング・ウイルがなくても，生前に明らかな拒否の姿勢や家族の拒否がなければ，献腎移植は可能である。また，脳死移植ではないので年齢制限はない改正臓器移植法では，虐待を受けた児童から臓器を摘出されることのないように適切に対処するように記載されている。

正解：b

問題 21 の 解説

代表的な免疫抑制薬の副作用に関する問題である。カルシニューリン阻害薬（シクロスポリン，タクロリムス）は高血圧・腎毒性など共通の副作用も多いが，シクロスポリンは高脂血症や歯肉腫脹・多毛などがタクロリムスに比して目立ち，タクロリムスは振戦などの神経毒性や耐糖能異常がより目立つ。ミコフェノール酸モフェチル（セルセプト®）の副作用は，造血障害や消化管障害（下痢・嘔吐など）で，比較的軽症なものが多い。抗CD25モノクロナール抗体（バシリキシマブ：シムレクト®）も免疫抑制以外の副作用がほとんどみられず，発熱などがみられやすいのは，より強力な抗CD3抗体（OKT3®）である。エベロリムスは新規の免疫抑制薬で，シロリムスと同様 target of rapamycin（TOR）阻害薬である。副作用として多いのは高脂血症と創傷治癒の遷延である。

正解：c, d

問題 22 の 解説

腎移植後の代表的な感染症に関する問題である。腎移植後の感染症は以前に比べ，ケアの改善，免疫抑制薬の改善や使用の適正化，予防薬の投与などにより，ニューモシスチスなど，重篤な日和見感染はほとんどみられなくなっている。ニューモシスチス感染はST合剤の予防投与のためか，ほとんどみられないが，起こす場合は呼吸器（肺）感染の形で，尿路感染は起こさない。最もよく遭遇する日和見感染としては，サイトメガロウイルスであるが，これも臓器障害を起こすことは多くなく，不顕性感染として抗原陽性で発見されることが多い。臓器感染としては消化管，肝臓が多く，まれに網膜症を呈するが，尿路感染はまれである。アデノウイルスとBKウイルスはどちらも尿路の不顕性感染を起こすことで始まり，前者は出血性膀胱炎やまれに間質性腎炎，後者は進行性の間質性腎炎を起こすことがあり，注目を集めている。コロナウイルスはSARSなどの原因ウイルスとして有名であるが，移植後感染としての報告はほとんどなく，感染しても呼吸器感染の形式をとる。

よって，b, eが正解となる。

正解：b, e

問題 23 の 解説

透析患者では多くの薬物の減量投与が必要であるが，リン酸オセタミビル（タミフル）はとくに減量を必要とする薬物である。予防的投与では，1回 1 カプセル 1 日だけでよいとされる。

正解：a

問題 24 の 解説

血液透析と透析濾過の物質除去の違いに関する設問。治療法のメカニズムとそれぞれの物質の分子量を知らないと回答できない。濾過では，電解質の補正は補充液で行い，溶質除去は濾過で行うため，透析と比較して，中大分子量の物質の除去効率がすぐれている一方で，小分子量の除去は不良である。

正解：b, c

問題 25 の 解説

腎移植では術後のドナーの健康管理は十分されないことが多い。

しかし，ドナーは術後に腎機能は術前の約 70％強まで低下し，CKD ステージ 3 相当となる例も多い。よって，術後ドナーも CKD 患者として，定期的に外来フォローする必要がある。

提供後の腎機能はほとんどの例で 7 割まで低下後は安定することが大規模な観察研究で認められているが，なかには，数年以上にわたって安定化後に急激に悪化する例があり，また，透析になる例もあるのは事実である。特に，蛋白尿や高血圧は腎機能悪化の因子として重要である。このような事実は提供前に十分話して理解を得ることが必須である。

正解：c, d

問題 26 の 解説

Kt/V urea の計算は，ダイアライザの尿素クリアランス（mL/min）に透析時間（min）を掛けて，総体水分量（体重の 55～60％，mL）で割った値である。すなわち，血液透析により尿素が完全に除去された血液量の総体水分量に対する割合であり，Kt/V urea が 1.0 という場合，理論上は体内のすべての体液から尿素が除去されたことになる。実際には透析を行っている時間内にも尿素は体内で産生されており，細胞内に蓄積されている尿素が血漿に移行するには時間がかかるため，透析終了時にも血液尿素窒素濃度はゼロにはならない。

Kt/V urea を求めるために尿素クリアランスを実測することは煩雑である。尿素クリアランスにダイアライザのカタログ値を用いて計算することもできるが，実際の尿素クリアランスは体重や血流量に大きく影響されるため，同じダイアライザを用いても，個々の患者での実測値はカタログ値とは大きく異なることになる。そこで，現在では尿素のキネティックモデルにより，前回の透析後とその回の透析前の尿素窒素値を用いて計算する方法（Daugirdas 法）[1]や，1 回の透析前後の尿素窒素値を用いて計算する方法（Shinzato 法）[2]などが考案され，わが国では Shinzato 法が一般的に用いられている。したがって，正解は b と c になる。

参考文献

1) Daugirdas JT. Second generation logarithmic estimates of single-pool variable volume Kt/V: an analysis of error. J Am Soc Nephrol 1993 Nov; 4 (5): 1205-1213.
2) Shinzato T, et al.: Determination of Kt/V and protein catabolic rate using pre- and postdialysis blood urea nitrogen concentration. Nephron 1994; 67: 280-290.

正解：b, c

問題 27 の 解説

アウトカムを生命予後とした場合，血清 P，血清 Ca，血清 PTH のいずれの順で寄与度が高いだろうか？ それぞれ分布，あるいは単位が異なるため，単純比較は困難であるが，これらの分布頻度と死亡リスク（相対危険度）の関係をみた研究で，高値 20 パーセンタイルでのリスク比からみて，血清 P，血清 Ca，血清 PTH の順で生命予後悪化への寄与度が高いと思われる結果が示されている（文献 1）の引用文献 2～7 参照）。したがって血清 P がコントロールされていることが最優先され，その後血清 Ca，続いて PTH となる。これをもとに日本透析医学会の二次性副甲状腺機能亢進症治療ガイドライン[1]では，「血清 P，血清 Ca がコントロールされている前提で PTH のコントロールをしていく」という治療方針が推奨されている。したがって，正解は c である。

参考文献

1) 透析患者における二次性副甲状腺機能亢進症治療ガイドライン. 透析会誌 2006; 39(10): 1435-1455.

正解：c

chapter Ⅱ
6. 腎不全

症例問題

症　例：28歳，女性
現　症：地震による家屋の倒壊のため下敷きとなり，半日後に救急隊員により救出され入院となった。右下肢に広範な挫滅とうっ血を認めた。血圧 114/68 mmHg，脈拍 86/分。意識清明。血液検査の結果はまだ不明である。

問題1　直ちに行う補液として最も適切なものはどれか，1つ選べ。
a．生理食塩液 1 リットル/時間
b．生理食塩液と 5%ブドウ糖液（すなわち 1/2 生理食塩水）1 リットル/時間
c．維持液 1 リットル/時間
d．5%ブドウ糖液 1 リットル/時間
e．新鮮凍結血漿 200 mL/時間

症　例：68歳，女性
現病歴：早期胃癌の治療のため外科を受診。術前検査で腎機能障害を認め，コンサルテーションを受けた。10年来，高血圧・糖尿病にて近医でアムロジピン 5 mg/日，グリベンクラミド 2.5 mg/日の処方を受けていた。
身体所見：身長 154 cm，体重 55 kg，血圧 155/90 mmHg，胸腹部に異常なく，下腿に軽度の浮腫を認める。
検査所見：尿蛋白 3+，尿潜血±，WBC 8,600/μL，RBC 330 万/μL，Hb 9.5 g/dL，Ht 31%，血小板 15 万/μL，TP 6.2 g/dL，Alb 3.0 g/dL，BUN 28 mg/dL，クレアチニン 1.5 mg/dL，尿酸 7.5 mg/dL，Na 140 mEq/L，K 4.9 mEq/L，CRP 0.1 mg/dL，随時血糖 195 mg/dL，HbA1c 7.5%

問題2　腎機能障害の原因を特定するためにまず行うべき検査を1つ選べ。
a．眼底検査
b．腎血管造影検査
c．腎生検
d．腹部超音波検査
e．レノグラム

早期胃癌手術後 5 日目夕より，38℃代の発熱，右季肋部叩打痛を認め，尿沈渣白血球数 100 以上/hpf をみとめ，受持医から抗生物質投与について相談を受けた．入院後の蓄尿検査では尿中クレアチニン 46.5 mg/dL，1 日尿量 1,440 mL，血清クレアチニン 1.7 mg/dL であった．

問題 3　術後に使用する抗生物質の投与量として最も適切でないものはどれか．
- a．アミカシン　　　　　　　　　200 mg　12 時間毎投与
- b．イミペネム・シラスタチン　　0.25 g　12 時間毎投与
- c．セファゾリン　　　　　　　　1 g　　 12 時間毎投与
- d．フロモキセフ　　　　　　　　1 g　　 24 時間毎投与
- e．ペントシリン　　　　　　　　2 g　　 12 時間毎投与

　その後は良好で術後 21 日目に退院した．術前より血糖管理はインスリン皮下注で行われており，外来にて増殖性網膜症に対し，レーザー光凝固術を施行するため内科的管理を外来で任されることとなった．外来での血圧 140/90 mmHg，24 時間蓄尿検査では，1 日尿量 1,700 mL，尿蛋白 360 mg/dL，尿中クレアチニン 30.8 mg/dL，尿中カリウム 20 mEq/L，尿中尿素窒素 220 mg/dL，尿中ナトリウム 125 mEq/L であった．

問題 4　食事指導として，さらに強化すべきものを 1 つ選べ．
- a．塩分
- b．カリウム
- c．水分
- d．蛋白質
- e．熱量

問題 5　本例の腎機能障害進行防止としてエビデンスのある治療法を 1 つ選べ．
- a．アンジオテンシン受容体拮抗薬（ARB）
- b．アロプリノール
- c．エリスロポエチン
- d．リン吸着薬
- e．活性型ビタミン D

約1年後，浮腫増強・呼吸困難感出現のため受診した。受診の7日前に感冒に罹患。その後下腿の浮腫が出現し，自宅での安静でも改善しなかった。体重は前回来院時より10 kg 増加していた。血圧 160/90 mmHg，胸部に湿性ラ音を聴取。胸部X線検査では軽度の心拡大と両側の中等量の胸水を認めた。

検査所見：WBC 13,000/μL，RBC 240万/μL，Hb 7.8 g/dL，Ht 23%，TP 4.2 g/dL，Alb 2.1 g/dL，BUN 80 mg/dL，クレアチニン 3.8 mg/dL，尿酸 9.8 mg/dL，Na 129 mEq/L，K 5.2 mEq/L，Cl 114 mEq/L，Ca 8.1 mg/dL，P 5.8 mg/dL，CRP 8.6 mg/dL であった。

問題6　本例の浮腫の治療法として最も適切なものはどれか。
a．経口 furosemide　　120 mg
b．trichlormethiazide　　2 mg
c．spironolactone　　200 mg
d．5％アルブミン液 250 mL＋静脈内投与 furosemide　80 mg
e．20％アルブミン液 100 mL＋静脈内投与 furosemide　80 mg

治療により浮腫・呼吸困難は改善したが，BUN 140 mg/dL，クレアチニン 6.5 mg/dL に上昇した。患者には今後の透析療法・移植療法の必要性について説明を行うこととした。

問題7　下記の説明として正しいものを1つ選べ
a．慢性腎炎に比べ，血清クレアチニンが高値となってから透析導入する
b．腹膜透析に比べ，血液透析の方が生命予後良好である
c．透析導入後の5年生存率は60%程度である
d．わが国では年間1,000件以上の献腎移植が行われている
e．腎移植のリスクは慢性腎炎による腎不全と同等である

症　例：60歳，男性
現病歴：慢性糸球体腎炎による慢性腎不全で通院中であったが，全身倦怠感と食欲不振が次第に進行してきたため受診した。尿量は 800～1,000 mL/日である。
身体所見：身長 165 cm，体重 60 kg。血圧 165/90 mmHg，脈拍 80/分，体温 36.5℃。

問題8　この患者の治療法として緊急透析が必要かどうかを判断するうえで重要な情報を2つ選べ。
a．高カリウム血症
b．心膜摩擦音
c．高リン血症
d．低カルシウム血症
e．貧血

検査所見：WBC 12,000/μL，RBC 240 万/μL，Hb 7.8 g/dL，Ht 23%，血小板 24 万/μL，TP 6.0 g/dL，Alb 3.1 g/dL，BUN 100 mg/dL，クレアチニン 7.8 mg/dL，尿酸 9.8 mg/dL，Na 135 mEq/L，K 5.7 mEq/L，Cl 100 mEq/L，Ca 7.8 mg/dL，P 5.9 mg/dL であった。

この患者では，血液透析（スルフォン膜使用，血流量 200 mL/分）を開始した。抗凝固剤としてヘパリンを開始時 1,000 単位，1 時間当たり 500 単位を持続するパターンであった。10 日後から，シャント閉塞が生じ。そのころから，動脈側血液回路内凝固が起こった。そのときの血液検査では，WBC 9,800/μL，RBC 245 万/μL，Hb 8.0 g/dL，Ht 26%，血小板 7.8 万/μL であった。

問題 9 病態について妥当なものはどれか。
 a．抗リン脂質抗体症候群（APS）
 b．特発性血小板減少性紫斑病（ITP）
 c．播種性血管内凝固（DIC）
 d．ヘパリン起因性血小板減少症（HIT）
 e．溶血性尿毒症症候群/血栓性血小板減少性紫斑病（HUS/TTP）

問題 10 妥当な対処を 2 つ選べ。
 a．アルガトロバン投与
 b．シクロホスファミド投与
 c．血漿交換
 d．副腎皮質ステロイド薬投与
 e．ヘパリン投与中止

症　例：78 歳，男性
現病歴：3 年前に胃癌の手術を受けたがその後の通院はしていなかった。1 週間前から風邪気味で，発熱・下痢があった。2 日前から尿量が少なくなり，経口摂取が不十分となったため来院した。意識は清明。身長 167 cm，体重 57 kg。体温 37.3℃。脈拍 82/分，整。血圧 152/88 mmHg。眼瞼結膜に軽度の貧血を認める。心音と呼吸音とに異常を認めない。腹部は柔らかく圧痛はないが，上腹部正中に手術創を認める。腹部超音波検査では，右水腎症・左萎縮腎をみとめ，膀胱は虚脱している。また，下大静脈の虚脱は認めない。

検査所見：尿所見；採取できず。血液所見；赤血球 356 万/μL，Hb 10.8 g/dL，白血球 4,600/μL。血液生化学所見：総蛋白 7.5 g/dL，アルブミン 4.2 g/dL，尿素窒素 98 mg/dL，クレアチニン 8.9 mg/dL，尿酸 9.5 mg/dL，Na 137 mEq/L，K 5.2 mEq/L，Cl 101 mEq/L。

問題 11 最初にとるべき対処はどれか。1 つ選べ。
 a．血液透析
 b．右腎瘻の造設
 c．点滴による水分負荷
 d．尿道留置カテーテルの挿入
 e．イオン交換樹脂投与

症　例：55歳，男性
慢性糸球体腎炎由来の慢性腎不全で15年間血液透析を行っている。定期検査において，図1に示すような腹部エコーおよび造影CT所見を得た。

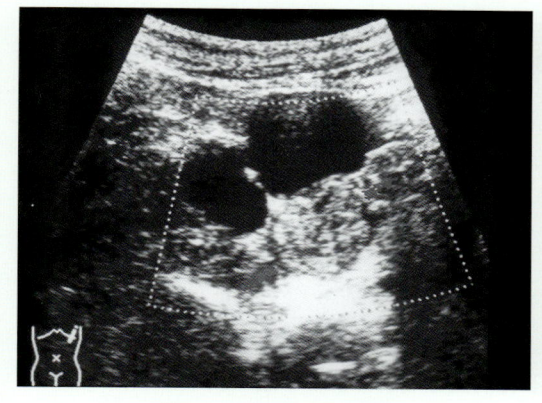

図1-a　腹部エコー所見

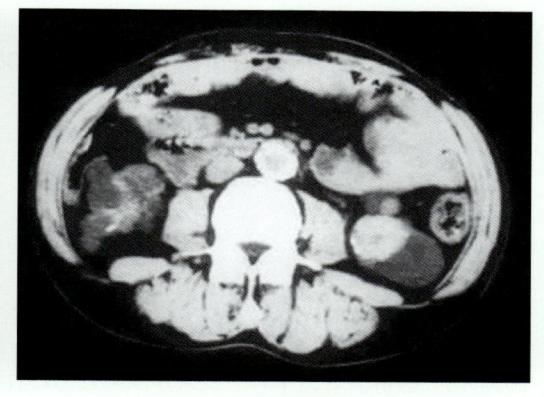

図1-b　腹部CT所見

問題12　本症例の診断はどれか。
　a．腎梗塞
　b．腎結核腫
　c．腎血管脂肪腫
　d．ウイルムス腫瘍
　e．後天性嚢胞腎癌

症　例：60歳，男性
糖尿病性腎症のため10年前から血液透析を行っている。現在は無尿で，閉塞性動脈硬化症を合併している。左下肢の腫脹と疼痛のため，ガドリニウム系造影剤を用いたMR angiographyを施行。術後より全身倦怠感と両膝の関節痛，両側踵の掻痒感と痛みが出現。その後も疼痛は持続し，両膝伸展時の強い痛みのため体位の変換が困難となっている。

問題13　本疾患の特徴として正しいのはどれか。1つ選べ。
　a．生命予後は良好
　b．抗Scl-70抗体陽性
　c．皮膚の肥厚と強直
　d．無尿症例のみに発症
　e．副腎皮質ステロイドが有効

症　例：45 歳，男性
　糖尿病性腎症がありネフローゼ症候群を呈している。次第に腎機能が低下し，現在，TP 5.5 g/dL，Alb 2.5 g/dL，BUN 90 mg/dL，Cr 7.0 mg/dL である。

問題 14　血液透析を開始し 5 年が経過した。
　Ca 10.2 mg/dL，P 6.2 mg/dL，intact PTH 380 pg/mL であった。妥当な治療はどれか。2 つ選べ。
　　a．活性型ビタミン D
　　b．沈降炭酸 Ca
　　c．シナカルセト
　　d．塩酸セベラマー
　　e．副甲状腺摘出術

問題 15　透析アミロイドーシスが原因と思われる骨病変はどれか。2 つ選べ。
　　a．骨軟化症
　　b．線維性骨炎
　　c．無形成骨症
　　d．骨嚢胞病変
　　e．破壊性脊椎関節症（DSA）

問題 16　血中（1-3）β-D-glucan の濃度測定に最も影響を及ぼす透析膜はどれか。1 つ選べ。
　　a．ポリスルホン（PS）膜
　　b．修飾再生セルロース膜
　　c．ポリアクリロニトリル（PAN）膜
　　d．セルローストリアセテート（CTA）膜
　　e．ポリメチルメタクリレート（PMMA）膜

症　例：48 歳，女性
　12 年前に慢性腎炎と診断され，3 年前から腎機能が低下しているといわれていた。最近倦怠感を感じるようになり受診した。尿所見：蛋白 2＋，糖（－），沈渣に赤血球数 5〜10/1 視野，血液生化学所見：BUN 69 mg/dL，Cr 7.8 mg/dL。

問題 17　この患者の血液検査所見として最もよく起こりうるものはどれか。1 つ選べ。
　　a．Na 149 mEq/L
　　b．K 3.2 mEq/L
　　c．Ca 6.8 mg/dL
　　d．iP 2.4 mg/dL
　　e．HCO_3^- 32 mEq/L

症　例：62歳，女性

生来健康であった。7日前より発熱，咳嗽が出現し近医を受診した。胸部X線検査で肺炎と診断され入院となった。入院時血圧 112/71 mmHg，脈拍 95/分，体温 38.3℃で発汗は著明であった。入院後セフェム系抗菌薬の投与を1日2回で開始された。入院後 24 時間の尿量が 250 mL であった。血液生化学所見：BUN 39 mg/dL，Cr 2.5 mg/dL，Na 149 mEq/L，K 5.1 mEq/L，Cl 114 mEq/L であった。

問題 18　診断上重要な検査はどれか。2つ選べ。
- a．尿中蛋白定量
- b．尿中ナトリウム濃度
- c．尿中カリウム濃度
- d．尿比重
- e．尿浸透圧

症　例：17歳，男性

運動会で 400 m を全力疾走し，同日夕方より激しい腰背部痛が出現したため救急外来を受診した。検尿：pH 7.0，蛋白（＋），潜血（－），Na 66 mEq/L，Cr 100 mg/dL，尿酸 85 mg/dL。血液生化学所見：BUN 34 mg/dL，Cr 2.2 mg/dL，尿酸 5.2 mg/dL，Na 140 mEq/L，K 5.4 mEq/L，Cl 100 mEq/L，CK 210 U/L。

問題 19　病態に関して妥当なものはどれか。2つ選べ。
- a．腎性腎不全
- b．腎後性腎不全
- c．ステロイドが有効
- d．尿中尿酸排泄は 10％
- e．尿酸トランスポーター（URAT1）の遺伝子異常

症　例：48歳，男性

5年前より血液透析を継続し，最近骨痛があり受診した。血液生化学所見：TP 6.7 g/dL，Alb 3.8 g/dL，BUN 72.0 mg/dL，Cr 14.8 mg/dL，尿酸 8.0 mg/dL，Na 139 mEq/L，K 4.8 mEq/L，Cl 105 mEq/L，Ca 12.0 mg/dL，P 6.1 mg/dL，Intact PTH 1,200 pg/mL（基準値：10～65 pg/mL）。

問題 20　本症例で認めやすいものはどれか。2つ選べ。
- a．破壊性脊椎関節症
- b．無形成骨
- c．手根管症候群
- d．線維性骨炎
- e．エリスロポエチン低反応性貧血

chapter II
6. 腎不全

症例問題の正解と解説

問題1の　解説

　横紋筋融解症は，本例のような力学的な筋肉傷害だけでなく，虚血，過度の筋肉運動，低カリウム血症，薬物（HMG CoA reductase inhibitor など），アルコール中毒，熱射病，多発性筋炎などによることもある．長時間にわたって家屋などの下敷きになった結果，横紋筋融解症を起こす．横紋筋融解によって遊離した大量のミオグロビンは強い腎障害作用を有する．ミオグロビンによる円柱形成と，NO を介した微小血管収縮がその主因であるとされている．さらに，腎前性因子が加わり（炎症による水の third space への移動が循環血液量を低下させる），急性腎不全を惹起する．特に，外傷による横紋筋融解症が急性腎不全を生じる場合，挫滅症候群（crush syndrome）とも呼ばれている．

　この症例では，半日間下敷きになっていたので，飲食できていた可能性は低い，すでに視診にて下肢に広範な挫滅とうっ血が認められることから，横紋筋融解症を念頭に置き，直ちに循環血液量を確保することが重要である．それには生理食塩液が最も効果的である．

　また，ミオグロビンの円柱形成は酸性尿中で促進されるので，尿のアルカリ化にも努める必要がある．

正解：a

問題2の　解説

　10年来の高血圧，糖尿病歴があり，軽度腎機能障害を伴う68歳女性の腎機能障害に至った原疾患を特定するためには，まずは眼底検査により，増殖性網膜症の有無を確認する．糖尿病性腎症は糖尿病に伴う微小血管症に起因しており，糖尿病性腎症患者においてはほぼ常に糖尿病性網膜症を併発している．糖尿病を伴う腎症において，腎生検による鑑別診断を積極的に検討するのは，①血尿の併発，②糖尿病歴が短いのに発症した腎症，③糖尿病性網膜症を欠く場合など，糖尿病性腎症以外による腎障害が強く疑われる場合である．

正解：a

問題3の　解説

　蓄尿所見から本例のクレアチニンクリアランスは約 26.6 mL/min と計算される．この問題の選択肢のうち，(a) のアミカシンはアミドグリコシド系であり，現在の腎機能を考えれば，この投与量は不適切である．また (b) イミペネム・シラスタチンはいずれも腎排泄性であり，カルバペネム系はこの腎機能での投与量は 0.25 g/day，12 時間ごとが適切とされる．ただし本例のように急性腎盂腎炎の初期治療として本系統の抗生物質を使用することには問題がある．一般に Ccr 30 未満におけるセフェム系抗生物質の使用量は 1 回使用量 1 g を 12〜24 時間

毎とされ，(c)(d) ともこの範囲にはいる。ペニシリン系はセフェム系抗生物質よりも安全域は広いと考えられており，1回1〜2g，12〜24時間毎の投与が適切とされる。

正解：a

問題4の解説

本例の尿中Na排泄量から推測される塩分摂取量125(mEq/L)×1.7(L)/17＝12.5g/日である。またMaroniの式から推測される蛋白摂取量は(0.22(g/dL)×17(dL)＋0.032×53(kg))×6.25≒34.0g/日である。わが国の腎疾患者への食事ガイドラインによれば，この時期の蛋白摂取量は体重あたり0.6〜0.8g/日程度，塩分摂取量は3〜6gが推奨されている。蛋白摂取量に関してはほぼ，ガイドラインに準じたものとなっていたが，塩分制限の強化が必要である。肥満がなく，血糖コントロールもインスリン投与にて比較的良好であり，食事摂取カロリーの制限は不要である。尿中カリウム排泄量は34mEq/日(1.35g/日)であり，カリウム過剰摂取はない。

正解：a

問題5の解説

糖尿病あるいは糖尿病を伴う高血圧に対する，ARB（アンジオテンシン受容体拮抗薬）の腎機能障害抑制効果は，大規模な前向き比較検討試験により確認されている[1]。糖尿病も含めて腎不全対策としのNKF-CKD分類でのガイドラインのなかでは，腎不全進行を抑制する方法がいくつか列記されている。

A：有効であることがすでに証明されているもの
(1) 糖尿病性腎症では，厳格な血糖管理
(2) 血圧の厳格な管理
(3) ACE阻害薬，ARB

B：結論はまだ得られていないが，有効性が検討されてきたもの
(1) 蛋白制限食
(2) 脂質降下療法
(3) 貧血の改善

エリスロポエチンに関しては，腎保護作用，腎障害進展抑制効果を示す報告もされていたが，最近，糖尿病性腎症に限定して，プラセボとダルベポエチンαを投与する群とに分けて予後を評価するTREAT研究が報告された。ダルベポエチンαを投与する群の目標Hbは13g/dL，プラセボ群のHbは9.0g/dL下回らない程度に維持するよう設定された。エンドポイントは死亡，心筋梗塞，心不全，脳卒中などが4年間に渡り評価された。死亡と透析導入について有意差は認められず，また心臓血管系の予後について見ても有意差は認められないが，脳卒中について見ると，Hbが13g/dLの方が発症率が有意に高いことが報告され，TREAT研究では，保存期CKD患者にエリスロポエチンを投与するメリットが明らかにならず，エリスロポエチンの腎障害進展抑制効果についてはまだ評価が定まっていない。

参考文献

1) Brenner BM, Cooper ME, de Zeeuw D, Keane WF, Mitch WE, Parving HH, Remuzzi G, Snapinn SM, Zhang Z, Shahinfar S. RENAAL Study Investigators：Effects of losartan on renal and cardiovascular outcomes in patients with type 2 diabetes and nephropathy. N Engl J Med；345(12)：861-869. 2001
2) Jungers PY, et al. Incidence of anaemia, and use of epoetin therapy in pre-dialysis patients：a prospec-

tive study in 403 patients. Nephrol Dial Transplant 17：1621-1627, 2002
3) Furuland H, et al. A randomized controlled trial of haemoglobin normalization with epoetin alfa in pre-dialysis patients. Nephrol Dial Transplant 18：353-361, 2003
4) Tapolyai M, et al. r. hu-Erythropoietin（EPO）treatment of pre-ESRD patients slows the rate of progression of renal decline. BMC Nephrology. 2003；4：3 http://www.biomedcentral.com/1471-2396/4/3
5) Bahlmann FH, Song R, Boehm SM, et al. Low-dose therapy with the long-acting erythropoietin analogue Darbepoetin alpha persistently activates endothelial Akt and attenuates progressive organ failure. Circulation 2004；110：1006-1012.

正解：a

問題 6 の 解説

　慢性腎不全に伴ううっ血性心不全であり，即効性の期待できるループ利尿薬の furosemide を使用するのが最も適切である．なお，合併する低アルブミン血症については，ネフローゼ状態による尿中への蛋白漏出に加え，うっ血性心不全による血液希釈の関与が考えられる．このような腎機能障害を伴ううっ血性心不全に対し，アルブミン製剤の投与はうっ血性心不全の増悪を招く危険性もあり，勧められない．

正解：a

問題 7 の 解説

　(a)　糖尿病性腎症による慢性腎不全患者では，他の腎疾患よりも心不全やさまざまな合併症により，むしろ血清クレアチニンは比較的低値から透析導入を余儀なくされる症例が多い．

　(b)　腹膜透析（CAPD）は，残存腎機能の低下や腹膜透過性の変化により，CAPD の継続が困難となることはあるものの，透析導入後の生命予後については同一の透析量を確保できれば，生命予後に差はないと考えられている[1]．

　(c)　2009 年度末の日本透析医学会の調査によると，2004 年導入患者の 5 年生存は全体では 60.4％，糖尿病性腎症だけでは 61.6％と以前に比べて改善傾向にある．また，60〜75 歳の糖尿病性腎症に限っても，62.8％となっている．

　(d)　1995 年から 2008 年までのわが国の献腎（死体腎）移植件数は年平均 167 件である．この間で最も多いのが 2008 年の年間 231 件であった[3]．

　(e)　糖尿病性腎症を原疾患とする腎不全患者が腎移植を受けた場合には，同時に膵臓移植を受けない限り，他疾患と異なり，血糖管理を厳格に行う必要があること，糸球体腎炎を原疾患とする場合に比べ，動脈硬化性血管変化や糖尿病性神経症，網膜症などの合併症を持っており，さまざまな問題が存在する．

参考文献

1) Keshaviah P, Collins AJ, Ma JZ, Churchill DN, Thorpe KE. Survival comparison between hemodialysis and peritoneal dialysis based on matched doses of delivered therapy. J Am Soc Nephrol 2002；Suppl 1：S48-52.
2) 日本透析医学会：我が国の慢性透析療法の現況 2001 年 12 月 31 日現在.
3) 日本臓器移植ネットワークホームページ　移植に関するデータ集　http://www.jotnw.or.jp/

正解：c

問題 8 の 解説

日常診療では慢性腎不全における透析導入基準（1991年厚生科学研究・腎不全医療研究班）が，使用されている。Ⅰ臨床症状（30点），Ⅱ腎機能（30点），Ⅲ日常生活障害度（30点）のうち，60点以上になれば透析導入するというものである。一方，急性腎不全における基準としては，Bellomoの基準に項目を追加した川西らの基準がある（表1）。心膜摩擦音は尿毒症性心外膜炎を疑わせる。

参考文献
川西秀樹．急性血液浄化療法　腎疾患を探る（今井裕一編集）．大阪：永井書店，2005：52-55．

表1　急性腎不全における血液浄化療法開始基準

1. 乏尿（＜200 mL/12時）30 mL/時以下または利尿薬を用いても50 mL/時以下
2. 無尿（＜50 mL/12時）
3. 高カリウム血症（＞6.0 mEq/L）
4. 代謝性アシドーシス（pH＜7.1）　HCO_3＜12 mEq/L
5. 高窒素血症（BUN＞84 mg/dL）　絶対的適応　80 mg/dL以上
   　　　　　　　　　　　　　　　導入を考慮　50 mg/dL
6. 肺水腫
7. 尿毒症性脳症
8. 尿毒症性心外膜炎
9. 尿毒症性神経症
10. 高ナトリウム血症（＞160 mEq/L）　低ナトリウム血症（＜115 mEq/L）
11. 悪性高熱
12. 薬物中毒
13. その他，FENa＞3.0％，Ccr＜30 mL/分　高ミオグロビン尿症，高ヘモグロビン尿症，SIRS徴候，画像診断による急性腎不全

正解：a，b

問題 9 の 解説

ヘパリンは，抗凝固薬として，血液透析以外にも，心臓手術，心筋梗塞などの急性冠疾患，除細動，末梢血管障害，DICなどで頻用されている。通常は，過剰投与による出血が問題になるのであるが，患者によっては，逆に凝固が生じ血小板が減少するという病態，あるいは実際に血栓症が起こることが最近わかってきた。この異常な病態をヘパリン起因性血小板減少症（heparin-induced thrombocytopenia：HIT）と呼んでいる。Ⅰ型とⅡ型に分類されている（表2）。

血液透析患者では，透析回路内での血液凝固やシャント閉塞によって発見されることも多い。HITのⅠ型とⅡ型はメカニズムが異なることから，Ⅰ型をheparin-associated thrombocytopenia（HAT）と呼び区別することが提案されている。いろいろな状況でヘパリンを使用する機会があるが，血小板減少あるいは血栓症が生じた場合は，HITを考慮する必要がある。

表2　HITの分類

	Ⅰ型（HAT）	Ⅱ型（HIT）
発症	2～3日後	5～10日後
機序	非免疫学的	抗ヘパリン・PF4複合体抗体
血小板数	10～20％の減少	10万/μL以下，50％以上の減少
合併症	なし	動脈・静脈血栓症
頻度	約10％	0.5～5％
経過	自然回復	ヘパリン中止で回復
治療	不要	代替薬による抗凝固療法の継続

正解：d

問題10の解説

HITの場合に抗ヘパリン・血小板第4因子（PF4）複合体抗体を抑制するために免疫抑制薬であるエンドキサンを使用した報告はない。血漿交換は，HUS/TTPで行われているがHITでは適応ではない。副腎皮質ステロイド薬投与は，抗リン脂質抗体症候群（APS），特発性血小板減少性紫斑病（ITP）で使用されるが，HITでは通常使用しない。

　この患者では，HITの可能性が非常に高いので，ヘパリンを中止することが，第一に必要である。次にどのような抗凝固薬を使用するかが問題になる。低分子ヘパリンに関しては，欧米からの報告では，通常のヘパリンと比べ発症率がかなり低いようであるが，わが国の透析施設からは，低分子ヘパリンの使用でも凝固が促進された報告が出されている。

　わが国では，ヘパリンに変わるものとしてnafamostat mesilate（FOY）が使用されている。しかし，抗トロンビン作用はやや弱いので，血液回路内の凝固を防止できないという報告もある。

2008年から選択的抗トロンビン薬のアルガトロバンに「ヘパリン起因性血小板減少症（HIT）Ⅱ型における血栓症の発症抑制」が効能追加された。アルガトロバンは，日本で開発された選択的抗トロンビン薬であり，トロンビンの作用を阻害することで，フィブリン生成阻害，血小板凝集抑制，血管収縮抑制などの作用を示す。今後，アルガトロバンは，HITⅡ型における血栓症に対して広く使用されていくものと考えられる。ただし使用に当たっては，薬剤に起因すると考えられる出血性脳梗塞や脳出血などに十分に注意し，投与患者を慎重に選択したり，血液凝固能検査などで出血管理を行うことが必要である。

参考文献
1) Franchini M. Heparin-induced thrombocytopenia : an update. Thromb J 2005 ; 3 : 14.
2) Kelton JG, et al. Immunoglobulin G from patients with heparin-induced thrombocytopenia binds to a complex of heparin and platelet factor 4 Blood 1994 ; 83 : 3232-3239.
3) Yamamoto S, et al. Heparin-induced thrombocytopenia in hemodialysis patients Am J Kidney Dis 1996;28: 82-85.

正解：a, e

問題11の解説

胃癌手術後に定期的な経過観察を行われていなかった患者であり，右水腎症と左萎縮腎を認めることから，胃癌の後腹膜リンパ節転移による両側尿管の閉塞をきたしている可能性が高

い。まずは水腎をきたしている右に腎瘻を造設すべきである。選択肢のなかに尿管ステント挿入があればそれを選んでもよいが、消化管の悪性疾患のリンパ節転移による尿管狭窄は、ステントを挿入しても短期間に詰まることが多い。

腎瘻の造設にもかかわらず、尿量が増えず、クレアチニン値が上昇するようであれば、血液透析も必要となるであろう。まずは、腎瘻の造設を優先すべきである。

高齢の患者の発熱、下痢ということで、脱水による腎前性の急性腎不全も考慮すべきだが、腹部超音波検査で下大静脈の虚脱を認めないことから否定的である。そのことから「点滴による水分負荷」は不正解と考える。膀胱は虚脱しており、尿道留置カテーテルは効果がないと考えられる。また、血清カリウム値はやや高いが、「イオン交換樹脂投与」を急ぐ必要はない。

正解：b

問題 12 の 解説

左腎下極に腫瘤影を認める。長期透析患者に出現する後天性嚢胞腎（acquired cystic disease of the kidney：ACDK）に腎細胞癌を併発した症例である。腹部エコー、腹部CTにてACDKを認め、腎エコーにて左腎下極に約3cmの内部不均一な充実性腫瘤を、CTにて同様に左腎下極に等吸収域の腫瘤影を認める。ウイルムス腫瘍は小児の疾患であること、腎結核ではCT上石灰化を呈することが多く膿瘍形成や空洞がみられること、また腎梗塞とは造影分布の異なることなどから、これらの疾患の可能性は低い。血管筋脂肪腫は、血管、平滑筋、脂肪から成る腎実質内に発生する過誤腫で、CTやMRIにて内部に脂肪を有する不均一な軟部腫瘤としてみ られる。本例ではCTで脂肪濃度がみられないので、可能性は低い。

多嚢胞化萎縮腎は、萎縮した両腎に嚢胞が多発した状態をいう。透析開始前より10数％にみられ、3年で約80％、10年で90％の頻度でみられる。透析患者では腎癌の年間発症率は0.1～0.4％と高いが、多嚢胞化腎萎縮を伴うものが腎癌全体の約80％であり、多嚢胞化腎萎縮では数％に腎癌を合併するとされている。

参考文献
1) 石川 勲. 多嚢胞化萎縮腎と腎癌—長期透析合併症. 石川：金沢医科大学出版局, 2006.
2) 石川 勲. 透析患者にみられる腎癌の現況—2002年度（2000年3月から2年間）アンケート集計報告—. 透析会誌 2004；37：1606-1615.

正解：e

問題 13 の 解説

ガドリニウム系造影剤を用いたMRI後に皮膚の腫脹と拘縮が出現した透析患者がCowperによって2000年に初めて報告された。その後の報告をまとめて、現在は腎性全身性線維症（NSF）として提唱されている。ガドリニウム系造影剤使用直後より倦怠感や痛みなどさまざまな症状を訴える症例もあるが、多くの場合、皮膚の肥厚や疼痛により関節運動が抑制され、重症例では歩行が困難になり、20％以上の症例が死に至るとされている（選択肢a：誤り、c：正解）。剖検例では筋肉、心臓、肺などの臓器に線維化が見られる。赤沈とCRPが亢進する以外には特異的な検査所見はなく、各種の自己抗体も患者によって所見が異なる（選択肢b：誤り）。血液透析患者だけではなく、腎機能低下症例でも発症し（選択肢d：誤り）、保存期腎不全

患者では腎機能の回復とともに疾患の進行が遅延するが，透析患者では排泄ができないために，検査施行後に透析を行う以外の対処法がない。現在のところ治療法は見つかっておらず，血漿交換やインターフェロン，免疫グロブリン投与などが試行されている（選択肢 e：誤り）。

本例では MR angiography に用いる通常量（20 mL）が使用されたが，造影剤の使用量と発症，重症度，予後に関するデータはまだないため，減量により予防できるかどうかは不明である。日本腎臓学会の「腎障害患者におけるガドリニウム造影剤使用に関するガイドライン」は HP 上でみることができるので，参照されたい。

正解：c

問題 14 の 解説

透析患者の骨ミネラル代謝異常を是正する薬剤の選択を問う問題である。2006 年に日本透析医学会から発表されている「透析患者における二次性副甲状腺機能亢進症治療ガイドライン」によれば，適正な intact PTH は，60〜180 pg/mL であるので，本例は，治療介入をすべきである。上記のガイドラインには，治療薬の選択を血清 Ca, P のレベルに従って決定するアルゴリズム的考えが示されている。

それによれば，血清 Ca，P 濃度の管理は，Ca 8.4〜10.0 mg/dL, P 3.5〜6.0 mg/dL にコントロールすることを目標としている。Ca が 10.0 mg/dL を超えている場合は，沈降炭酸 Ca, 活性型ビタミン D は減量し，塩酸セベラマーの適応がある。一方，P が 6.0 mg/dL を超えている場合は炭酸カルシウム，塩酸セベラマーの適応があるとしている。

本例の場合は，Ca が 10.0 mg/dL を超えているので，塩酸セベラマーは選択されるが，炭酸 Ca は選択すべきでない。一方で，P が 6.0 mg/dL を超えているので，活性型ビタミン D は使用すべきではないと考えられる。アルゴリズムのなかにはないが，2008 年から保険収載となった calcimimetics（カルシウム擬似様薬）であるシナカルセトは，intact PTH の低下作用に加え Ca 低下作用があるので，本例の場合は良い適応と考えられる。

正解：c, d

問題 15 の 解説

透析患者の骨関節病変は多彩であるが，骨ミネラル代謝異常（腎性骨異栄養症）と透析アミロイド症による病変に分けられる。a. 骨軟化症，b. 線維性骨炎，c. 無形成骨症は骨ミネラル代謝異常に属する骨病変であり，d. 骨嚢胞病変，e. 破壊性脊椎関節症（DSA）は透析アミロイド症の骨関節病変である。骨ミネラル代謝異常（腎性骨異栄養症）と透析アミロイド症による病変を整理して表 3 に示した。

表 3

【骨ミネラル代謝異常（腎性骨異栄養症）】
　骨軟化症
　線維性骨炎
　無形成骨症
　異所性石灰化

【透析アミロイド症骨関節病変】
　手根幹症候群
　骨嚢胞（手根骨，長骨末端など）
　破壊性脊椎関節症
　脊柱管狭窄症
　歯突起後方軟部増殖性病変（偽腫瘍）
　腸恥滑液包炎
　ばね指
　烏口肩峰靱帯障害

正解：d，e

問題 16 の 解説

透析膜の素材は，大別すると天然素材であるセルロース系膜と人工的素材である合成高分子膜に分けられる。ポリスルホン(PS)膜，ポリアクリロニトリル(PAN)膜，セルローストリアセテート(CTA)膜，ポリメチルメタクリレート(PMMA)膜は合成高分子膜である。一方，修飾再生セルロース膜はセルロース系膜に属する。セルロース(cellulose)は，分子式$(C_6H_{10}O_5)n$で表わされる炭水化物(多糖類)で，植物細胞の細胞壁や繊維の主成分である。多数のβ-グルコース分子がグリコシド結合により直鎖状に重合した天然高分子で，いわゆるβグルカンの一種である。セルロース系の透析膜を長期に使用していると，血中(1-3)β-D-glucanの濃度測定に影響を及ぼすことがある。その他，血中(1-3)β-D-glucanの濃度が上昇する可能性があるのは，製造過程でセルロース系透析膜を用いる血液製剤(アルブミン，グロブリンなど)，抗癌剤(レンチナンなど)，サルファ剤などの使用である。

正解：b

問題 17 の 解説

病歴，生化学所見から末期腎不全で，尿毒症状として全身倦怠感が出現しているため，透析導入の検討が必要である。ビタミンDの活性化障害によるカルシウムの吸収障害で低カルシウム血症となる。カリウム，リンは排泄低下により上昇する。重炭酸は低下して代謝性アシドーシスとなる。

正解：c

問題 18 の 解説

急性に発症した腎機能障害が，腎性であるか腎前性であるかの鑑別に必要な尿検査の項目を問う問題。腎前性の場合，Naの再吸収により尿を濃縮して水分を体内に保存しようとするためFE_{Na}は$1\pm1\%$以下に，尿過透圧は500 mOsm/kg H_2O以上になる(chapter 2-7 症例問題 表2 参照)。本例では，脱水による腎前性腎不全か，薬剤性の腎性急性腎不全かの鑑別が必要な症例であるし，日常診療でもよく遭遇する。

正解：b，e

問題 19 の 解説

運動後急性腎不全の症例で，血清尿酸値が上昇していないため腎性低尿酸血症が背景にあることが示唆される症例である。

腎不全はFE_{Na} 1.04%であり，腎性腎不全と考えられる。

尿中尿酸排泄はFE_{UA} 40%と排泄亢進が認められる。

腎性低尿酸血症の原因は，近位尿細管に存在する尿酸トランスポーター(URAT1)の遺伝子異常によるURAT1の機能喪失により尿酸再吸

収が低下し，尿中への尿酸排泄が増加するためである。

正解：a，e

問題 20 の 解説

本例では，intact PTH が高く，二次性副甲状腺機能亢進症が骨痛の原因と考えられる。高度な二次性副甲状腺機能亢進症がもたらす骨障害として線維性骨炎がある。また，エリスロポエチン製剤に反応しにくい貧血も惹起する。一方，10 年以上の長期透析患者には，透析アミロイドーシスが発症しやすく，破壊性脊椎関節症や手根管症候群を惹起する。副甲状腺機能低下症の場合に，無形成骨を生じる。

治療は支持療法が主体で，ステロイドの有効性はない。

正解：d，e

chapter Ⅱ-7

Ⅱ．実践編　7．その他

chapter II
7. その他

問題

問題1 シクロスポリンの副作用として正しいものはどれか。
1. thrombotic microangiopathy
2. 低カリウム血症
3. 高マグネシウム血症
4. 多毛症
5. 高血圧

　　a（1, 2, 3）　　b（1, 2, 5）　　c（1, 4, 5）　　d（2, 3, 4）　　e（3, 4, 5）

問題2 シクロスポリンの血中濃度を上昇させる薬物はどれか。
1. マクロライド系抗生物質
2. リファンピシン
3. プロブコール
4. シメチジン
5. ニカルジピン

　　a（1, 2, 3）　　b（1, 2, 5）　　c（1, 4, 5）　　d（2, 3, 4）　　e（3, 4, 5）

問題3 下の尿路結石成分のうち，経口薬剤による溶解療法が有効なものはどれか。
1. シュウ酸カルシウム
2. リン酸マグネシウムアンモニウム
3. 尿酸
4. シスチン
5. リン酸カルシウム

　　a（1, 2）　　b（1, 5）　　c（2, 3）　　d（3, 4）　　e（4, 5）

問題4 糸球体障害をきたす薬物について正しい組み合わせはどれか
1. アリストロキア酸 ——— 半月体形成性腎炎
2. 非ステロイド系抗炎症薬 —— 微小変化型ネフローゼ症候群
3. タクロリムス ——— 溶血性尿毒症症候群
4. ヘロイン ——— 巣状糸球体硬化症
5. プロピルチオウラシル ——— 膜性腎症

　　a（1, 2, 3）　　b（1, 2, 5）　　c（1, 4, 5）　　d（2, 3, 4）　　e（3, 4, 5）

問題5　シクロスポリン腎障害でみられる腎組織病変で正しいものはどれか
1．細動脈中膜への硝子様物質の沈着
2．間質の縞状線維化
3．尿細管炎
4．動脈の内膜線維性肥厚
5．尿細管空胞化

　　a（1, 2, 3）　　b（1, 2, 5）　　c（1, 4, 5）　　d（2, 3, 4）　　e（3, 4, 5）

問題6　検査の感度，特異度，陽性尤度比について正しい記載はどれか
1．スクリーニング検査では，特異度の高い検査を用いる
2．検査後診断確率を上昇させるには感度の高い検査を選ぶ
3．特異度の高い検査は，疾患を除外する際に使用する
4．陽性尤度比が大きいと検査前後の診断確率の変化が大きい
5．検査前オッズと陽性尤度比をかけると検査後オッズになる

　　a（1, 2）　　b（1, 5）　　c（2, 3）　　d（3, 4）　　e（4, 5）

問題7　Evidence-based Medicine（EBM）について正しい記載を選べ
1．最新の Randomized Controlled trial（RCT）の結果に従うこと
2．ガイドラインを作成すること
3．文献を批判的に吟味し，患者個々に応用を考慮すること
4．良心的に，分別を持って，最新最良の医学知見を用いること
5．ガイドラインに従って，クリニカルパスを作成すること

　　a（1, 2）　　b（1, 5）　　c（2, 3）　　d（3, 4）　　e（4, 5）

問題8　正しいものはどれか。
1．敗血症とは微生物が病因に証明されたか，または疑われた全身性炎症反応症候群（SIRS）と定義される。
2．過呼吸は，敗血症の初期症状としてしばしば認められる。
3．敗血症の発生に関し，血流中への微生物の侵入は必ずしも必要ではない。
4．敗血症では，見当識障害や錯乱といった精神症状は稀である。
5．エンドトキシンとはグラム陽性球菌の膜構成成分で，リポ多糖（LPS）のことである。

　　a（1, 2, 3）　　b（1, 2, 5）　　c（1, 4, 5）　　d（2, 3, 4）　　e（3, 4, 5）

問題 9　慢性腎臓病（CKD）について正しいのはどれか。1つ選べ。

a．糖尿病性腎症は，別項目として分類する。
b．血清クレアチニン値に基づいてステージ分類される。
c．腎移植患者は，GFRにかかわらずステージ5とする。
d．GFRが正常でも顕性蛋白尿が3カ月以上続けば診断できる。
e．腎の形態学的な異常のみでは，尿所見やGFRに異常がなければ診断できない。

問題 10　腎移植に用いる薬剤で腎障害を有するのはどれか。

1．シクロスポリン（ネオーラル®）
2．プレドニゾロン（プレドニン®）
3．アザチオプリン（イムラン®）
4．シクロホスファミド（エンドキサン®）
5．タクロリムス（プログラフ®）

　　a（1, 2）　　b（1, 5）　　c（2, 3）　　d（3, 4）　　e（4, 5）

問題 11　併用するとシクロスポリンの血中濃度を上昇させるのはどれか。

1．イトラコナゾール
2．ジルチアゼム
3．リファンピシン
4．セントジョーンズワート（西洋オトギリ草）
5．ジゴキシン

　　a（1, 2）　　b（1, 5）　　c（2, 3）　　d（3, 4）　　e（4, 5）

問題 12　移植腎に再発する可能性の高い疾患はどれか。

1．巣状糸球体硬化症
2．糖尿病性腎症
3．ループス腎炎
4．常染色体優性嚢胞腎
5．Dense deposit 病

　　a（1, 2）　　b（1, 5）　　c（2, 3）　　d（3, 4）　　e（4, 5）

問題 13　造影剤腎症を防止するために造影剤使用前後に投与するものとして有用なものはどれか。1つ選べ。

a．ループ利尿薬
b．マンニトール
c．生理食塩液
d．ニカルジピン
e．心房性Na利尿ホルモン

問題 14 薬剤性腎障害の組み合わせで間違っているのはどれか。1 つ選べ。
a．ビスホスホネート製剤 ―― 巣状糸球体硬化症
b．スタチン系抗高脂血症薬 ―― ミオグロビン腎症
c．プロピルチオウラシル ―― ANCA 関連腎炎
d．ペニシリン系抗菌薬 ―― 間質性腎炎
e．リチウム ―― 膜性腎症

問題 15 高血圧治療ガイドライン 2009 における降圧目標血圧として正しいものはどれか。2 つ選べ。
a．若年者 ―― 130/85 mmHg 未満（診療所の血圧）
b．高齢者 ―― 130/80 mmHg 未満（診療所の血圧）
c．心筋梗塞後患者 ―― 130/80 mmHg 未満（診療所の血圧）
d．中年者 ―― 130/85 mmHg 未満（家庭血圧測定による）
e．CKD 患者 ―― 130/80 mmHg 未満（家庭血圧測定による）

chapter Ⅱ

7. その他

正解と解説

問題1の 解説

シクロスポリンの腎臓関連の重大な副作用
　1）腎障害：主な発現機序は用量依存的な腎血管収縮作用による。尿細管機能への影響としてカリウム排泄減少による高カリウム血症，尿酸排泄低下による高尿酸血症，マグネシウム再吸収低下による低マグネシウム血症がみられる。器質的な腎障害（尿細管萎縮，細動脈病変，間質の線維化など）がある。
　2）血栓性微小血管障害：溶血性尿毒症症候群（HUS：血小板減少，溶血性貧血，腎不全を主徴とする）（頻度：0.1％未満），血栓性血小板減少性紫斑病（TTP）様症状（血小板減少，微小血管性溶血性貧血，腎機能障害，精神神経症状を主徴とする）（頻度不明）などの血栓性微小血管障害が起こる。
　その他の重大な副作用
　1）肝障害：AST（GOT），ALT（GPT），Alp，LDH，ビリルビン値の上昇，黄疸を認める。
　2）中枢神経系障害：全身痙攣，意識障害，失見当識，錯乱，運動麻痺，小脳性運動失調，視覚障害，視神経乳頭浮腫，不眠などの脳症の徴候を呈することがある。低マグネシウム血症による神経学的症状の発現が知られている（頻度不明）。
　3）神経Behçet病症状：Behçet病患者において神経Behçet病症状を誘発または悪化させることがある。
　4）感染症：細菌，真菌あるいはウイルスによる重篤な感染症を併発する（頻度不明）。
　5）急性膵炎：急性膵炎（初期症状：上腹部の激痛，発熱，血糖上昇，アミラーゼ上昇など）が現れる。（頻度：0.2〜5％未満）。
　6）溶血性貧血（頻度不明），血小板減少。
　7）横紋筋融解症：筋肉痛，脱力感，CK（CPK）上昇，血中および尿中ミオグロビン上昇を特徴とする横紋筋融解症を認める（頻度不明）。
　8）リンパ腫，リンパ増殖性疾患，悪性腫瘍（特に皮膚）の発症。
　その他の副作用として，血圧上昇，多毛，末梢神経障害，筋痙攣，振戦，歯肉腫脹がある。

正解：c

問題2の 解説

　シクロスポリンの代謝にかかわる酵素（チトクローム P-450）は，他の多くの薬物の代謝も触媒する。チトクローム P-450 との反応を共有するような薬物を併用すると，代謝速度は低下し，シクロスポリンの最低血中濃度（トラフレベル）が上昇する恐れがある。これらの酵素を阻害する薬物もシクロスポリンの代謝速度を低下させる。逆に，チトクローム P-450 アイソザイムを誘導する薬物もあり，このような薬物はシクロスポリンの代謝を促進し濃度を低下させる。
　抗痙攣薬はシクロスポリンと相互作用し，シクロスポリンの血中濃度を低下させる。エリスロマイシンやケトコナゾールの併用投与はシク

ロスポリンの血中濃度を上昇させることが知られている。リファンピシンや，おそらく一部のサルファ剤およびイソニアジドは，シクロスポリンの血中濃度を低下させる。アムホテリシンB，ゲンタマイシン，トブラマイシン，トリメトプリムはシクロスポリンの腎障害を増強する。カルシウム拮抗薬（ジルチアゼム，ニカルジピンおよびベラパミルなど）は，シクロスポリンの血中濃度を上昇させる（カルシウム拮抗薬をシクロスポリンと併用すると腎保護作用を発揮することも報告されている）。シクロスポリンとニフェジピンの併用は歯肉肥厚を増加させる。ステロイド薬（メチルプレドニゾロンおよびプレドニゾロンなど）はシクロスポリンの血中濃度を上昇させることがある。H_2受容体拮抗薬（シメチジン，ラニチジンなど），抗凝固薬ワーファリン，性ホルモン薬は，シクロスポリンの血中濃度を上昇させることがある。逆に，スタチン（ピタバスタチン，ロバスタチン），アリスキレンとの併用は，これらの薬剤の血中濃度を上昇させるため，禁忌となっている。

果実のグレープフルーツもシクロスポリンの濃度を上昇させる。

正解：c

問題3の解説

治療は，自然排石が基本で，尿管結石のうち自然排石が十分期待できる大きさ（長径9 mm以下，短径6 mm以下）で水腎症が比較的軽度であれば，まず内科的に治療を行う。疼痛に対する対症療法として，鎮痛薬，鎮痙薬を用い，水分の多量摂取，点滴静注で，1日2,000～3,000 mL以上の尿量を確保し，鎮痙薬などで，尿管を弛緩させる。またワゴスチグミンやビタミンB_1により尿管運動を促進させる。結石成分別の治療において結石の溶解療法は，尿酸結石とシスチン結石のみ可能である。シスチン結石では，重曹やクエン酸を用いて尿pHを7.0～7.5に維持することによって，シスチンの溶解度が上昇することより可能である。その際に，D-ペニシラミンやチオプロニンなどの溶解剤を併用する。尿酸結石では，重曹やクエン酸を用いて尿pHを6.5以上に維持し，アロプリノールにより尿酸の合成を抑制する。ほかに，シュウ酸カルシウム結石では，サイアザイド系利尿薬は尿中カルシウムを減少させ，結石抑制因子であるマグネシウムを増加させるが，高尿酸血症をきたす恐れがあり注意が必要である。またマグネシウムはシュウ酸カルシウムの溶解度を高める。ビタミンB_6はシュウ酸生成を減少させる。

正解：d

問題4の解説

美容目的で服用されていたChinese herbにより間質線維化（間質性腎障害）をきたし不可逆的腎障害に至る症例が報告された。1990年代に本邦でも関西を中心に報告があり，その原因物質としてアリストロキア酸が明らかとなった。

非ステロイド系抗炎症薬は，プロスタグランディン系の抑制による糸球体濾過量低下だけでなく，間質性腎障害とともに（微小変化型）ネフローゼ症候群の原因となることがある。特に高齢者で頻度が高く認められる。

タクロリムスやマイトマイシンCは，糸球体内皮細胞障害により溶血性尿毒症症候群を発症する。

続発性巣状糸球体硬化症の原因として，HIV感染，ミトコンドリア異常症，ヘロイン中毒な

どが有名である。二次性膜性腎症の原因として，
　1）感染症（B 型肝炎ウイルス，C 型肝炎ウイルスなど），
　2）悪性腫瘍，
　3）薬剤（D-penicillamine，金製剤など）
が高頻度である。

抗甲状腺薬であるプロピルチオウラシルは，ANCA 関連腎症の発症が報告されている。薬剤によるポリクローナル B 細胞の活性化が MPO-ANCA 陽性に関連していると推測されている。

正解：d

問題 5 の解説

シクロスポリン，タクロリムスなどのカルシニューリン阻害薬は，移植免疫抑制薬の中心的薬剤として使用されている。その他，ネフローゼ症候群，自己免疫性疾患，間質性肺炎，皮膚疾患などさまざまな領域でも活用されている。これらの薬剤の作用機序は，T 細胞内に入ったシクロスポリン，タクロリムスは，それぞれシクロフィリン・FK 結合蛋白と複合体を形成した後，T 細胞活性化のシグナル伝達において重要な役割を果たしているカルシニューリンに結合し活性を阻害する。その結果として，IL-2 遺伝子転写調節因子である NF-AT の脱リン酸化による核内移行を抑制し，IL-2 などのリンホカイン産生を抑制する。

副作用としては，腎障害，耐糖能低下，高脂血症，悪性腫瘍，多毛，歯肉増殖，易感染性などがある。腎障害病理所見としては，間質の縞状線維化，細動脈中膜への硝子化沈着物（真珠の首飾り状），尿細管上皮細胞のアイソメトリック空胞変成，尿細管石灰化，巨大ミトコンドリアの出現などが特徴と言われている。機能的障害としては，輸入際動脈の攣縮による糸球体濾過量低下，尿細管機能障害による高カリウム血症，高尿酸血症が知られている。

尿細管炎は，急性拒絶反応，尿細管間質性腎炎などに認められる尿細管上皮細胞間への単核球の浸潤所見である。動脈の内膜線維性肥厚は，高血圧に合併して認められる動脈硬化病変である。

正解：b

問題 6 の解説

検査の感度とは，疾患のある群での検査の陽性率を指す。また特異度とは，疾患のない群での検査の陰性率をさしている。感度が高くて，特異度も高い検査が望ましいのであるが，カットオフ値を低くすると感度はあがるが，疾患のない人でも陽性になることが起こるため特異度は低下する。このようなバランスを考慮してカットオフ値（基準値）を決める必要がある。

ここに感度 99％，特異度 60％の検査法 A があるとする。検査法 A で陰性になったときに，この疾患でない可能性が高くなる（sensitivity negative out：SN out）。一方，感度 40％，特異度 96％の検査法 B があるとする。検査法 B で陽性になったときには，特異度が高いのでこの疾患の可能性が高くなる（specificity positive in：SP in）。

陽性尤度比（尤もらしさの程度）は，（感度）÷（1－特異度）である。検査法 A では，（0.99）÷（1－0.6）＝2.47 となる。一方検査 B では，(0.4)÷(1－0.96)＝10 となる。すなわちこの数字の大きさによって検査後の確率が左右される。

すなわち，**検査前オッズ×陽性尤度比＝検査後オッズ**という関係式があるので，最初に検査前の確率（％）をオッズに変換する．もし75％の確率であれば，オッズ＝起こる確率÷起こらない確率＝0.75÷0.25＝3となる．そこで，検査法Bで陽性になると，3×10＝30，検査後オッズは30になる．これを確率に変換すると，確率＝（オッズ）÷（1＋オッズ）＝30÷31＝0.97（97％）となる．

疾患の検査前確率を考えること，検査の感度，特異度を考慮することで科学的な判断力が身につくようになる．

参考文献
今井裕一．臨床決断のエッセンス．東京：医学書院，2002

正解：e

問題7の解説

Evidence based Medicine（EBM）は，1995年ころから普及してきた概念であるが，わが国では大きな誤解がある．本来は，「眼の前の患者での問題点をピックアップして，文献検索を行い，得られた文献を批判的に吟味し，文献の結論を目の前の患者に適用することの妥当性を判断することである．」と定義されている．

ある治療法について「Randomized Controlled Trial（RCT）で有効性のデータがなければエビデンスがない」と機械的に否定することも誤りである．一方で，RCTの結果に単純に従うことも，さらに画一的なガイドラインを策定することもEBMではない．

参考文献
大生定義．EvidenceだけではEBMではない．治療 2002；84：2484-2489．

正解：d

問題8の解説

敗血症とは，重症の感染症に伴う（菌血症とは違い，微生物の血流中への侵入は必ずしも必要ではない）全身の炎症と広範囲な組織障害に特徴づけられる症候群．一方，全身性炎症性反応症候群（SIRS）は，さまざまな重篤な臨床的侵襲に対する広範な炎症性反応のことで，敗血症はその原因の一つである（他の原因としては，熱傷，外傷など）．次のうちの2つまたは3つの存在により認識される．

1）体温＞38℃または＜36℃
2）心拍数＞90/分
3）呼吸数＞20/分または$PaCO_2$＜32 mmHg
4）白血球数＞12,000/μL または＜4,000/μL または幼弱な桿状核白血球が10％以上

過呼吸は敗血症の初期症状として出現し，呼吸数はSIRSの診断基準にも含まれる．また精神症状もしばしば，病初期から認められる．

敗血症の全身炎症性反応の原因物質であるエンドトキシンはグラム陽性ではなくグラム陰性菌の細胞膜構成分のことである．化学的にはリポ多糖類（LPS）のことで，その脂質部がエンドトキシン活性の大部分を担う活性中心であり，多彩な生体反応（含むSIRS）を引き起こす．

敗血症や全身性炎症反応症候群（SIRS）の定義（**表1**）には，これまでさまざまな混乱もあったが，2005年10月の日本感染症学会，日本化学療法学会による抗菌薬使用のガイドラインでは「感染が原因のSIRS」を敗血症（sepsis）と呼ぶというACCP/SCCM（American College of Chest Physicians/Society of Critical Care Medicine）の1992年の合意事項にもとづく定義がな

表1　敗血症・菌血症周辺の用語

感染（infection）	微生物の正常組織への侵入
菌血症（bacteremia）	血中に菌が存在する状態。血液培養で検出されるが，多くの場合，一過性である。
全身性炎症反応症候群（systemic inflammatory response syndromes：SIRS）	感染だけでなく，熱傷，急性膵炎，組織の虚血，出血性ショック，反応性組織障害などの非感染性疾患を含む多くのストレスに対する全身反応のこと。 以下の4項目中2項目以上を満たすもの ①体温：＞38℃または＜36℃ ②心拍数：＞90回/分 ③呼吸数：＞20回/分，または＜$PaCO_2$ 32 torr ④WBC：＞12,000/μL または＜4,000μL，あるいは未熟白血球＞10%
敗血症（sepsis）	原因が微生物によると考えられるSIRSをいう。ただし，白血球減少や低体温の場合は，感染がなくともこのような反応がみられることがあり，必ずしも予後不良と示すものではない。
重症敗血症（severe sepsis）	敗血症に加え，感染巣とは異なる臓器の障害，低血圧，乏尿，急性肺障害，血小板減少（＜80,000/μL），乳酸アシドーシス，意識障害などを伴っているもの。この場合の低血圧は，輸液負荷により改善する。
敗血症性ショック（septic shock）	1時間以上の適切な輸液負荷にもかかわらず，血圧低下が持続する敗血症（血圧：＜90 mmHg または通常血圧より40 mmHg以上の低下）。乳酸アシドーシス，乏尿，意識障害，急性肺障害もみられる。
治療抵抗性難治性敗血症性ショック（refractory septic shock）	1時間以上の適切な輸液や昇圧薬投与にもかかわらず，敗血症性ショックが1時間以上持続しているもの。2つ以上の臓器障害があり，生体機能の維持に人工臓器を必要とする。

日本感染症学会，日本化学療法学会「抗菌薬使用のガイドライン」

されている（選択肢1—○）。従来わが国の専門家のなかには「敗血症は血中から病原菌を分離した重症感染症」とする考え方もあったが，同ガイドラインでは同時に感染とは「微生物の正常組織への侵入」と定義されているため，血液以外への組織への侵入のみによるSIRSも敗血症となる（選択肢3—○）。実際，血液培養での陽性率は重症敗血症で20〜40%，敗血症性ショックで40〜70%といわれており，必ずしも微生物の存在が証明されるとは限らないため，陰性例では局所感染巣の培養で原因微生物を推定する。発熱または低体温，白血球増多または減少，頻呼吸，頻脈はSIRSの炎症性反応の徴候である（選択肢2—○）。また，高齢者や神経疾患の患者で見当識障害，意識混濁などの新たに出現した脳神経症状は，敗血症の徴候である可能性がある（選択肢4—×）。エンドトキシンとはグラム陰性桿菌の細胞壁中のリポ多糖（LPS）である（選択肢5—×）。

正解：a

問題9の解説

慢性腎臓病（CKD）は，腎臓の障害を示唆する所見，もしくはGFR 60 mL/min/1.73 m²未満の腎機能低下が3カ月以上持続するもの，と定義されている。GFRの測定のゴールドスタンダードはイヌリンクリアランスであるが，非常に煩雑であるため，実地臨床の現場では血清クレアチニン値を基にした推算式を利用して求めるeGFRが使用されることが多い。腎臓の障害を示唆する所見としては，蛋白尿などの尿異常，多発性嚢胞腎などの画像異常，病理所見などの存在が含まれる。診断と病期分類にはGFRを用い，移植患者については病期にtransplantation の T をつけ，ステージ 5 で透析を受けている場合は dialysis の D をつける．糖尿病性腎症の増加は大きな問題であるが，CKD の診断基準は全世界で簡便に行えることを主眼として作成され，できる限り簡略化されており，特に疾患別に項目を細分化するようなことはしていない．

正解：d

問題 10 の 解説

シクロスポリン腎障害の主体は，血管収縮による腎血流量の減少で，形態学的には，急性尿細管障害と慢性間質性血管障害に分類できる．用量依存的に輸入細動脈の収縮をきたし，腎血流量，糸球体濾過値を低下させる．シクロスポリン投与により，レニン・アンジオテンシン系，プロスタグランジン系，交感神経系，エンドセリンなど，すべての血管収縮作動性刺激に対する血管収縮反応が増強することが知られ，カルシニューリンが関与していると考えられている．

一般的にはトラフ値が 200 ng/mL 以上で腎障害の可能性があり，400 ng/mL では急性の腎障害が起こりやすくなるといわれている．シクロスポリン臨床応用の初期には大量使用され，激しい急性毒性（急性血管毒性＋急性中毒性尿細管障害）や溶血性尿毒症性症候群による著しい移植腎機能低下例もみられたが，シクロスポリン体内動態が明らかになり中等量～低用量の使用が主流となり，血中濃度がモニタリングされるようになってからは高度な急性腎毒性はほとんどみられなくなった．しかし，現在でも慢性腎障害はみられ，移植腎の長期予後に影響する大きな因子である．慢性腎毒性の病態は，長期間の反復持続する腎内細小動脈の収縮の影響と血管内皮細胞傷害および間質線維化促進状態が重要と考えられている．血管収縮に伴って出現する間質線維化の進展には，オステオポンチン，各種ケモカイン，TGF-β の過剰発現が関与し，特に TGF-β は局所でのアンジオテンシン II 濃度を上昇させ，NO の産生を低下させる．慢性腎障害は累積使用量と相関する．代謝物にも腎毒性があるため，重症肝障害患者では代謝物起因性の腎障害が起こりうる．

シクロスポリン腎障害の危険因子としては，シクロスポリン血中濃度上昇，腎の虚血性障害，高齢者，脱水，高血圧症，既存の腎障害，腎への放射線照射，腎毒性薬剤（アミノグリコシド，アムホテリシン B, 非ステロイド系消炎鎮痛薬，ST 合剤）の併用などが重要である．

タクロリムスはシクロスポリンと全く異なった化学構造をもつマクロライド系薬剤であるが，免疫抑制機序や副作用はシクロスポリンと類似点が多く，腎障害も，病態機序，臨床像，病理形態学的特徴ともにシクロスポリン腎障害ときわめて酷似する．

アザチオプリンは代謝拮抗型の化学療法薬として開発されたプリン類似体で，免疫抑制効果に優れ，臓器移植後の拒絶反応抑制のために広く用いられてきた．副作用は骨髄抑制，肝障害，膵炎，消化器症状，心悸亢進，間質性肺炎，発癌などがあり，特に骨髄抑制は，尿酸産生阻害薬であるアロプリノールと併用すると過剰な骨髄抑制を引き起こすため，併用は禁忌である．

シクロホスファミドは，細胞核の DNA 鎖の破壊や合成障害により細胞障害を惹起するとともに，強力な免疫抑制作用を有する代表的なアルキル化薬で，副作用は骨髄抑制，性腺抑制，汎血球減少，出血性膀胱炎，間質性肺炎，発癌などがある．骨髄抑制は用量依存的で減量や休薬で対処し，出血性膀胱炎は代謝産物が原因と考えられており，投与時には水分負荷と頻回排尿を促す．

正解：b

問題 11 の 解説

シクロスポリンは，消化管での吸収や薬物体内動態の個体差に加え，肝でのチトクロームP450 ⅢA酵素の代謝を受けるため，同酵素の代謝を受ける多くの薬剤と相互作用を有している。治療濃度域が狭く，血中濃度と免疫抑制効果，副作用の発現に相関がみられることより，血中濃度モニタリングが必須となる。

セントジョーンズワート（西洋オトギリ草）はハーブティーやダイエット用の錠剤として販売されている健康食品である。抗うつ作用を有し，その抽出成分は欧米で広く用いられている。この薬草は肝臓における薬物代謝酵素を誘導するため，多くの薬剤と相互作用があり，2000年に厚生省から「医薬品・医療用具など安全性情報」のなかで注意が喚起された。HIVプロテアーゼ阻害薬（インジナビル，ネルフィナビル，サキナビル），非核酸性HIV逆転写酵素阻害薬，抗てんかん薬（カルバマゼピン，フェノバルビタール，フェニトイン），ジゴキシン，テオフィリン，シクロスポリンなどの血中濃度が低下することやワーファリンの凝血作用が減弱することが知られている。

表 2

1. シクロスポリンの血中濃度が上昇する薬剤・食品
   アミオダロン，カルシウム拮抗薬（ジルチアゼム，ニカルジピン，ベラパミル），マクロライド系抗生物質（エリスロマイシン，ジョサマイシンなど），キヌプリスチン・ダルホプリスチン，クロラムフェニコール，アゾール系抗真菌剤（フルコナゾール，イトラコナゾールなど），ノルフロキサシン，HIVプロテアーゼ阻害薬（リトナビル，サキナビルなど），卵胞・黄体ホルモン剤，ダナゾール，ブロモクリプチン，アロプリノール，フルボキサミン，イマチニブ，メトクロプラミド，アセタゾラミド，グレープフルーツジュース
2. シクロスポリンまたは併用薬の血中濃度が上昇する薬剤
   副腎皮質ホルモン薬，ドセタキセル，パクリタクセル
3. シクロスポリンの血中濃度が低下する薬剤・食品
   リファンピシン，チクロピジン，トログリタゾン，抗てんかん薬（フェノバルビタール，フェニトイン，カルバマゼピン），西洋オトギリ草含有食品，オクトレオチド，プロブコール

参考文献

1) 両角國男, 武田朝美. 免疫抑制薬による薬物性腎障害. 医学のあゆみ 2005；215：533-539.
2) 武田朝美, 両角國男. 免疫抑制薬による腎障害. ICUとCCU 2006；30：1029-1036.
3) 平井みどり. サプリメントと医薬品の相互作用. 治療 2005；87：2740-2748.

正解：a

問題 12 の 解説

移植後の再発が認められる腎炎の上位は第一に巣状糸球体硬化症で，特に移植直後に約30%に発症するとされている。その液性因子の性質が一部解明されつつあるが，必ずしもすべてに発症するわけではなく，未解決の分野である。対症療法として，血漿交換療法やLDLアフェレシス療法が施行され，著効を示す場合もある。次に頻度の高いのは，膜性増殖性糸球体腎炎のなかのⅡ型とされるDense deposit病で，80%以上に発症するとされている。巣状糸球体硬化症と異なり，移植後数カ月経って発症するケースが多く，発症初期には軽度の補体C3の沈着のみのこともあり，典型的な病像を呈するのに時間がかかる。これらはすべて，graft lossにつながる重篤な再発性腎炎である。一方，糖尿病性腎症は組織学的にはほぼすべて発症してくる

が，その進行は緩徐で graft loss につながるものは稀である。また，SLE に対する移植はほぼ非活動性の状態で施行されるべきで，その後もプレドニン®の中止をするのに慎重でなくてはならないが，これらを守れば再発は稀である。囊胞腎による腎不全は中年以後に起こり，これは腎実質構成細胞の分子異常であり，持ち込まれる腎に再発することは考えられにくい。

参考文献
1) Savin VJ, et al. Permeability factors in focal segmental glomerulosclerosis. Semin Nephrol 2003 ; 23 (2) : 147-160. Review.

正解：b

問題 13 の 解説

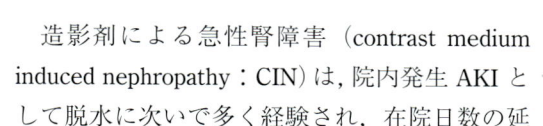

造影剤による急性腎障害（contrast medium induced nephropathy：CIN）は，院内発生 AKI として脱水に次いで多く経験され，在院日数の延長や長期生命予後を悪化させる[1]。

既存の腎障害，基礎疾患（糖尿病，心不全，閉塞性動脈硬化症など），高齢，造影剤の使用量などが発症の危険因子となる。しかし，その発症予測や予防には明確な指針はなく，造影検査が必要な状況で臨床家はそのジレンマに悩まされることとなる。発症危険因子を有する患者にやむなく造影剤を使用する場合，発症予防としてこれまでにさまざまなものが使用され，その効果が検証されてきた。

現時点で最もよりどころとされるものが，Solomon ら[2]が行った比較試験で，ループ利尿薬，マンニトールとの比較で生理食塩液の点滴検査前後投与が造影剤使用後の血清クレアチニン上昇抑制に有意に効果を認めたものである。さらに N-acetylcysteine，Ca 拮抗薬，心房性 Na 利尿ホルモン製剤，重曹などについてはさまざまな報告があるが，現時点で明確な発症予防効果は証明されていない[3]。

等張液を用いた容量負荷は，造影検査前 12 時間より 1 mL/kg/hr の生理食塩液を開始し，実施 12 時間後まで継続，または簡易法として，生理食塩液を検査前 1 時間より 3 mL/kg/hr で開始し，実施後より 1 mL/kg/hr として 6 時間継続することが勧められる。ただ，心負荷ともなり，患者の身体状況に応じた対応が原則となる。不用な造影使用を行わないのが最も有効な CIN 発症予防であることは言を要しない。

参考文献
1) Dangas G, Iakovou I, Nikolsky E, Aymong E, Mintz G, Kipshidze N, Lansky A, Moussa I, Stone G, Moses J, Leon M, Mehran R. Contrast-Induced nephropathy after percutaneous coronary interventions in relation to chronic kidney disease and hemodynamic variables. Am J Cardiol 2005 ; 95 : 13-19.
2) Solomon R, Werner C, Mann D, D'Elia J, Silva P. Effects of saline, mannitol, and furosemide on acute decreases in renal function induced by radiocontrast agents. N Engl J Med 1994 ; 331 : 1416-1420.
3) Brendan J, Barrett MB, Patrick S, Parfrey MD. Preventing nephropathy induced by contrast medium. N Engl J Med 2006 ; 354 : 379-386.

正解：c

問題 14 の 解説

薬剤による腎障害は，腎臓の構成細胞への薬剤の直接作用のみならず，薬剤により引き起こされた身体的異常が腎臓に影響を及ぼしてその障害を惹起する場合もある。

設問中で前者に入るものが，ビスホスホネート製剤による糸球体上皮障害と考えられる巣状

糸球体硬化症（係蹄虚脱型）[1]，リチウムの遠位尿細管障害による腎性尿崩症である。その他，アドリアマイシン，ピューロマイシンなどは実験的な糸球体障害性薬剤として知られている。直接的な尿細管間質障害を引き起こす薬剤は多く存在し，アミノグリコシド系抗生剤，サリチル酸やNSAIDS，シスプラチン，シクロスポリンなどのカルシニューリン阻害薬は臨床的頻度が高い。

後者の機序として，スタチン系高脂血症薬による横紋筋融解からのミオグロビン腎症，マイトマイシンやカルシニューリン阻害薬の内皮細胞障害から引き起こされる溶血性尿毒症症候群（HUS），さらに免疫賦活によるプロピルチオウラシルによるANCA関連腎炎，ハプテン機能により免疫複合体を形成し膜性腎症を起こす金製剤やブシラミンなどの抗リウマチ薬，アレルギー反応による間質性腎炎はペニシリン系（メチシリン腎症）やセファロスポリン系抗生物質の他，さまざまな薬剤が原因となりうる。リチウムは，稀に微小変化ネフローゼの原因となるとされる。

薬剤による腎障害の機序やその感受性については最近のレビューを参考にしていただきたい[2]。

参考文献

1) Perazella MA, Markowitz GS. Bisphosphonate nephrotoxicity. Kidney Int 2008；74：1385-1393.
2) Perazella MA. Renal vulnerability to drug toxicity. Clin J Am Soc Nephrol 2009；4：1273-1283.

正解：e

問題15の解説

近年のエビデンスをもとに発表された高血圧治療ガイドライン2009では，高血圧では厳格な降圧により臓器合併症の発症を予防することができるとしている。降圧目標は，患者にも十分に理解してもらい，生活習慣の改善を含めた治療に参加してもらう必要がある。降圧目標値をしっかり覚えているかを問う問題である。診療所で測定した血圧の降圧目標値は，高齢者，脳血管障害患者で140/90 mmHg未満，若年・中年で130/85 mmHg未満，CKD患者・糖尿病患者・心筋梗塞後患者で130/80 mmHg未満である。なお家庭血圧の降圧目標は，診療室血圧から収縮期血圧，拡張期血圧ともに5 mmHg減らした値である。

正解：a，c

chapter Ⅱ
7. その他

> 症例問題

症　例：27歳，男性
　4年前から甲状腺機能亢進症がありメチマゾールで治療開始されたが，発疹が出現したため，プロピルチオウラシルに変更され，以後良好にコントロールされていた。2カ月前に近医で尿蛋白を指摘され，持続するために当科を紹介された。
　検査：尿蛋白　3+，糖（−），
　尿中赤血球 30-50/hpf，顆粒円柱　+，
　BUN 28.3 mg/dL，Cr 1.7 mg/dL，CRP 0.2 mg/dL
　腎生検組織像を図1に示す。

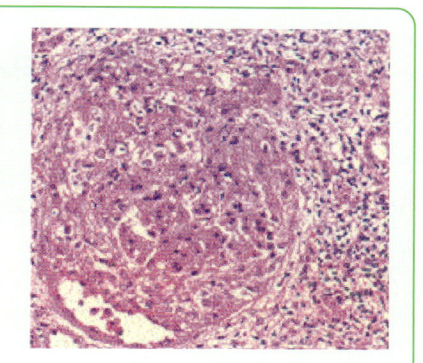

問題1　この患者で陽性となる可能性が高い検査はどれか
　a．抗カルジオリピン抗体
　b．抗Sm抗体
　c．抗DNA抗体
　d．MPO-ANCA
　e．PR3-ANCA

症　例：60歳，男性
肺炎の疑いで近医で抗生物質により治療されていたが，呼吸困難が出現して紹介された。胸部X線検査で著明な心陰影の拡大と肺にうっ血所見を認めた。緊急検査の結果，
血清 Na 135 mEq/L，K 5.6 mEq/L，Cl 110 mEq/L，BUN 50 mg/dL，Cr 5.0 mg/dL，
尿中 Na 54 mEq/L，K 30 mEq/L，Cl 70 mEq/L，UN 200 mg/dL，Cr 50 mg/dL であった。

問題2　どのような病態が考えられるか
　a．肺炎の増悪
　b．急性心筋梗塞
　c．過剰な輸液による循環障害
　d．抗菌薬による腎障害
　e．腎前性腎不全

症　例：62 歳，女性
　1 週間前より左腰部痛があったが放置していた。2 日前から悪寒，戦慄とともに発熱，嘔吐，尿量減少あり。今朝から無尿となり入院した。
　体温 39.6℃，血圧 170/94 mmHg，著明な左腰部痛あり。
　検査所見：WBC 21,000/μL，BUN 78 mg/dL，Cr 6.8 mg/dL，K 4.8 mEq/L，CRP 22 mg/dL，CT 所見：骨盤部左尿管内の結石および左の高度水腎症と右腎萎縮を認めた。

問題 3　すぐに行う処置として正しいのはどれか
　1．左腎瘻造設術
　2．血液透析
　3．血液吸着療法
　4．ESWL
　5．抗生剤投与
　　a（1, 2）　　b（1, 5）　　c（2, 3）　　d（3, 4）　　e（4, 5）

症　例：25 歳，女性
　既往歴に腎疾患，高血圧はない。1 月 1 日を最終月経として妊娠が成立した。8 月 1 日に産科で尿蛋白の指摘を受け，内科を受診した。
　身体所見：身長 160 cm，体重 50 kg（非妊娠時 45 kg），血圧 150/90 mmHg
　尿所見：蛋白（3+），潜血（−），糖（＋）
　血液生化学所見：Ht 35%，総蛋白 6.5 g/dL，クレアチニン 0.6 mg/dL。

問題 4　正しいのはどれか。1 つ選べ。
　a．体重増加は多すぎる。
　b．現在は妊娠 7 カ月である。
　c．直ちに妊娠の中断をする。
　d．妊娠高血圧症候群である。
　e．子癇である。

問題 5　1 週間後，さらに血圧が上昇し，170/100 mmHg になった。最初に使用する降圧薬はどれか。1 つ選べ。
　a．フロセマイド
　b．アテノロール
　c．カプトプリル
　d．ニフェジピン
　e．αメチルドーパ

問題 6　正常妊婦に比べ，本疾患で低値となりやすいのはどれか．1 つ選べ．
a．尿酸
b．カリウム
c．アルブミン
d．コレステロール
e．ヘマトクリット

症　例：31 歳，女性
ループス腎炎から腎不全に至り，1 年前から血液透析を行っている．現在のところ透析は問題なく行われ，SLE 再燃の所見もない．患者の母親か夫をドナーとした生体腎移植を希望し，主治医へ相談に訪れた．患者と母親の血液型は A 型，夫は B 型である．また，移植後挙児希望がある．

問題 7　この患者への説明として正しいものはどれか．
1．夫をドナーとした場合，患者は血漿交換が必要である．
2．ループス腎炎は他の腎炎に比べて，移植腎に再発する率が高い．
3．移植することにより SLE の疾患活動性が高くなることが多い．
4．移植後免疫抑制薬を内服せねばならず，妊娠して生児を得るには透析療法のほうが成績は良い．
5．移植後透析療法を中止できても，身体障害者手帳は継続することができる．
　　a（1, 2）　　b（1, 5）　　c（2, 3）　　d（3, 4）　　e（4, 5）

症　例：35 歳，女性
IgA 腎症として経過観察中であった．家庭血圧が 140-160/80-90 mmHg と高く推移していたが，腎機能は正常であった．本日，妊娠 10 週であることが判明した．

問題 8　まず行うべき治療法はどれか．1 つ選べ．
a．Ca 拮抗薬
b．交感神経抑制薬
c．ACE 阻害薬
d．食事指導
e．AT1 受容体拮抗薬

chapter Ⅱ
7. その他

症例問題の正解と解説

問題1の 解説

　抗カルジオリピン抗体はカルジオリピンや β_2-glicoproteinⅠ（β_2-GPⅠ）に対する抗体の総称で，さまざまな自己免疫疾患や感染症に伴い陽性を示す．臨床的には抗リン脂質抗体症候群として血栓症や習慣性流産の原因となることが知られている．

　抗DNA抗体には，抗2本鎖（ds）DNA抗体と抗1本鎖（ss）DNA抗体の2種類がある．抗dsDNA抗体の高値はSLEの診断や疾患活動性の評価に有用である．また強皮症，Sjögren症候群，MCTDでもときに陽性となる．抗ss-DNA抗体も同様にさまざまな自己免疫疾患や薬剤性ループスに陽性となるが，診断的価値は低い．

　抗Sm抗体はSLEに特徴的な自己抗体として知られる．本自己抗体は，血清の由来となったSLE患者名のSmithにちなんで抗Sm抗体と名付けられた．本体はsmall nuclear ribonucleoprotein（snRNP）分子の一部の蛋白質を認識する自己抗体である．感度は15～30%と低いが，特異度が98%程度であり診断項目に採用されている．本抗体陽性患者では腎障害が多く認められる．

　ANCAは，ヒト好中球の細胞質を認識する自己抗体で，ANCAの標的抗原としては好中球のアズール顆粒内にあるミエロペルオキシダーゼ（myelopeoxidase；MPO）およびプロティナーゼ3（proteinase 3；PR3）が代表的である．MPO-ANCA（p-ANCA）が陽性となる疾患としてはpauci-immune型の一次性半月体形成性腎炎，顕微鏡的多発動脈炎，Churg-Strauss症候群（アレルギー性肉芽腫性血管炎）が有名である．一方，PR3-ANCA（c-ANCA）が陽性となるのは，Wegener肉芽腫症および顕微鏡的多発動脈炎の一部，感染性心内膜炎があげられる．MPO-ANCAは珪肺症の患者の10数%程度に陽性となることが知られており，その他ウイルス，細菌感染などの環境因子の影響を受けることが知られている．また降圧薬のhydralazine，抗甲状腺薬のpropylthiouracil（PTU）やmethimazole（MMI），抗リウマチ薬のD-penicillamineなどの投与中にMPO-ANCAが陽性となることが知られている．

　本症例は甲状腺機能亢進症に対し，PTUによる治療中に発症した急速進行性糸球体腎炎の症例で，腎生検上間質の細胞浸潤を伴う半月体形成を認めている．したがって本症例に最も陽性となる可能性の高いものとしてはdのMPO-ANCAが考えられる．

正解：d

問題2の 解説

　過去の病歴は不明であるが，数日のうちに腎機能の急激な低下（急激に上昇する血清クレアチニン，血中尿素窒素）をきたし，急速に体液恒常性の維持が困難（高K血症などの電解質異常，代謝性アシドーシス，尿毒素症状）となった急性腎不全状態と推定できる．

表1

	原因	例
腎前性	有効循環血漿量の減少	下痢，嘔吐，出血，火傷，膵炎，過剰の利尿剤
	心拍出量減少	うっ血性心不全，心筋梗塞，心タンポナーデ
	末梢血管拡張	敗血症，エンドトキシンショック
腎性	糸球体障害	急性糸球体腎炎，急速進行性糸球体腎炎，溶血性尿毒症症候群
	間質性障害	ペニシリンなどの抗生物質，非ステロイド系抗炎薬，高Ca血症
	急性尿細管壊死	
	・虚血性	腎前性からの移行
	・腎毒性物質	アミノグリコシドなどの抗菌薬，シスプラチンなどの抗悪性腫瘍薬，水銀などの重金属，造影剤
	血管，尿細管閉塞	多発性骨髄腫，横紋筋融解症，DIC
腎後性	両側尿管の閉塞	後腹膜線維症，悪性腫瘍の骨盤内浸潤
	膀胱・尿道の閉塞	前立腺疾患，膀胱・尿道の結石，腫瘍

表2

	腎前性	腎性 急性尿細管壊死
尿比重	>1.020	1.010〜1.012
尿浸透圧（mOsm/kg/H$_2$O）	>500	<350
尿/血清 Cr 比	>40	<20
尿/血清 BUN 比	>20	<10
尿 Na 濃度（mEq/L）	<20	>40
FE$_{Na}$（%）	<1	>1

FE$_{Na}$（Fractional Excretion of Sodium）：尿中 Na 排泄率
FE$_{Na}$＝尿中 Na×血清 Cr/血清 Na×尿中 Cr×100（FE$_{Na}$の詳しい解説はⅡ-6問18解説を参考に）

　急性腎不全の場合，適切な治療がなされると腎機能低下は可逆性であるため，治療計画をたてるためにも病因の検索は必要である。急性腎不全は**表1**に示すように，病因の存在部位別に腎前性，腎性，腎後性に分類されている。腎前性急性腎不全は循環動態の異常により腎血流量や糸球体内血圧の低下によるもので，急性腎不全のなかで最も多い。腎性急性腎不全は腎実質が障害されたことによるもので，腎後性急性腎不全は腎盂・尿管以降の尿流障害によるものである。
　a，b，c はX線所見や症状からの鑑別診断にあがるが，これらは，呼吸不全や心不全より腎前性の急性腎不全も呈する可能性がある。本症例では，尿に関する情報が示されており，**表2**に示すような腎前性と腎性（急性尿細管壊死）の急性腎不全を鑑別することになる。
　本問は，尿/血清 Cr 比＝10，尿/血清 BUN 比＝4，尿 Na 濃度＝54 mEq/L, FENa＝54×5.0/135×50×10＝4% から腎性急性腎不全と考えられ，d 以外はすべて腎前性急性腎不全を呈するので答えは d の抗菌薬による腎障害となる。薬剤による腎障害は，日本においては抗菌薬と非ステロイド系抗炎薬によるものが多い。薬剤の使用後に急激に腎機能が低下する場合には，薬剤性急性腎不全を疑わなくてはならない。ただし，通常の試験紙による検尿では異常を呈することは少なく，特異的な症状がなく気づかないうちに血清クレアチニンが上昇していることも少なくない。なお，急性腎不全には乏尿は必発ではなく，腎機能のみが低下する非乏尿性急性腎不全の型をとることがあり注意を要す

る．治療は原因薬剤の中止は言うまでもないが，重症の場合には副腎皮質ステロイドの投与が必要となるときもある．

正解：d

問題3の解説

右腎はすでに萎縮しており，機能していた左腎に結石による尿路閉塞が生じ腎後性の急性腎不全を呈した症例である．尿路閉塞による腎不全では閉塞の解除が第1である．処置として腎瘻造設，ダブルJカテーテル留置が考えられるが，ここでは選択枝にあがっている左腎瘻造設を直ちに行う．高熱，白血球増多，CRP亢進を呈しており感染症の存在が疑われるが，これは尿管閉塞による腎盂腎炎と考えられる．菌血症を呈していると推測され，尿路閉塞の解除とともに直ちに抗生剤投与を開始する．尿・血液培養から起炎菌を同定するが，結果がでるまではβ-ラクタム系，ニューキノロン系，あるいはカルバペネム系抗生物質の静脈内投与を行う．腎盂腎炎では起炎菌が投与抗生剤に感受性の場合でも，解熱まで2～3日かかることもある．本例では，BUN 78 mg/dL，Cr 6.8 mg/dLと高度腎機能低下を認めるが，Kは4.8 mEq/Lと正常域にあり緊急性はない．また病歴からも水腎症の期間は2～7日と考えられるため尿路閉塞解除による腎機能回復が十分期待されるため，この時点では血液透析の必要はない．

正解：b

問題4の解説

妊娠は最終生理を0週として数え，40週0日で出産する．

1/29～妊娠4週，2/26～妊娠8週，3/26妊娠12週，4/23～妊娠16週，5/21～妊娠20週，6/18～妊娠24週，7/16～妊娠28週，8/13～妊娠32週‥

本例は8月1日では妊娠30週2日（妊娠8カ月）であり，予定日は10月8日頃である．

体重増加は妊娠末期までに8～10 kg程度であり，この週数で多すぎるとは言えない．

本例の場合，妊娠高血圧症候群のなかで，妊娠高血圧腎症と診断される．古くは，妊娠経過中に起こるすべての浮腫，蛋白尿，高血圧を含めて妊娠中毒症（toxemia of pregnancy）とよんでいたが，時代を経るごとに諸外国では二次性のものは削除され，高血圧をその病態の中心においたものに変わってきていた．2005年日本産婦人科学会で新たに用語の統一が図られ，浮腫は定義から削除され，妊娠中毒症の基本病変は妊娠時に起こる血管の収縮が主体であり，これによる高血圧が主徴であるとの認識に基づいて，妊娠高血圧症候群と名づけられた．定義としては，"妊娠20週以降，分娩後12週まで高血圧がみられる場合，または高血圧に蛋白尿を伴う場合のいずれかで，かつこれらの症状が単なる妊娠の偶発合併症によるものではないものをいう"とされた．

本症例は，妊娠前には腎疾患，高血圧症はみられず，妊娠30週を過ぎてから高血圧症が生じているため妊娠高血圧症候群（pregnancy induced hypertension）と診断され，そのなかでも蛋白尿を伴うため妊娠高血圧腎症（preeclampsia）に分類される．

これに対して，蛋白尿を伴わないものは妊娠高血圧（gestational hypertension），高血圧もしくは蛋白尿を妊娠前から有し，妊娠に伴い双方が出現したものを加重型妊娠高血圧腎症（superimposed preeclampsia）と呼び，痙攣を伴

う妊娠高血圧腎症は子癇 eclampsia と分類される。（日本妊娠高血圧学会は，2005 年に妊娠中毒症という名称を廃止し，妊娠高血圧症候群に改称している。）

termination の適応指針としては，
●母体側因子：
1．治療に関わらず病態が改善しない。
2．母体合併症（子癇，重症常位胎盤早期剥離，眼底出血，高度の胸・腹水，肺水腫，頭蓋内出血，HELLP 症候群などの併発）
3．腎機能の悪化
4．血液凝固異常の出現（血小板 10 万/μL 未満，DIC スコア上昇傾向など）
●胎児側因子：
1．胎児発育停止　妊娠 28 週以降で 2 週間の発育停止
2．胎児心拍モニターの異常所見
3．胎児胎盤機能の悪化（biophysical profile score 6 点未満，羊水量減少）

があげられるが，本例はこれに合致しない。

参考文献
1) 早川博生. 東海産科婦人科学会誌 2006；43：19-23.

正解：d

問題 5 の解説

妊婦に対する降圧薬の使用には注意を要する。胎児・胎盤循環の維持のため，レニン・アンジオテンシン系の亢進により体液量を増加させている。これを破綻させるような治療では，胎児への悪影響が問題となる。この週数では催奇形性の問題は少ない。もちろん，だからといって ACE 阻害薬と ARB が妊娠中禁忌であることに変わりはない。

子宮筋は気管支と同じ β_2 レセプター主体であるので，β_2 ブロッカー投与を行うと子宮収縮をきたし，内圧上昇をきたすので避けるべきである。また，胎児に β ブロッカーが移行すると，徐脈，低血糖，呼吸抑制などの原因となる。Ca 拮抗薬は，妊娠 14 週以前（胎盤形成以前）では催奇形性の問題があり好ましくない。降圧効果は強力であるが，急速に血圧降下をさせることで胎盤循環に悪影響を及ぼす。また，子宮弛緩作用が起こるため，子宮・胎盤血流も維持できるので合目的ではあるが，経腟分娩時には子宮復古不全に注意が必要となる。現実には Ca 拮抗薬は drug information では妊娠中は禁忌とされているものが多いにも関わらず重篤な副作用の報告がほとんどなく，欧米諸国のガイドラインでは使用が認められており，JSH 2009 でも"必要に応じて十分なインフォームドコンセントを得て使用してもよい"としている。ACE 阻害薬，ARB は胎児に移行し，血圧低下，無尿，胎児死亡をきたすので原則禁忌である（ACEI fetopathy）。利尿薬も母体の体液量を減らし，胎児胎盤循環の維持ができなくなるので禁忌である。母体が肺水腫などを起こせば使用せざるを得ない。

ヒドララジンはヒトで血小板減少の報告があるが，妊娠中の投与が認められている数少ない薬剤である。妊娠高血圧では経口で，子癇では点滴静注で使用が勧められている。α メチルドパも妊婦に使用可能で，早期から使用することで胎児の成長障害の報告があるが，妊娠中の投与が認められている。

参考文献
1) Cooper WO, Hernandes-Diaz S, Arbogast PG, et al. Major congenital malformations after first-trimester exposure to ACE inhibitors. N Engl J Med 2006；354；2443.
2) Pregnancy and Medical Therapeutics, The Washington Manual of Medical Therapeutics, 31st ed, Lippincott Williams & Wilkins, 2004.

正解：e

問題6の解説

妊娠高血圧症候群の本態はいまだ不明である。

正常妊娠ではレニン・アンジオテンシン系が亢進しているにも関わらず，これらに対する反応性が低下している。一方，妊娠高血圧症候群ではアンジオテンシンIIに対する反応性が亢進している。このため，妊娠高血圧症候群では血液の濃縮，循環血漿量の減少，体液の血管外での増加が認められる。

検査値の異常としては，血清尿酸値上昇，尿酸クリアランス低下，尿中カルシウム排泄低下，血清コレステロール増加，血小板減少，ヘマトクリット上昇などが知られている。尿酸は産生亢進ではなく，尿酸クリアランス低下による上昇が示唆されている。

妊娠高血圧腎症が高度になるとアシドーシスを伴いやすく，血清カリウム値の上昇を認める。

アルブミン値は尿中への喪失で低下しやすい。

ヘマトクリット値は正常妊娠では体液量増加のため低下するが，妊娠高血圧症候群では血液濃縮が生じるので上昇を認める。

正解：c

問題7の解説

レシピエントが血液型A型でドナーである夫がB型の場合，血液型不適合移植となる。この場合，術前にレシピエントの抗B抗体を除去しておくため，血漿交換を数回行うことで，抗体による液性拒絶反応を予防する処置は効果がある。移植後再発する腎炎で最も頻度が高く問題となるのは巣状糸球体硬化症で，ループス腎炎の再発はSLEの活動性が低い状態での移植がなされるべきであり，再発は稀である。また，移植前の透析療法下では，SLEの活動性は著しく低下するのが普通で，さらに移植後は免疫抑制薬の多量使用がなされ，その活動性が再燃することは稀である。

移植患者の妊娠の経過は，移植腎の機能がよければ，非常に良好で，妊娠可能な女性の透析症例では，妊娠を希望して移植を決意する場合もある。移植後の良好な妊娠経過を望むには，移植1～2年後で，血清Cr値の上昇が1.5 mg/dL以下，最近の拒絶がなく，血圧正常，蛋白尿陰性などのほかに，プレドニン®15 mg/日以下，イムラン®2 mg/kg/日未満，シクロスポリンも治療レベル以下などの薬剤使用下で行われるべきで，むしろ安定した移植腎機能を得るためには，適切な薬剤の使用が必要とされている。わが国では慢性腎不全で透析施行中の患者はすべて身体障害者1級または3級であり，基本的に移植後も移植腎機能が安定することは保証の限りではなく，身体障害者手帳の返却は義務づけられていない。

参考文献
1) 日本腎臓学会渉外・企画委員会/腎移植推進委員会（編）．腎移植の進歩 わが国の現状と今後の展望 東京：東京医学社，2006．
2) Donavitch GM ed. Handbook of kidney transplantation. Little Brown and Company.

正解：b

問題8の解説

日常診療でよく遭遇するIgA腎症の妊娠例における降圧薬の選択に関する問題である。腎機能は正常であり，妊婦に使用可能な降圧薬の選択が重要と考えられる。交感神経抑制薬，血

管拡張薬は使用可能な薬剤である。日本腎臓学会の腎疾患患者の妊娠に関する診療の手引きによると，β遮断薬，利尿薬，Ca拮抗薬については議論が多いと記載されている。β遮断薬でもαβ遮断薬であるラベタロールは妊婦にも用いられている。Ca拮抗薬については有用性が少しずつ認められてきているが，わが国では多くのCa拮抗薬が禁忌とされている。なお，レニン・アンジオテンシン系阻害薬である，ACE阻害薬ならびにAT1受容体拮抗薬も妊娠中は禁忌とされている。従来より血圧高値であり，妊娠20週未満であり，妊娠高血圧症候群とは考えにくい。急激な食塩制限は母体循環血液量を減少させるため危険である。適切な食事指導をする必要がある。

正解：d

付録 日本腎臓学会 腎臓専門医研修カリキュラム（内科系）

I. 知　識

1. 形態，機能，病態生理

研修のポイント
腎疾患の診断は，①医療面接，身体診察，簡単な尿検査，血液検査などに基づいた臨床症候の把握，②血清クレアチニン値，推定糸球体濾過量（eGFR）での腎機能の評価，③画像検査や病理組織学的検査により総合的に行われる。すなわち，解剖学的な主病変部位（糸球体，尿細管間質，血管）の決定，画像あるいは病理所見に基づく判断，さらには腎機能による生理学的な変化（病態生理）を把握する際に，腎臓の解剖と機能についての知識は必須項目である。

(1) 腎臓・尿路系の形態
到達目標
1) 腎臓の部位，大きさ，形，構造を説明できる。
2) 尿管，膀胱，尿道の構造を説明できる。
3) ネフロンを説明できる。
4) 糸球体の構造（内皮細胞，基底膜，上皮細胞，メサンギウム細胞）を説明できる。
5) 尿細管細胞，間質の構造を説明できる。

(2) 腎臓の機能
到達目標
1) 体液の恒常性（体液の分布と組成）を説明できる。
2) 腎循環と糸球体・尿細管の機能を説明できる。
3) 尿（尿量，尿の成分）の生成機序を説明できる。
4) 糸球体濾過，クリアランスを説明できる。

(3) 病態生理
到達目標
1) 水・電解質の代謝調節機構を説明できる。
2) 酸塩基平衡を説明できる。
3) 腎内分泌調節を説明できる。

(4) 腎臓の発生と機能発達
到達目標
1) 腎臓の発生と機能発達を説明できる。

2. 主要症候

研修のポイント
腎疾患では，患者の訴えと医療面接から疾患を予測し，診断確定に必要な検査を効率良く行う必要がある。

(1) 尿量の異常（無尿，乏尿，多尿）
到達目標
1) 無尿，乏尿の病態を説明できる。
2) 多尿の病態を説明できる。
3) 尿量に異常をきたす疾患を列挙できる。
4) 尿量に異常のある患者の診断を説明できる。
5) 尿量に異常のある患者の治療を遂行できる。

(2) 排尿異常・頻尿
到達目標
1) 排尿異常・頻尿の病態を説明できる。
2) 排尿異常・頻尿の原因を列挙できる。
3) 排尿異常・頻尿のある患者の診断を説明できる。
4) 排尿異常・頻尿のある患者の治療を遂行できる。

(3) 蛋白尿
到達目標
1) 蛋白尿の病態を説明できる。
2) 蛋白尿の原因鑑別に必要な検査を説明できる。
3) 蛋白尿のある患者の診断を説明できる。
4) 蛋白尿のある患者の治療を遂行できる。

(4) 血尿
到達目標
1) 血尿の病態を説明できる。
2) 血尿の原因鑑別に必要な検査を説明できる。
3) 血尿のある患者の診断を説明できる。
4) 血尿のある患者の治療を遂行できる。

(5) 尿糖
到達目標
1) 尿糖の病態を説明できる。
2) 尿糖の原因鑑別に必要な検査を説明できる。
3) 尿糖のある患者の診断を説明できる。
4) 尿糖のある患者の治療を遂行できる。

(6) 膿尿，細菌尿
到達目標
1) 膿尿，細菌尿の病態を説明できる。
2) 膿尿，細菌尿の原因鑑別に必要な検査を説明できる。
3) 膿尿，細菌尿のある患者の診断を説明できる。
4) 膿尿，細菌尿のある患者の治療を遂行できる。

(7) 混濁尿，尿の色調，尿 pH，浸透圧の異常
到達目標
1) 混濁尿，尿の色調，尿 pH，浸透圧に異常をきたす病態を説明できる。
2) 混濁尿，尿の色調，尿 pH，浸透圧の異常の原因鑑別に必要な検査を説明できる。
3) 混濁尿，尿の色調，尿 pH，浸透圧に異常のある患者の診断を説明できる。
4) 混濁尿，尿の色調，尿 pH，浸透圧に異常のある患者の治療を遂行できる。

(8) 浮腫
到達目標
1) 浮腫の病態（全身性，局所性，pitting, non-pitting）を説明できる。
2) 浮腫の原因鑑別に必要な検査を説明できる。
3) 浮腫のある患者の診断を説明できる。
4) 浮腫のある患者の治療を遂行できる。

(9) 高血圧
到達目標
1) 高血圧の病態に関与する因子を説明できる。
2) 高血圧の原因鑑別に必要な検査を説明できる。
3) 高血圧のある患者の診断を説明できる。
4) 高血圧のある患者の治療を遂行できる。

(10) 貧血
到達目標
1) 貧血の病態を説明できる。
2) 貧血の原因鑑別に必要な検査を説明できる。
3) 貧血のある患者の診断を説明できる。
4) 貧血のある患者の治療を遂行できる。

(11) 腰・腹痛（腎疝痛）
到達目標
1) 腰・腹痛（腎疝痛）の病態を説明できる。
2) 腰・腹痛（腎疝痛）の原因鑑別に必要な検査を説明できる。
3) 腰・腹痛（腎疝痛）のある患者の診断を説明できる。
4) 腰・腹痛（腎疝痛）のある患者の治療を遂行できる。

(12) 腹部腫瘤
到達目標
1) 腹部腫瘤の病態を説明できる。
2) 腹部腫瘤の原因鑑別に必要な検査を説明できる。
3) 腹部腫瘤のある患者の診断を説明できる。
4) 腹部腫瘤のある患者の治療を遂行できる。

(13) 尿毒症
到達目標
1) 尿毒症の病態を説明できる。
2) 尿毒症の診断を説明できる。
3) 尿毒症の治療を遂行できる。

(14) 成長障害
到達目標
1) 成長障害の病態を説明できる。
2) 成長障害の原因鑑別に必要な検査を説明できる。
3) 成長障害のある患者の診断を説明できる。
4) 成長障害のある患者の治療を遂行できる。

3. 疾患分類

研修のポイント

腎臓病においては，1人の患者に，臨床診断名，病因に基づく診断名，病理診断名，腎機能による診断名といった形で複数の診断名がつくことになり，初学者には難しく感じられると同時に，臨床研究を行う際の問題点となっている。日本腎臓学会腎生検診断標準化委員会では，日本腎生検レジストリー（Japan Renal Biopsy Registry：J-RBR）を行うに当たり，主診断の分類法を考案した。1症例につき，臨床診断，そして，腎病理診断を病因分類と病型分類に分け，この3つの基準により分類することを提唱している。

到達目標
1) 臨床診断

WHO の臨床症候の5型（①急性腎炎症候群，②急速進行性腎炎症候群，③反復性または持続性血尿，④慢性腎炎症候群，⑤ネフローゼ症候群）を基本型とし，それに追加項目を8項目（①代謝性疾患に伴う腎障害，②膠原病・血管炎に伴う腎障害，③高血圧に伴う腎障害，④遺伝性腎疾患，⑤急性腎不全，⑥腎移植，⑦薬剤性腎障害，⑧その他）を加え，重複選択可能としている。これらの臨床診断を説明できる。

2) 病理組織診断（病因分類）
①一次性糸球体疾患，②IgA 腎症，③紫斑病性腎炎，④ループス腎炎，⑤MPO-ANCA 陽性腎炎，⑥PR3-ANCA 陽性腎炎，⑦抗 GBM 抗体型腎炎，⑧高血圧性腎硬化症，⑨血栓性微小血管症，⑩糖尿病性腎症，⑪アミロイド腎症，⑫Alport 症候群，⑬造血器異常関連腎症，⑭感染症関連腎炎，⑮移植腎，⑯その他，について説明できる。

3) 病理組織診断（病型分類）
①微小糸球体変化，②巣状分節性糸球体硬化症，③膜性腎症，④メサンギウム増殖性糸球体腎炎，⑤管内増殖性糸球体腎炎，⑥膜性増殖性糸球体腎炎（Ⅰ型，Ⅲ型），⑦dense deposit disease，⑧半月体形成性壊死性糸球体腎炎，⑨硬化性糸球体腎炎（糸球体疾患関連），⑩腎硬化症（動脈硬化関連），⑪急性間質性腎疾患，⑫慢性間質性腎疾患，⑬移植腎，⑭急性尿細管壊死，⑮その他，について説明できる。

Ⅱ．専門的身体診察

研修のポイント
腎臓病疾患の診療において，身体診察所見を見落としなく取ることが求められる。また，疾患特異度が高い身体診察所見を得ることを学ぶ。

(1) 腎の触診法
到達目標
1) 両手触診（ballotting：ballottement）ができる。
2) 腫大した腎（多発性囊胞腎，腫瘍，水腎症）を触診できる。

(2) 腎血管雑音の聴診
到達目標
1) 腹部大動脈の血管雑音を聴取できる。
2) 左右の腎動脈の血管雑音を聴取できる。

(3) 肋骨椎骨角叩打痛
到達目標
1) 肋骨椎骨角を指摘できる。
2) 肋骨椎骨角叩打痛を確認できる。

(4) 体液量の評価
到達目標
1) 高血圧，浮腫から体液量の増加を指摘できる。
2) turgor から体液量減少を指摘できる。
3) capillary refill time から体液量減少を指摘できる。

4) 頸静脈拍動の観察ができる。

Ⅲ．専門的検査

1．体液バランス（水・電解質，酸塩基平衡）

研修のポイント
腎臓病疾患の診療において，体液バランス（水・電解質，酸塩基平衡）を適切に評価することが求められる。

(1) 血中・尿中電解質
到達目標
1) 血中・尿中 Na，K，Cl，Mg，尿素窒素，クレアチニン，尿酸の臨床的意義を説明できる。
2) 臨床症状と電解質異常の関係を説明できる。
3) 欠乏量を推測できる。

(2) 血液ガス分析，酸塩基平衡
到達目標
1) 血液ガス分析ができる。
2) 代謝性，呼吸性，アシドーシス，アルカローシスが判断できる。
3) アニオンギャップが計算できる。
4) 代償機構を評価できる。

(3) 血漿浸透圧・尿浸透圧
到達目標
1) 血漿浸透圧および有効血漿浸透圧を Na，血糖，尿素窒素から推測でき，血漿浸透圧を評価できる。
2) 尿中浸透圧ギャップを計算し，評価できる。

2．尿・血液検査

研修のポイント
腎臓病疾患の診療において，尿・血液検査を適切に評価することが求められる。

(1) 尿検査
到達目標
1) 尿沈渣から糸球体病変を推測できる。
2) 随時尿で 1 日尿蛋白量（g クレアチニン補正）を推定できる。
3) 選択指数（selectivity index：IgG クリアランス／トランスフェリンクリアランス）を計算できる。
4) 尿免疫電気泳動検査を評価できる。
5) 尿 β_2-ミクログロブリン，α_1-ミクログロブリン，NAG から尿細管障害を推測できる。

(2) 血液検査
到達目標
1) 血糖，HbA1c，HBV，HCV，CRP，ASO，ASK，SAA，IgG，IgA，IgM，免疫複合体，血清補体（C3，C4，CH50），クリオグロブリンをオーダーし，評価できる．
2) 抗核抗体，抗ds-DNA抗体，抗Sm抗体，抗リン脂質抗体，抗Scl-70抗体，抗セントロメア抗体，抗GBM抗体，MPO-ANCA，PR3-ANCAをオーダーし，評価できる．
3) 血清免疫電気泳動，フリーライト（定量分析）をオーダーし，評価できる．
4) 血漿レニン濃度，血清アルドステロン濃度，血清抗利尿ホルモン（ADH）濃度，血清活性型ビタミンD濃度，血清エリスロポエチン濃度，血清ANP濃度，血清BNP濃度，インタクトPTHをオーダーし，評価できる．

3. 腎機能，尿細管機能

研修のポイント
腎臓病疾患の診療において，腎機能，尿細管機能を適切に評価することが求められる．

(1) 腎機能
到達目標
1) 血清クレアチニン，シスタチンC，eGFR，クレアチニンクリアランス，イヌリンクリアランスを評価できる．
2) 腎機能の低下速度を1/Crを用いて説明できる．
3) 腎血漿流量，腎血流量を説明できる．

(2) 尿細管機能
到達目標
1) FE_{Na}，FE_{UN}，FE_K，FE_{UA}，FE_{Ca}，FE_{Mg}を評価できる．
2) transtubular K gradient（TTKG）を評価できる．
3) $β2$-ミクログロブリン，$α1$-ミクログロブリン，NAGなどの近位尿細管機能検査を評価できる．
4) 最大再吸収量（グルコース，P，HCO_3）を説明できる．
5) 重炭酸負荷検査を評価できる．
6) 尿中アニオンギャップを評価できる．
7) 塩化アンモニウム負荷試験を評価できる．
8) Fishberg濃縮試験を評価できる．

4. 腎尿路の画像検査

研修のポイント
腎臓病疾患の診療において，画像検査を適切に評価することが求められる．

到達目標
超音波，CT，腎盂造影，レノグラム，腎シンチグラフィ，MRIで腎臓の部位，大きさ，形状，尿路系を評価できる．
1) 腹部超音波検査で腎臓の大きさ・形状・結石の有無を評価できる．
2) 腹部単純X線検査（KUB）で腎臓の大きさ・形状・結石の有無を評価できる．
3) 排泄性腎盂造影（IVP，DIP）で腎臓の大きさ・腎盂の形状・結石の有無，尿排泄を評価できる．
4) 腹部CT検査，MRI検査で腎臓の大きさ・形状・結石の有無，血管の異常を評価できる．
5) 腎血管造影を評価できる．
6) レノグラム，腎シンチグラム（利尿レノグラム）を評価できる．
7) 副腎シンチグラムを評価できる．
8) 腎盂鏡を説明できる．
9) 尿管鏡を説明できる．
10) 膀胱鏡を説明できる．
11) 腎瘻造影を説明できる．
12) 逆行性腎盂造影を説明できる．
13) 排尿時膀胱尿道造影（VUR検査を含む）を説明できる．
14) 腎盂内圧測定（Whitakar's test）を説明できる．
15) 膀胱内圧測定を説明できる．

5. 腎生検

研修のポイント
腎臓病疾患の診療において，腎生検を適切に評価することが求められる．

到達目標
1) 適応と禁忌を説明できる．
2) 危険性・合併症・注意事項を説明できる．
3) 腎生検を安全に実施できる．
4) 腎生検標本を評価できる．
5) 治療法を推奨できる．

IV. 治療

1. 生活指導（禁煙，運動）

研修のポイント

腎臓病の生活指導の基本は，禁煙，肥満防止・解消である。さらに十分な睡眠をとり過労を避けること，適度な運動が重要である。尿蛋白，血圧を評価し，それぞれの病期に分けて運動の程度を調整する。

到達目標
1) 禁煙を指導できる。
2) 節酒（エタノール換算量として，男性 20～30 mL/日，女性 10～20 mL/日以下）を指導できる。
3) 減量〔BMI：体重（kg）÷身長（m）2〕が 25 未満になるように指導できる。
4) 中等度の有酸素運動を中心に定期的に（毎日 30 分以上を目標に）行うことを指導できる。
5) 生活指導区分表に従って説明できる。

2. 食事指導（低蛋白食，塩分制限，カリウム制限食）

研修のポイント

腎臓病の食事療法の基本は，十分なエネルギー摂取と蛋白質摂取制限，塩分摂取制限である。体重，身長，腎機能，高血圧を評価して摂取量を調整する。

到達目標
1) 1 日のエネルギー摂取量，蛋白質摂取量，塩分摂取量を設定できる。
2) 塩分摂取量（g/日）＝蓄尿での Na 排泄量（mEq/日）÷17 で推定できる。
3) 塩分摂取量（6 g/日未満）を指導できる。
4) 栄養士と相談して食事指導ができる。

3. 輸液・水・電解質管理（適応，輸液の種類と用法）

研修のポイント

身体所見から脱水，体液量減少を評価し，生理食塩液，5％ブドウ糖，維持輸液製剤などを病態に合わせて適切に選択することが重要である。また，電解質異常に対しては，欠乏量を推定し，安全係数を掛けて 1 日投与量を決定する。投与後も 1 時間，2 時間後の変化を測定し，微調整を行うことが大切である。

到達目標
1) 体液量を推測できる。
2) 脱水，体液量減少を判断できる。
3) 体液量，電解質異常を評価し，輸液の必要な患者を判断できる。
4) 電解質異常から欠乏量を推測できる。
5) 電解質異常を補正できる。
6) 適切な輸液剤を選択し，1 日投与量と投与速度を決定できる。
7) 輸液ラインを確保できる。
8) 輸液の合併症を説明できる。
9) 輸液の効果を判断し，中止することができる。

4. 薬物療法

研修のポイント

腎臓病疾患に対して使用される主な薬剤は，抗血小板薬，副腎皮質ステロイド薬，免疫抑制薬，利尿薬，降圧薬，高脂血症薬，貧血改善薬などに大別される。投与法，投与量，副作用について学ぶ。

(1) 利尿薬

到達目標
1) ループ利尿薬の作用機序と副作用について説明できる。
2) サイアザイド系利尿薬の作用機序と副作用について説明できる。
3) ヒト心房性ナトリウム利尿ペプチド（hANP）の作用機序と副作用について説明できる。
4) アルドステロン拮抗薬の薬理作用と副作用を説明できる。

(2) 降圧薬

到達目標
1) 『高血圧治療のガイドライン 2009』を理解し，各病態と年齢に適した降圧薬を選択できる。
2) 降圧目標値を設定できる。
3) 降圧薬の薬理作用と副作用，使用禁忌について説明できる。

(3) 副腎皮質ステロイド薬

到達目標
1) 副腎皮質ステロイド薬の適応について説明できる。
2) 副腎皮質ステロイド薬の薬理作用と副作用を説明できる。

(4) 免疫抑制薬
到達目標
1) シクロスポリン A の適応について説明できる。
2) シクロスポリン A の薬理作用と副作用を説明できる。
3) タクロリムスの適応について説明できる。
4) タクロリムスの薬理作用と副作用を説明できる。
5) ミゾリビンの適応について説明できる。
6) ミゾリビンの薬理作用と副作用を説明できる。
7) シクロホスファミドの適応について説明できる。
8) シクロホスファミドの薬理作用と副作用を説明できる。
9) アザチオプリンの適応について説明できる。
10) アザチオプリンの薬理作用と副作用を説明できる。

(5) 抗血小板薬
到達目標
1) 抗血小板薬の適応について説明できる。
2) 抗血小板薬の薬理作用と副作用を説明できる。

(6) 抗凝固薬
到達目標
1) 抗凝固薬の適応について説明できる。
2) 抗凝固薬の薬理作用と副作用を説明できる。

(7) 経口吸着薬
到達目標
1) 経口吸着薬の適応について説明できる。
2) 経口吸着薬の薬理作用と副作用を説明できる。

(8) 高脂血症薬
到達目標
1) 日本動脈硬化学会の『脂質異常症治療ガイドライン』を理解し，治療を実践できる。
2) 各薬剤の薬理作用と副作用を説明できる。

(9) 貧血改善薬
到達目標
1) 貧血改善薬の適応について説明できる。
2) 貧血改善薬の薬理作用と副作用を説明できる。

5. 血液透析，腹膜透析，アフェレシス

研修のポイント
　血液透析，腹膜透析，アフェレシス（血漿交換療法，免疫吸着療法）の適応疾患および副作用を把握しておくことが重要である。

到達目標
1) 血液透析の適応を判断し，安全に実施できる。
2) 血液濾過透析の適応を判断し，安全に実施できる。
3) 持続的血液濾過透析（CHDF）の適応を判断し，安全に実施できる。
4) 腹膜透析の適応を判断し，安全に実施できる。
5) アフェレシス（血漿交換療法，免疫吸着療法）の適応を判断し，安全に実施できる。
6) 急性腎障害患者に適切な治療方法を判断し，実施できる。

6. 腎移植（ドナーとレシピエント，移植と免疫）
到達目標
1) 腎移植の利点と欠点，副作用について患者に説明できる。
2) 腎移植の予後と合併症について患者に説明できる。
3) 腎移植の適応を判断し，外科医・泌尿器科医と連携をとることができる。

7. インターベンション（腎血管拡張術，ステント）
到達目標
1) 腎血管拡張術，ステントの適応を判断し，放射線科医などに依頼することができる。

8. 尿路結石治療法（体外衝撃波砕石法を含む）
到達目標
1) 尿路結石治療法の利点と欠点，副作用について患者に説明できる。
2) 尿路結石治療法の適応を判断し，泌尿器科医と連携をとることができる。

9. バスキュラーアクセス作製術
到達目標
1) バスキュラーアクセス作製の必要，手術の合併症について患者に説明できる。
2) バスキュラーアクセス作製時期を判断し，泌尿器科医などと連携をとることができる。

10. 持続携帯式腹膜透析（CAPD）腹腔カテーテル挿入術
到達目標
1) CAPD 腹腔カテーテル挿入の必要，手術の合併症について患者に説明できる。
2) CAPD 腹腔カテーテル挿入時期を判断し，外科医・泌尿器科医などと連携をとることができる。

11. 腎後性腎不全の外科的治療

到達目標
1) 腎後性腎不全の外科的治療の必要，手術の合併症について患者に説明できる．
2) 腎後性腎不全の外科的治療が必要であるか判断し，泌尿器科医などと連携をとることができる．

V. 疾　患

1. 慢性腎臓病（CKD）

研修のポイント

慢性腎臓病（CKD）は，腎不全進行のリスクだけではなく，心疾患・脳血管障害のリスクも高いことから，腎臓専門医，循環器専門医，神経内科専門医との連携が必要である．また CKD という診断名で満足することなく，その原疾患，状態，予後，個別の治療法を適切に説明できることが重要である．

到達目標

● 医療面接・身体診察
1) 尿異常あるいは腎機能障害の発症時期，家族歴などから腎疾患の鑑別を念頭においた病歴聴取ができる．
2) 腎臓の触診，腎血管雑音の聴診ができる．

● 検査・診断
1) 尿検査〔試験紙法を含む一般検査，沈渣，尿浸透圧，尿中電解質，尿蛋白量（g クレアチニン補正）〕を評価し，その病態を説明できる．
2) 血清クレアチニン値，eGFR を用いて腎機能を評価し，腎機能の低下速度を 1/Cr を用いて説明できる．
3) 腹部超音波検査を実施し，腎臓の大きさ，形状を評価できる．
4) 画像検査（腹部超音波検査，腹部 CT 検査，腹部 MRI 検査など）をオーダーし，評価できる．
5) 腎生検の適応・禁忌を説明し，腎生検を安全に実施し，腎生検標本を評価できる．
6) 以上の臨床所見や検査所見から CKD の診断とステージ分類ができる．

● 治療
1) 禁煙，運動などの生活指導ができる．
2) 食事指導（低蛋白食，塩分制限，K 制限食）ができる．
3) 薬物療法〔利尿薬，降圧薬（ACE 阻害薬，ARB を含む），イオン交換樹脂薬〕ができる．
4) 貧血改善薬を使用できる．

5) 腎機能の低下に合わせて，腎排泄型薬物の投与量・時間を調整できる．

● 患者への説明および支援
1) CKD がどのような疾患であるか，一般的な自然経過について説明できる．
2) 患者の現在の状況（合併症，腎機能，年齢，疾患の活動性など）を念頭に，治療薬の選択など今後の治療方針について説明できる．
3) 社会保障制度（身体障害者）の利用法について説明できる．

2. メタボリックシンドローム

研修のポイント

メタボリックシンドロームは内臓脂肪蓄積を源流とした腹部肥満，耐糖能異常，脂質代謝異常，高血圧から成る複合病態であることを理解する．メタボリックシンドロームはアルブミン尿・蛋白尿，腎機能障害の危険因子となることが臨床的に重要である．さらに，心血管疾患の強力な危険因子となる．

到達目標

● 医療面接・身体診察
1) 家族歴，生活習慣，服薬歴を念頭においた病歴聴取ができる．
2) 臍部ウエスト周囲径など腹部肥満，高血圧の評価ができる．

● 検査・診断
1) 血液検査，尿検査により耐糖能異常が評価できる．
2) 血液検査により脂質代謝異常を評価できる．
3) 腹部肥満，耐糖能異常，脂質代謝異常，高血圧からメタボリックシンドロームと診断できる．
4) メタボリックシンドロームのアルブミン尿・蛋白尿，腎機能への影響を評価できる．

● 治療
1) 適切な生活習慣，体重管理の自己管理指導ができる．
2) 耐糖能異常，脂質代謝異常ならびに高血圧に対して適切な薬物治療ができる．
3) 腎保護，心血管疾患の予防のための管理ができる．

● 患者への説明および支援
1) 予後と治療について説明できる．
2) 本人，家族に療養上の注意点を説明できる．

3. 腎不全

研修のポイント

腎不全では，①体液貯留による症状，②高カリウム血症による致命的な不整脈，③老廃物の貯留による神経障害，意識混濁，酸塩基平衡の異常，などが生じる．最初に，臨床経過，腎臓の大きさから急性腎不全，慢性腎不全の区別をすることが重要である．いずれの場合も，高カリウム血症などの緊急の病態への対処を行いつつ，透析療法の適応を判断することになる．慢性腎不全では，透析合併症を十分理解し，腎移植についての基本的な知識を持ち，患者および家族に適切なアドバイスをすることが重要である．また，腎不全医療に関しての社会保障制度について，ケースワーカーと協力して患者に説明する必要がある．

(1) 急性腎不全（急性腎障害：acute kidney injury）

研修のポイント

急性腎不全は，近年，急性腎障害として，より包括的な病態が提案され，病期分類として，AKIのAKIN分類が主流になっている．臨床的なアプローチとしては，旧来からの，腎前性，腎性，腎後性に分類するアプローチが有効である．

到達目標

● 医療面接・身体診察
1) 尿異常あるいは腎機能障害の発症時期，家族歴などから，腎疾患の鑑別を念頭においた病歴聴取ができる．
2) 腎臓の触診ができる．
3) 浮腫などから体液量の評価ができる．

● 検査・診断
1) 導尿ができ，尿量（時間尿）から乏尿，無尿を判断できる．
2) 血清クレアチニン値と尿量から，AKIのAKIN分類の病期分類ができる．
3) 尿検査〔試験紙法を含む一般検査，沈渣，尿浸透圧，尿中電解質，尿蛋白量（gクレアチニン補正）〕を評価し，その病態を説明できる．
4) 腹部超音波検査を実施し，腎臓の大きさ，形状を評価できる．
5) 血液ガス分析ができ，酸塩基平衡異常を解析できる．
6) FE_{Na}，FE_{UN}を計算でき，腎前性，腎性腎不全の鑑別ができる．
7) 腎生検の適応・禁忌を説明し，腎生検を安全に実施し，腎生検標本を評価できる．

● 治療
1) 乏尿，無尿に対して適切な輸液と利尿薬を使用し，適切な体液管理ができる．
2) 高カリウム血症に対してグルコン酸カルシウム，グルコース・インスリン療法，イオン交換樹脂薬を使用できる．
3) 緊急透析療法の適応を判断し，安全に実施できる．
4) 腎後性腎不全に対して，外科的治療法について，泌尿器科専門医と連携をとることができる．
5) 腎機能の低下に合わせて，腎排泄型薬物の投与量・時間を調整できる．

● 患者への説明および支援
1) 刻々と変化する病状について，患者・家族に適時に説明ができる．
2) 患者・家族に治療法の説明，提示ができる．

(2) 多臓器不全

研修のポイント

多臓器不全とは，脳，肺，心臓，肝臓，腎臓のうち2つ以上の臓器が機能不全を呈する病態である．循環不全による組織内低酸素血症や，炎症により体内で産生される炎症性サイトカインによる活性化好中球の臓器浸潤，血管内皮障害を介し臓器障害を引き起こす．具体的には，重症感染症，外傷，手術，ショック，膵炎，大量出血，播種性血管内凝固症候群（DIC），心不全，低酸素血症，悪性腫瘍などが原因となる．

到達目標

● 医療面接・身体診察
1) 意識レベル，バイタルサインの評価ができる．
2) 肺うっ血の有無，末梢循環障害の有無，浮腫の有無の評価ができる．

● 検査・診断（急性腎障害を伴う場合）
1) 尿量の異常（無尿，乏尿，時間尿）を識別・評価できる．
2) 腎機能を血清クレアチニン値の上昇，eGFRで評価できる．
3) 尿検査〔試験紙法を含む一般検査，沈渣，尿浸透圧，尿電解質，尿蛋白量（gクレアチニン補正）〕を評価しその病態を説明できる．
4) 近位尿細管機能検査（$\beta2$-ミクログロブリン，$\alpha1$-ミクログロブリン，NAG）を評価できる．
5) 血液ガス分析を施行し，呼吸状態，酸塩基平衡の評価ができる．
6) 白血球数（分画），血小板数の評価ができる．

7) 心電図，心臓超音波検査をオーダーし，心機能を評価できる．
8) 血液ガス，胸部X線検査で肺機能を評価できる．
9) 敗血症を疑い，血液培養をオーダーし，評価できる．
10) 血液生化学検査，腹部超音波検査，腹部CT検査で肝機能を評価できる．

●治療
1) 多臓器不全の原因を同定し，適切な原因治療ができる．
2) 循環動態保持のための輸液管理，昇圧薬や利尿薬の投与ができる．
3) 酸素吸入，人工呼吸器を含めた呼吸管理ができる．
4) ＝水，高カリウム血症，代謝性アシドーシスを評価し，適切な薬物治療と腎代替療法の導入時期の決定ができる．
5) 病態に応じた血液浄化療法の選択ができる．
6) 高血糖の是正を主とした血糖管理ができる．
7) 全身の炎症や代謝に応じた栄養管理ができる．

●患者への説明および支援
3) 刻々と変化する病状について，患者・家族に適時に説明ができる．
4) 患者・家族に治療法の説明，提示ができる．

(3) 慢性腎不全

到達目標
●医療面接・身体診察
1) 尿異常あるいは腎機能障害の発症時期，家族歴などから，腎疾患の鑑別を念頭においた病歴聴取ができる．
2) 腎臓の触診ができる．
3) 浮腫などから体液量の評価ができる．

●検査・診断
1) eGFRからCKDステージ分類ができる．
2) 尿検査〔試験紙法を含む一般検査，沈渣，尿浸透圧，尿中電解質，尿蛋白量（gクレアチニン補正）〕を評価し，その病態を説明できる．
3) 血清クレアチニン値，eGFRを用いて腎機能を評価し，腎機能の低下速度を1/Crを用いて説明できる．
4) 腹部超音波検査を実施し，腎臓の大きさ，形状を評価できる．
5) 腹部CT検査をオーダーし，評価できる．
6) 血液ガス分析ができ，酸塩基平衡異常を解析できる．
7) 合併症（脂質異常症，冠動脈疾患，頸動脈硬化症，胸腹部大動脈瘤）を確認できる．
8) 腎不全の原因を鑑別できる．
9) 尿毒症の診断ができる．
10) Ca，P，PTHなどから，Ca-P代謝異常症の診断ができる．

●治療
1) 原病の治療が可能であれば，適切に治療介入できる．
2) 適切な輸液と利尿薬を使用し，適切な体液管理ができる．
3) 高カリウム血症に対してグルコン酸カルシウム，グルコース・インスリン，イオン交換樹脂薬を使用できる．
4) 腎性貧血に対して，貧血改善薬を使用できる．
5) 経口吸着薬を使用できる．
6) 適切な降圧薬を用いて，血圧をコントロールできる．ACE阻害薬とARBを安全に使用できる．
7) CKD-MBD（慢性腎臓病に伴う骨ミネラル代謝異常症）の管理ができる．
8) 腎代替療法（血液透析，腹膜透析，腎移植）の適応を判断し，血液透析，腹膜透析を安全に実施できる．腎移植は泌尿器科医と連携をとることができる．
9) 腎機能の低下に合わせて，腎排泄型薬物の投与量・時間を調整できる．

●患者への説明および支援
1) 慢性腎不全患者の生活の注意点について説明できる．
2) 慢性腎不全患者の食事療法について説明できる．
3) 末期腎不全の腎代替療法（血液透析，腹膜透析，腎移植）について説明し，選択を支援できる．
4) 社会保障制度の利用法について説明できる．

(4) 移植腎（拒絶反応など）

研修のポイント
腎移植後のレシピエントは片腎であり，GFR 60 mL/min/1.73m² 以下であることが多い．また，慢性腎不全保存期，透析期からの心血管病変を有していることも多い．さらに免疫抑制薬の影響や，拒絶反応，再発腎炎，ウイルス腎症などの発症を念頭においた，多岐にわたった管理が必要である．

到達目標
●医療面接・身体診察
1) 腎機能低下や免疫抑制薬の副作用を念頭においた病歴聴取ができる．
2) 浮腫の有無の評価や，感染徴候の有無を確認できる．

●検査・診断
1) 尿検査〔試験紙法を含む一般検査，沈渣，尿蛋白量（gクレアチニン補正）〕を評価し，その病

態を説明できる。
2) 血清クレアチニン値，eGFR を用いて腎機能を評価し，腎機能の低下速度を 1/Cr を用いて説明できる。
3) 近位尿細管機能検査（β2-ミクログロブリン，α1-ミクログロブリン，NAG）を評価できる。
4) 免疫抑制薬の血中濃度をオーダーし，評価できる。
5) 血液・生化学検査を施行し，血球減少，各臓器障害の有無を評価できる。
6) 画像検査（腹部超音波検査，腹部 CT 検査）をオーダーし，評価できる。
7) 拒絶反応，再発腎炎，ウイルス腎症，カルシニューリン阻害薬の腎毒性を考慮に入れ，腎生検の適応・禁忌を説明し，腎生検を施行し，腎生検標本を評価できる。

● 治療
1) 免疫抑制薬の増減の意義を理解し実施できる。
2) 免疫抑制薬の副作用を説明できる。
3) 生活習慣，体重，高血圧，脂質異常症，高尿酸血症，貧血に対する自己管理指導と薬物療法ができる。

● 患者への説明および支援
1) 患者・家族へ予後と治療について説明できる。
2) 患者・家族へ療養上の注意点を説明できる。

(5) 長期透析患者の病態

― 研修のポイント ―

透析人口の増加に伴い，長期透析患者の数も増えている。長期透析患者には，腎性貧血，心不全，動脈硬化，虚血性心疾患，脳血管障害，末梢動脈疾患，低血圧症，透析アミロイドーシス，腎性骨異栄養症，異所性石灰化，多嚢胞化萎縮腎，腎細胞癌，免疫不全，バスキュラーアクセスの障害などさまざまな病態・合併症が認められる。

到達目標
● 医療面接・身体診察
1) 日常生活動作（ADL）や生活の質（QOL）を念頭においた病歴聴取ができる。
2) 血圧の変動や不整脈の有無を評価できる。
3) 関節の痛みや可動域制限，骨痛，末梢循環障害の有無を評価できる。
4) バスキュラーアクセスの評価ができる。

● 検査・診断
1) 胸部 X 線検査，心電図，心臓超音波検査をオーダーし，心機能の評価ができる。
2) 身体所見，胸部 X 線検査などを用いて適切な体液量の評価ができる。
3) Kt/V urea，尿素除去率を用いて透析効率の評価ができる。
4) 血清 β2-ミクログロブリン濃度の評価ができる。
5) 血清 Ca，P，Alp，PTH の評価ができる。
6) 画像検査（腹部超音波検査，腹部 CT 検査）を施行し，腎細胞癌の有無の評価ができる。
7) 末梢血検査，鉄飽和度，血清フェリチンを用いて，腎性貧血の評価ができる。

● 治療
1) 適正なドライウエイトの設定と体液管理の生活指導ができる。
2) 十分な透析効率の保持，生体適合性の高い透析膜の使用，透析液の清浄化を考慮した透析処方ができる。
3) β2-ミクログロブリン吸着カラムの適応が判断できる。
4) 骨ミネラル代謝異常の状態に応じたリン吸着薬，活性型ビタミン D 製剤，塩酸シナカルセト，透析液の Ca 濃度などの治療法の選択ができる。
5) 二次性副甲状腺機能亢進症の外科的治療の判断ができる。
6) 貧血の治療ができる。
7) バスキュラーアクセス不全について放射線科，外科と協力して，治療ができる。
8) 腎排泄型薬物の投与量・時間を調整できる。

● 患者への説明および支援
1) 患者・家族へ予後と治療について説明できる。
2) 患者・家族へ適切な水分管理，栄養管理，Ca・P コントロールを目標とした療養上の注意点などを説明できる。

4．水・電解質代謝異常

― 研修のポイント ―

日常診療で遭遇する頻度が高い疾患群である。適切な診断と迅速な治療が求められる。体内での物質の欠乏量を推測し，計算安全係数を使用して 1 日投与量・投与速度を決定することが重要である。また，病態から原因となる疾患を推定し，原因疾患への対応が必要となる。それらの疾患の特徴と治療法，予後についての知識があると，患者あるいは家族への適切な説明が可能となる。

(1) 脱水症，溢水症，体液量減少，Na 代謝の異常
到達目標
● 医療面接・身体診察
1) 患者あるいは家族から的確な病歴（飲水，発汗状況など）を聴取することができる。

2) 身体診察を迅速に行い，脱水症と体液量減少による身体的特徴を評価できる。

● 検査・診断
1) 体液量を評価できる。
2) 尿比重，尿浸透圧，尿中電解質をオーダーし，評価できる。
3) 血漿浸透圧を推測（2×Na＋血糖値/18＋BUN/2.8）することができる。
4) 抗利尿ホルモン（ADH），レニン活性，血漿アルドステロン濃度，コルチゾール，副腎皮質刺激ホルモン（ACTH），フリー T3，フリー T4，甲状腺刺激ホルモン（TSH）をオーダーし，評価できる。
5) 低ナトリウム血症の原因（塩分喪失，抗利尿ホルモン分泌異常症候群（SIADH），副腎不全，甲状腺機能低下症）を鑑別できる。
6) 高ナトリウム血症の原因（水分不足，尿崩症など）を鑑別できる。

● 治療
1) Na，水分の欠乏量を計算し，安全係数を理解し，投与（必要）量を計算し，適切な投与速度を設定できる。
2) 適切な輸液剤（5％グルコース，生理食塩液，高張食塩水，維持液）を選択でき，安全に輸液療法を行うことができる。
3) SIADH に対して水制限ができる。
4) ループ利尿薬を適切に使用し，その反応を評価し増減・中止できる。

● 患者への説明および支援
1) 予後と治療について説明できる。
2) 家族に療養上の注意点を説明できる。

(2) K 代謝の異常

到達目標

● 医療面接・身体診察
1) 患者あるいは家族から的確な病歴を聴取することができる。
2) 薬剤歴を聴取し，薬剤性の K 異常を鑑別できる。
3) 身体診察（四肢麻痺，不整脈など）を行うことができる。

● 検査・診断
1) 尿比重，尿浸透圧，尿中電解質をオーダーし，評価できる。
2) TTKG，FEK を計算できる。
3) レニン活性，血漿アルドステロン濃度，コルチゾール，ACTH をオーダーし，評価できる。
4) 近位尿細管機能検査（$\beta 2$-ミクログロブリン，$\alpha 1$-ミクログロブリン，NAG）を評価できる。
5) 心電図を判読し緊急性を判断できる。
6) 腹部超音波検査，腹部 CT 検査をオーダーし，評価できる。
7) 血液ガス分析ができ，酸塩基平衡異常を解析できる。

● 治療
1) 高カリウム血症に対して適切な輸液と利尿薬を使用し，その反応を評価し増減・中止できる。
2) 高カリウム血症に対してグルコン酸カルシウム，重炭酸ナトリウム，グルコース・インスリン，イオン交換樹脂薬を使用できる。
3) 緊急透析療法の必要性，具体性，危険性を説明できる。
4) 低カリウム血症に対して，欠乏量を計算し，安全係数を考慮し，1日 K 投与量を決定し，K 投与速度を設定できる。
5) 安全に輸液療法を行うことができる。

● 患者への説明および支援
1) 予後と治療について説明できる。
2) 家族に療養上の注意点を説明できる。

(3) Ca，P，Mg の異常

到達目標

● 医療面接・身体診察
1) 患者あるいは家族から的確な病歴を聴取することができる。
2) 身体診察を迅速に行うことができる。

● 検査・診断
1) 尿比重，尿浸透圧，尿中電解質をオーダーし，評価できる。
2) 近位尿細管機能検査（$\beta 2$-ミクログロブリン，$\alpha 1$-ミクログロブリン，NAG）を評価できる。
3) 腹部超音波検査，腹部 CT 検査をオーダーし，腎臓の大きさ，結石の有無を評価できる。
4) PTH，ビタミン D3 をオーダーし，評価できる。
5) 血中・尿中 Mg をオーダーし，評価できる。
6) 血液ガス分析ができ，酸塩基平衡異常を解析できる。

● 治療
1) 低カルシウム血症に対してカルシウム製剤，ビタミン D3 を使用できる。
2) 低マグネシウム血症に対して Mg 製剤を使用できる。
3) 高カルシウム血症に対して生理食塩液輸液とループ利尿薬，カルシトニン製剤，ビスホスホネート製剤を使用できる。

● 患者への説明および支援
1) 予後と治療について説明できる。
2) 家族に療養上の注意点を説明できる。

(4) 酸塩基平衡異常（代謝性）

研修のポイント
　救急外来を受診することが多い。重炭酸イオン（HCO_3^-）が最初に変化したものを代謝性と呼んでいる。低下した場合は代謝性アシドーシス，増加した場合は代謝性アルカローシスになる。代謝性変化の際には，呼吸性代償が生じる。代償機構が正常に作動している場合は単純性になるが，異常の場合は混合性パターンになる。代謝性アシドーシスあるいはアルカローシスの原因を推測し，病態の改善を図ることが重要になる。

到達目標
● 医療面接・身体診察
1) 患者あるいは家族から的確な病歴を聴取することができる。
2) 身体診察（Kussmaul 呼吸の有無）を行うことができる。

● 検査・診断
1) 尿検査（尿 pH，尿比重，尿浸透圧，尿中電解質，ケトン体）を評価できる。
2) 血液ガス分析ができる。
3) アシデミア，アルカレミアを判断できる。
4) 代謝性，呼吸性，アシドーシス，アルカローシスを判断できる。
5) アニオンギャップを計算できる。
6) 代償機構を評価できる。
7) 予測 HCO_3^- を計算でき，混合性代謝性アシドーシスを判断できる。
8) 血糖，血中乳酸濃度，BUN をオーダーし，酸塩基平衡異常の病態を説明できる。

● 治療
1) 糖尿病性ケトアシドーシスに対して，インスリン治療ができる。
2) 尿毒症性アシドーシスに対して，透析療法の適応を判断し，安全に実施できる。
3) 乳酸アシドーシスに対して治療を行うことができる。
4) 尿細管性アシドーシスに対して，重炭酸ナトリウム，クエン酸カリウムを投与できる。

● 患者への説明および支援
1) 予後と治療について説明できる。
2) 家族に療養上の注意点を説明できる。

5．一次性糸球体疾患

研修のポイント
　尿異常が主体となる疾患群である。臨床経過と症候から，①急性腎炎症候群，②急速進行性糸球体腎炎症候群，③慢性腎炎症候群，④持続性血尿，蛋白尿，⑤ネフローゼ症候群，のいずれかを判断する。次に，糸球体病変を推測するが，①血尿主体型では，メサンギウム増殖性腎炎（主に IgA 腎症），②蛋白尿主体型では微小変化型ネフローゼ症候群，膜性腎症，巣状分節性糸球体硬化症，③蛋白尿＋血尿型では，管内増殖性腎炎，半月体形成性腎炎，膜性増殖性腎炎の可能性があること予測したうえで，最終的には腎生検を行う。さらに，全身症状を評価して一次性，二次性糸球体腎炎を鑑別する。個別の疾患の特徴と治療法，予後についての知識は，患者あるいは家族への適切な説明を可能とする。

(1) 急性腎炎症候群（急性糸球体腎炎）

研修のポイント
　感染症に罹患後約 2 週間から尿異常，高血圧，浮腫，腎不全が進行する症候群である。特に溶連菌感染症，パルボウイルス B19 などが関連している。8 週間以内に改善する一過性の低補体血症が生じる。病理組織学的には，管内増殖性糸球体腎炎の像を呈する。

到達目標
● 医療面接・身体診察
1) 先行する感染症の有無，臨床経過，家族歴などから，腎疾患の鑑別を念頭においた病歴聴取ができる。
2) 腎臓の触診ができる。
3) 浮腫の有無，体液貯留を評価できる。

● 検査・診断
1) 尿検査〔試験紙法を含む一般検査，沈渣，尿浸透圧，尿中電解質，尿蛋白量（g クレアチニン補正）〕を評価し，その病態を説明できる。
2) 血清クレアチニン値，eGFR を用いて腎機能を評価できる。
3) 腹部超音波検査を実施し，腎臓の大きさ，形状を評価できる。
4) 血液ガス分析ができ，酸塩基平衡異常を解析できる。
5) FE_{Na}，FE_{UN} を計算でき，腎前性，腎性腎不全の鑑別ができる。
6) 咽頭，扁桃培養，抗ストレプトリジン O，抗ストレプトキナーゼ，血清補体（C3，C4，CH50）をオーダーし，溶連菌感染症を診断できる。
7) 急性糸球体腎炎症候群をきたす原因の鑑別ができる。

8) 腎生検の適応・禁忌を説明し，腎生検を安全に実施し，腎生検標本を評価できる。
- 治療
1) 乏尿，無尿に対して適切な輸液と利尿薬（ループ利尿薬，hANP）を使用し，その反応を評価し，中止できる。
2) 降圧薬を使用できる。
3) 食事療法について説明できる。
- 患者への説明および支援
1) 予後と治療について説明できる。
2) 家族に療養上の注意点を説明できる。

(2) 急速進行性糸球体腎炎症候群（ANCA 関連疾患，Goodpasture 症候群）

- 研修のポイント

中高年に多く，尿異常，腎機能低下が発症してから数週から数カ月で急速に腎不全に進行する症候群である。抗糸球体基底膜（GBM）抗体，抗好中球細胞質抗体（ANCA），免疫複合体関連のものがある。特に抗 GBM 抗体が存在し，肺出血も合併しているものを Goodpasture 症候群と呼ぶ。また ANCA が関連する疾患として，顕微鏡的多発血管炎，Churg-Strauss 症候群，Wegener 肉芽腫症などがある。病理組織学的には，半月体形成性糸球体腎炎の像を呈する。

到達目標
- 医療面接・身体診察
1) 発症時期，臨床経過，家族歴などから，腎疾患の鑑別を念頭においた病歴聴取ができる。
2) 腎臓の触診ができる。
3) 発熱，皮疹，関節痛，体重減少，中耳炎，難聴などの全身的な血管炎徴候を把握できる。
- 検査・診断
1) 尿検査〔試験紙法を含む一般検査，沈渣，尿浸透圧，尿中電解質，尿蛋白量（g クレアチニン補正）〕を評価し，その病態を説明できる。
2) 血清クレアチニン値，eGFR を用いて腎機能を評価できる。
3) 腹部超音波検査を実施し，腎臓の大きさ，形状を評価できる。
4) 血液ガス分析ができ，酸塩基平衡異常を解析できる。
5) FE_{Na}，FE_{UN} を計算でき，腎前性，腎性腎不全の鑑別ができる。
6) 抗 GBM 抗体，MPO-ANCA，PR3-ANCA，免疫複合体，血清補体（C3，C4，CH50）をオーダーし，評価できる。

7) 急速進行性糸球体腎炎症候群をきたす原因の鑑別ができる。
8) 腎生検の適応・禁忌を説明し，腎生検を安全に実施し，腎生検標本を評価できる。
- 治療
1) 乏尿，無尿に対して適切な輸液と利尿薬を使用し，その反応を評価し，中止できる。
2) 降圧薬を使用できる。
3) 緊急透析療法や血漿交換療法の適応を判断し，安全に実施できる。
4) 呼吸器専門医と連携して呼吸不全に対応できる。
- 患者への説明および支援
1) 予後と治療について説明できる。
2) 家族に療養上の注意点を説明できる。

(3) 慢性腎炎症候群（慢性糸球体腎炎，IgA 腎症を含む）

- 研修のポイント

尿異常の発症時期が不明な場合がほとんどであり，健診などで偶然に発見されることが多い。緩徐に進行して腎不全に至る症候群である。病理組織学的には，メサンギウム増殖性糸球体腎炎が最も多く，膜性腎症，膜性増殖性糸球体腎炎，巣状分節性糸球体硬化症などが含まれる。最も頻度が高いのは，IgA 腎症である。

到達目標
- 医療面接・身体診察
1) 患者あるいは家族から的確な病歴を聴取することができる。
2) 扁桃炎についての情報を聴取できる。
3) 身体診察を行うことができる。
- 検査・診断
1) 尿検査〔試験紙法を含む一般検査，沈渣，尿浸透圧，尿中電解質，尿蛋白量（g クレアチニン補正）〕を評価し，その病態を説明できる。
2) 血清クレアチニン値，eGFR を用いて腎機能を評価し，腎機能の低下速度を 1/Cr を用いて説明できる。
3) 腹部超音波検査を実施し，腎臓の大きさ，形状を評価できる。
4) 画像検査（腹部超音波検査，腹部 CT 検査，腹部 MRI 検査など）をオーダーし，評価できる。
5) 腎生検の適応・禁忌を説明し，腎生検を安全に実施し，腎生検標本を評価できる。
6) 慢性糸球体腎炎症候群をきたす原因を鑑別できる。
7) 自己抗体，血清補体，免疫グロブリンを評価できる。

8）軽症型である持続性血尿症候群（無症候性血尿・蛋白尿）を鑑別できる。
9）悪性疾患，肝疾患の有無を評価できる。
● 治療
1）薬物療法〔利尿薬，降圧薬（ACE 阻害薬，ARB を含む），抗血小板薬，イオン交換樹脂薬など〕を使用できる。
2）副腎皮質ステロイド薬，免疫抑制薬を使用できる。
3）耳鼻咽喉科専門医と連携して扁桃摘出の必要性，副作用を説明できる。
4）禁煙，運動などの生活指導ができる。
● 患者への説明および支援
1）予後と治療について説明できる。
2）家族に療養上の注意点を説明できる。

（4）持続性血尿・蛋白尿

── 研修のポイント ──
慢性糸球体腎炎症候群と類似しているが，進行しないものを指している。基底膜の異常が存在する場合もある。

到達目標
● 医療面接・身体診察
1）患者あるいは家族から的確な病歴を聴取することができる。
2）身体診察を行うことができる。
● 検査・診断
1）尿検査〔試験紙法を含む一般検査，沈渣，尿浸透圧，尿中電解質，尿蛋白量（g クレアチニン補正）〕を評価し，その病態を説明できる。
2）血清クレアチニン値，eGFR を用いて腎機能を評価し，腎機能の低下速度を 1/Cr を用いて説明できる。
3）腹部超音波検査を実施し，腎臓の大きさ，形状を評価できる。
4）画像検査（腹部超音波検査，腹部 CT 検査，腹部 MRI 検査など）をオーダーし，評価できる。
5）腎生検の適応・禁忌を説明し，腎生検を安全に実施し，腎生検標本を評価できる。
6）持続性血尿・蛋白尿をきたす原因を鑑別できる。
● 治療
1）禁煙，運動などの生活指導ができる。
● 患者への説明および支援
1）予後と治療について説明できる。
2）家族に療養上の注意点を説明できる。

（5）ネフローゼ症候群

── 研修のポイント ──
高度蛋白尿（3.5 g/日以上），低アルブミン血症（3.0 g/dL 未満），浮腫，高コレステロール血症が基準となる症候群である。前 2 者が特に重要である。病理組織学的には微小変化型ネフローゼ症候群，膜性腎症，巣状分節性糸球体硬化症，膜性増殖性糸球体腎炎が多い。それぞれの発症年齢は異なっている。

①微小変化型ネフローゼ症候群：小児ネフローゼの約 80% を占めているが，高齢者でも生じる。蛋白尿が主体で，急激に発症して浮腫が出現する。選択指数が 0.10 より低い高選択性である。約 90% の患者では，副腎皮質ステロイド薬に反応して 2〜3 週以内に完全寛解に達する。

②巣状分節性糸球体硬化症：小児にやや多い傾向はあるが，各年代で生じる。腎生検患者の数%であり稀な疾患である。軽度の血尿を伴う場合が多い。選択指数が 0.20 以上となる低選択性である。約 90% の患者では副腎皮質ステロイド薬に抵抗性であり，数カ月で完全寛解あるいは部分寛解になる。

③膜性腎症：中高年の発症が多い。蛋白尿が主体であり，血尿はないか，あっても軽微である。徐々に蛋白尿が増加してネフローゼ症候群になる場合が多い。選択性は低い。10〜20% で悪性腫瘍，自己免疫疾患を合併している。1〜2 年かかるが，副腎皮質ステロイド薬，免疫抑制薬の併用で約 80% の患者は完全寛解になる。

④膜性増殖性糸球体腎炎：年齢に一定の傾向はない。蛋白尿と同時に強い血尿を認める。同時に低補体血症も存在することが多い。頻度としては，腎生検患者の数%である。副腎皮質ステロイド薬，免疫抑制薬に抵抗性であり，反応する患者はおよそ半数である。進行して腎不全になりやすい。

⑤先天性ネフローゼ症候群フィンランド型：出生後まもなくからネフローゼ症候群を呈する。上皮細胞スリット膜のネフリン蛋白の異常によって生じていることが判明している。

⑥二次性ネフローゼ症候群：代謝疾患（糖尿病性腎症，アミロイドーシス，クリオグロブリン血症），膠原病および血管炎（ループス腎炎，紫斑病性腎炎，多発性動脈炎），悪性腫瘍（Hodgkin 病，多発性骨髄腫，固形癌），薬物（金製剤，DMARDs，NSAIDs，ヘロイン），感染症（HCV，HBV，HIV）などがある。これは，個別の項目を参考にされたい。

到達目標

●医療面接・身体診察
1) 発症時期，臨床経過，家族歴などから，腎疾患の鑑別を念頭においた病歴聴取ができる。
2) 二次性ネフローゼ症候群による症状，特に全身性エリテマトーデスによる症状，糖尿病による症状，アミロイドーシスによる症状などを聴取できる。
3) 体液量の評価，浮腫の程度を評価できる。

●検査・診断
1) 尿検査〔試験紙法を含む一般検査，沈渣，尿浸透圧，尿中電解質，尿蛋白量（g クレアチニン補正）〕を評価し，その病態を説明できる。
2) 血清クレアチニン値，eGFR を用いて腎機能を評価し，腎機能の低下速度を 1/Cr を用いて説明できる。
3) 腹部超音波検査を実施し，腎臓の大きさ，形状を評価できる。
4) 画像検査（腹部超音波検査，腹部 CT 検査，腹部 MRI 検査など）をオーダーし，評価できる。
5) 腎生検の適応・禁忌を説明し，腎生検を安全に実施し，腎生検標本を評価できる。
6) 選択指数（selectivity index：IgG クリアランス/トランスフェリンクリアランス）を計算できる。
7) ネフローゼ症候群をきたす原因の鑑別ができる。

●治療
1) 浮腫に対して，アルブミン製剤，利尿薬を適切に使用できる。
2) 副腎皮質ステロイド薬，免疫抑制薬（シクロスポリン，シクロホスファミド，アザチオプリンなど）を使用できる。
3) 副腎皮質ステロイド薬，免疫抑制薬の副作用を説明できる。
4) LDL-アフェレシスの必要性，副作用を説明できる。

●患者への説明および支援
1) 予後と治療について説明できる。
2) 家族に療養上の注意点を説明できる。

6. 尿細管・間質疾患

研修のポイント
尿異常がないのに腎機能が低下する疾患群である。急性に発症する場合と慢性に経過する場合がある。尿細管機能が障害されるために，低分子蛋白（$\beta 2$-ミクログロブリン，$\alpha 1$-ミクログロブリン，NAG）が尿中に増加する。副腎皮質ステロイド薬に反応して改善する場合があり，腎生検の適応と禁忌を熟知しておく必要がある。さらに，個別の疾患の特徴と治療法，予後についての知識があると，患者あるいは家族への適切な説明が可能となる。

(1) 特発性間質性腎炎（急性・慢性）

研修のポイント
腎機能が低下しているが，尿異常がみられない場合が多い。尿細管・間質に単核球が浸潤している急性型と線維化が出現している慢性型がある。IgG4 産生細胞が浸潤し限局性の線維化を呈する場合もあり，IgG4 関連疾患（自己免疫性膵炎，Mikulicz 病，後腹膜線維症，硬化性胆管炎）として扱われている。

到達目標

●医療面接・身体診察
1) 患者あるいは家族から的確な病歴を聴取することができる。
2) 身体診察（発熱，発疹，唾液腺腫脹，関節炎，眼症状，表在リンパ節腫大の有無など）を迅速に行うことができる。

●検査・診断
1) 血清クレアチニン値，eGFR を用いて腎機能を評価し，腎機能の低下速度を 1/Cr を用いて説明できる。
2) 近位尿細管機能検査（$\beta 2$-ミクログロブリン，$\alpha 1$-ミクログロブリン，NAG）を評価できる。
3) 胸部・腹部 CT 検査で，腎腫大，膵腫大，大動脈周囲炎，リンパ節腫大を評価できる。
4) IgG サブクラスをオーダーし，評価できる。
5) 血液ガス分析ができ，酸塩基平衡異常を解析できる。
6) ガリウムシンチグラフィをオーダーし，評価できる。
7) 眼科専門医にブドウ膜炎の有無をコンサルトできる。
8) 腎生検の適応・禁忌を説明し，腎生検を安全に実施し，腎生検標本を評価できる。

●治療
1) 乏尿，無尿に対して適切な輸液と利尿薬を使用し，その反応を評価し増減・中止できる。
2) 副腎皮質ステロイド薬を使用できる。
3) 緊急透析療法の必要性，具体性，危険性を説明でき，安全に実施できる。

●患者への説明および支援
1) 予後と治療について説明できる。
2) 家族に療養上の注意点を説明できる。

(2) 急性尿細管壊死，腎皮質壊死⇒急性腎不全を参照

(3) 薬剤性腎障害

> **研修のポイント**
> 薬剤投与後に発熱，腎機能低下が生じて受診することが多い。原因薬剤としてはNSAIDs，抗菌薬が多い。好酸球が増加することと，ガリウムシンチグラフィで陽性所見を呈しやすい。原因薬剤の中止と副腎皮質ステロイド薬の投与で軽快する症例が多い。

到達目標

● 医療面接・身体診察
1) 患者あるいは家族から的確な病歴（薬剤服用，サプリメント，アレルギー体質など）を聴取することができる。
2) 身体診察（発熱，発疹，関節炎など）を迅速に行うことができる。

● 検査・診断
1) 尿検査（尿比重，尿浸透圧，尿沈渣，好酸球尿，尿中電解質）を評価できる。
2) 血清クレアチニン値，eGFR を用いて腎機能を評価し，腎機能の低下速度を $1/Cr$ を用いて説明できる。
3) 近位尿細管機能検査（$\beta 2$-ミクログロブリン，$\alpha 1$-ミクログロブリン，NAG）を評価できる。
4) 胸部・腹部 CT 検査をオーダーし，評価できる。
5) 血液ガス分析ができ，酸塩基平衡異常を解析できる。
6) ガリウムシンチグラフィをオーダーし，評価できる。
7) 薬剤性リンパ球幼若化試験（DLST）をオーダーできる。
8) 腎生検の適応・禁忌を説明し，腎生検を安全に実施し，腎生検標本を評価できる。

● 治療
1) 原因薬剤を推測し中止できる。
2) 乏尿，無尿に対して適切な輸液と利尿薬を使用し，その反応を評価し増減・中止できる。
3) 副腎皮質ステロイド薬を使用できる。
4) 緊急透析療法の必要性，具体性，危険性を説明でき，安全に実施できる。

● 患者への説明および支援
1) 予後と治療について説明できる。
2) 家族に療養上の注意点や原因薬剤の回避を説明できる。

(4) 逆流性腎症（膀胱尿管逆流現象）⇒慢性腎盂腎炎も参照

慢性腎盂腎炎で高度蛋白尿が出現する場合には，二次性巣状糸球体硬化症を呈することもある。

> **研修のポイント**
> 尿管・膀胱接合部の異常が存在するために，膀胱内圧が上昇した際に尿が尿管・腎盂に逆流する疾患である。幼児の腎盂腎炎の原因となることが多い。一側性であっても，腎盂の変形，平坦化，棍棒状化が生じた後では健側の腎臓から蛋白尿が出現する。適切な時期での手術がなされない場合，小児あるいは成人になりネフローゼ症候群を呈するようになる。その際の腎生検では，巣状分節性糸球体硬化症の像を呈している。

到達目標

● 医療面接・身体診察
1) 患者あるいは家族から的確な病歴（尿路疾患の家族歴，尿路感染症の既往，発熱，腰背部痛，頻尿，排尿困難など）を聴取することができる。
2) 身体診察（肋骨椎骨角叩打痛，腹部腫瘤など）を行うことができる。

● 検査・診断
1) 尿検査〔試験紙法を含む一般検査，沈渣，尿浸透圧，尿中電解質，尿蛋白量（g クレアチニン補正）〕を評価し，その病態を説明できる。
2) 血清クレアチニン値，eGFR を用いて腎機能を評価し，腎機能の低下速度を $1/Cr$ を用いて説明できる。
3) 腹部 CT 検査をオーダーし，評価できる。
4) 経静脈的腎盂・尿管造影検査，排尿時膀胱尿管造影検査をオーダーし，評価できる。
5) 腎シンチグラフィをオーダーし，評価できる。
6) 腎生検の適応・禁忌を説明し，腎生検を安全に実施し，腎生検標本を評価できる。

● 治療
1) 尿路感染症に対して抗菌薬を使用できる。
2) 降圧薬（ACE 阻害薬，ARB）を使用できる。
3) 泌尿器科専門医と連携して治療法を説明できる。

● 患者への説明および支援
1) 予後と治療について説明できる。
2) 家族に療養上の注意点を説明できる。

(5) 肉芽腫性サルコイド腎症

> **研修のポイント**
> サルコイドーシスの腎病変として，乾酪壊死を伴わない類上皮細胞と多核巨細胞とともに多くの炎症浸潤細胞から成る尿細管間質性

腎炎であり，慢性の経過をとることが多い。肉芽腫は巣状に形成されるため腎生検では証明されないこともある。サルコイドーシスに伴う高カルシウム血症，Caの尿細管・間質への沈着，糸球体病変によっても腎障害が発生する。

到達目標
● 医療面接・身体診察
1) 発症時期や腎機能低下を念頭においた病歴聴取ができる。
2) サルコイドーシスに関連する眼，皮膚，リンパ節，筋所見を評価し確認できる。

● 検査・診断
1) 尿検査〔試験紙法を含む一般検査，沈渣，尿蛋白量（gクレアチニン補正）〕を評価し，その病態を説明できる。
2) 腎機能をeGFRやクレアチニンクリアランスで評価できる。
3) 近位尿細管機能検査（$β2$-ミクログロブリン，$α1$-ミクログロブリン，NAG，腎性糖尿，アミノ酸尿）をオーダーし，評価できる。
4) 血液ガス分析ができ，尿細管性アシドーシスの有無を評価できる。
5) 血清ACE活性，血清リゾチーム，血清Ca値，尿中Ca排泄量をオーダーし，評価できる。
6) 画像検査（Gallium-67 citrateシンチグラフィ，腹部超音波検査，腹部CT検査）をオーダーし，評価できる。
7) 腎生検の適応・禁忌を説明し，腎生検を安全に実施し，腎生検標本を評価できる。

● 治療
1) 副腎皮質ステロイド薬，免疫抑制薬を使用できる。
2) 副腎皮質ステロイド薬，免疫抑制薬の副作用を説明できる。

● 患者への説明および支援
1) 予後と治療について説明できる。
2) 家族に療養上の注意点，再燃の可能性などを説明できる。

(6) 腎毒性物質（ミオグロビン，農薬，重金属など）・薬物性腎障害（NSAIDs，抗腫瘍薬，抗菌薬，造影剤など）

研修のポイント
腎障害を惹起する可能性のある腎毒性物質・薬物を理解するとともに，危険因子の回避や予防，および早期発見ができることが大切である。個別の原因の特徴と予防法，治療法，予後についての知識があると，患者や家族への適切な説明および治療が可能となる。

腎毒性物質のなかには，特徴的な全身症状を呈し生命に重大な影響を及ぼすものがあるため，治療に際して，中毒情報センターからの情報の入手が必要となる。

薬物性腎障害はNSAIDs，抗腫瘍薬，抗菌薬，造影剤で惹起されやすいため，特に注意が必要である。用量依存性の直接型腎障害と過敏型腎障害がある。前者では，血清クレアチニン値や血液尿素窒素値の急激な上昇が発見の糸口となり，後者では，皮疹などの急性過敏型のアレルギーによる症状・所見から診断されることが多い。

到達目標
● 医療面接・身体診察
1) 患者あるいは家族から原因物質（腎毒性物質，薬剤服用，サプリメント）の摂取，アレルギー体質や中毒症状についての病歴聴取ができる。
2) 身体診察（アレルギー所見，腎毒性物質に特有の所見や腎不全に伴う所見）を迅速に行うことができる。

● 検査・診断
1) 尿検査（尿比重，尿浸透圧，尿沈渣，好酸球尿，尿中電解質）を評価し，その病態を説明できる。
2) 腎機能をeGFRやクレアチニンクリアランスで評価できる。
3) 近位尿細管機能検査（$β2$-ミクログロブリン，$α1$-ミクログロブリン，NAG）をオーダーし，評価できる。
4) ミオグロビン尿を疑い，尿中ミオグロビンをオーダーし，評価できる。
5) 胸部・腹部CT検査をオーダーし，評価できる。
6) 血液ガス分析ができ，酸塩基平衡異常を解析できる。
7) ガリウムシンチグラフィをオーダーし，評価できる。
8) 薬剤性リンパ球幼若化試験（DLST）をオーダーし，評価できる。
9) 腎生検の適応・禁忌を説明し，腎生検を安全に実施し，腎生検標本を評価できる。

● 治療
1) 腎障害を惹起した腎毒性物質や原因薬剤を推測し中止できる。
2) 乏尿，無尿に対して適切な輸液と利尿薬を使用し，その反応を評価し増減・中止できる。
3) 過敏型腎障害に対して副腎皮質ステロイド薬を使用できる。
4) 急性血液浄化療法の必要性を説明し実施できる。

5）中毒情報センターからの情報に従い，毒物の排除のための処置（解毒剤，拮抗薬，強制利尿，血液吸着など）の必要性を説明し実施できる。
- 患者への説明および支援
1）予後と治療について説明できる。
2）家族に療養上の注意点を説明できる。
3）原因となった腎毒性物質や薬剤の回避，危険因子を説明できる。

（7）腎性糖尿

> **研修のポイント**
>
> 腎性糖尿とは，高血糖を伴わないにもかかわらず，尿中にブドウ糖が排泄される状態のこと。グルコースは糸球体で濾過された後，ほぼ100％近位尿細管で再吸収されるが，腎性糖尿はそのグルコース最大輸送量の減少と，それに引き続くグルコースの尿中への漏出である。通常は常染色体優性遺伝，ときに劣性遺伝する。腎性糖尿単独であれば臨床上問題にならないが，近位尿細管の広範な障害（Fanconi 症候群）の一部分症であったり，全身性疾患（シスチン症，Wilson 病，遺伝性チロシン血症，Lowe 症候群）の一部分症状であることもある。

到達目標
- 医療面接でのチェック項目
1）検診での尿糖や血糖値の指摘を聴取できる。
2）同様の家族歴がないかどうか聴取できる。
3）糖尿病や他の近位尿細管異常に伴う症状がないかどうか確認することができる。
- 検査・診断
1）耐糖能異常がないことを確認できる。
2）空腹時（血糖値100〜110 mg/dL 以下）に尿糖が陽性であることを確認できる。
3）糖以外の腎再吸収能を確認できる。
- 治療
1）治療の適応を判断できる。
2）原疾患および併発症を管理できる。
- 患者への説明および支援
1）腎性糖尿のみであれば，検診のたびに指摘されるが，糖尿病（高血糖）による尿糖ではなく，無治療でよいことを説明できる。
2）原疾患，併発症を説明できる。

（8）尿細管性アシドーシス（Fanconi 症候群を含む）

- 医療面接・身体診察
1）患者あるいは家族から的確な病歴を聴取することができる。
2）周期性四肢麻痺発作を聴取できる。
3）身体診察を行うことができる。
- 検査・診断
1）尿検査（pH，沈渣，尿浸透圧，尿濃縮能，尿糖，尿中電解質，アミノ排泄量）を評価し，その病態を説明できる。
2）近位尿細管機能検査（$\beta 2$-ミクログロブリン，$\alpha 1$-ミクログロブリン，NAG）を評価できる。
3）レニン活性，血漿アルドステロン濃度をオーダーし，評価できる。
4）腹部超音波検査，腹部 CT 検査をオーダーし，腎臓の大きさ，結石の有無を評価できる。
5）血液ガス分析ができ，酸塩基平衡異常を解析できる。
6）尿細管性アシドーシスの分類，原因，合併症を説明できる。
7）腎生検の適応・禁忌を説明し，腎生検を安全に実施し，腎生検標本を評価できる。
- 治療
1）低カリウム血症に対してカリウム製剤を使用できる。
2）代謝性アシドーシスに対して重炭酸ナトリウム，クエン酸カリウムを使用できる。
- 患者への説明および支援
1）予後と治療について説明できる。
2）家族に療養上の注意点を説明できる。

（9）Bartter 症候群／Gitelman 症候群（偽性 Bartter 症候群を含む）

> **研修のポイント**
>
> Bartter 症候群と Gitelman 症候群は，代謝性アルカローシス，低カリウム血症を呈する遺伝性尿細管疾患である。前者の原因遺伝子として $Na^+-K^+-2Cl^-$ 共輸送体，ROMK，ClC-Kb，Barttin，後者の原因遺伝子として Na^+-Cl^- 共輸送体などが明らかとなっている。Bartter 症候群は新生児〜小児期に発症し，比較的重症であるのに対し，Gitelman 症候群は小児〜成人に発症し，比較的軽症である。臨床的には，Gitelman 症候群では低マグネシウム血症，低カルシウム尿症を呈することが鑑別のポイントになる。フロセミド，サイアザイド系利尿薬への反応性を検討することが有用である。
>
> 実際には，利尿薬の内服など，偽性 Bartter 症候群であることも多く，服薬や健康食品の摂取など，十分な問診が重要である。

到達目標
- **医療面接でのチェック項目**
  1) 脱力や足つり, しびれ, テタニーなどの低マグネシウム血症の自覚症状の既往を, 発症時期を含め聴取できる。
  2) 家族に同様の症状があるかどうかを聴取できる。
  3) 内服薬, 健康食品の摂取の有無について聴取できる。
- **検査・診断**
  1) 血液ガス, 血清電解質濃度, 血漿レニン, アルドステロン濃度を評価できる。
  2) 尿中電解質濃度を評価できる。
  3) 利尿薬負荷試験を評価できる。
- **治療**
  1) 低カリウム血症および低マグネシウム血症の補正ができる。
  2) 抗アルドステロン薬の適応を判断できる。
- **患者への説明および支援**
  1) 遺伝性疾患であることを配慮し, 原因と予後を説明できる。
  2) 偽性 Bartter 症候群の場合には, 内服薬や健康食品の摂取の中止を説明できる。

(10) Dent 症候群
研修のポイント

小児期は無症状であるが, 高カルシウム尿症, 尿細管性蛋白尿, くる病, 腎石灰化症, 末期腎不全を呈する X 染色体性の遺伝性腎症。クロールチャネル 5 (chloride channel-5: ClC-5) 蛋白の異常による疾患。本邦で報告されてきた特発性尿細管性蛋白尿症と類似疾患である。

到達目標
- **医療面接でのチェック項目**
  1) 乳児健診や学校検尿での異常の有無を聴取できる。
  2) 男性の血縁で腎不全などの病歴の有無を聴取できる。
  3) 身体発育や知能は正常であることが確認できる。
  4) 小児期では, 腎機能や近位尿細管機能の障害がほとんどなかったことを確認できる。
- **検査・診断**
  1) 尿中低分子蛋白が評価できる。
  2) 尿濃縮能を評価できる。
  3) 尿中 Ca 排泄を評価できる。
  4) 適切な画像検査で骨病変を評価できる。
  5) 画像検査で腎石灰化を評価できる。
- **治療**
  1) 適切な治療を説明できる。

  2) 高カルシウム尿症と代謝性アシドーシスを管理できる。
- **患者への説明および支援**
  1) 原因と予後を説明できる。

(11) シスチン尿症
研修のポイント

常染色体劣性遺伝による先天性代謝異常で, シスチンの近位尿細管での再吸収障害によって生じる疾患。シスチン以外にもリジン, アルギニンも尿に大量に排泄されるが, 尿への溶解度が低いシスチンのみが析出して尿路結石をきたす。

到達目標
- **医療面接でのチェック項目**
  1) 尿路結石の既往を聴取できる。
  2) 健診での血尿の指摘の既往を聴取できる。
- **検査・診断**
  1) 尿一般検査の異常を確認できる。
  2) 尿沈渣で特徴的なシスチン結晶を指摘できる。
  3) 画像検査にて尿路結石を指摘できる。
  4) 適切に尿ニトロプルシッド反応, および尿中アミノ酸分析検査をオーダーできる。
- **治療**
  1) 結石の予防のための治療や食事療法を指導できる。
  2) 結石の溶解が期待できないときには, 泌尿器科医と連携して, 外科的治療の計画を立てることができる。
- **患者への説明および支援**
  1) 原因と予後および結石予防法を説明できる。

(12) 家族性低尿酸血症 (腎性低尿酸血症)
研修のポイント

近位尿細管で尿酸の再吸収を行っている尿酸トランスポーター (uric acid transpoter 1: URAT1) の遺伝子異常により尿酸の再吸収が低下し, 低尿酸血症 (一般的には血清尿酸値 2 mg/dL 以下) を呈する疾患。運動後の急性腎不全の合併が多いことが知られている。

到達目標
- **医療面接でのチェック項目**
  1) 健診で低尿酸血症の指摘の有無を聴取できる。
  2) 尿路結石ならびに急性腎不全の既往の有無を聴取できる。
  3) 家族性に尿路結石の既往がないかを聴取できる。
  4) 家族性に, 特に運動後の急性腎不全の既往がないかを聴取できる。

- 検査・診断
1) 血清の低尿酸血症（2.0 mg/dL 以下）を確認できる。
2) 腎臓からの尿酸排泄率（$FE_{UA} = U_{UA} \times SCr/S_{UA} \times U_{Cr}$）>10〜15％を確認できる。
3) 血尿（約半数）を確認できる。
4) 高カルシウム血症（約20％）を確認できる。
5) 画像検査により，尿路結石の有無を指摘できる。
- 治療
1) 単独では治療の対象にはならない理由を説明できる。
- 患者への説明および支援
1) 予後と合併症について説明できる。
2) 本人・家族に療養上の注意点を説明できる。

7. 全身性疾患による腎疾患

(1) 糖尿病性腎症

研修のポイント

糖尿病患者で生じる腎障害には，①血糖コントロール不良による細動脈・糸球体病変が生じ，微量アルブミン尿⇒顕性蛋白尿⇒大量の蛋白尿への進行（通常の糖尿病性腎症），②弓状動脈から小動脈の硬化性病変による腎硬化症（腎機能低下が進行），の2つのパターンがある。両者が混在することも多い。前者では網膜症も同時に進行している。一方，糖尿病患者で血糖およびHbA1c値が安定しており，網膜症がないのに糸球体病変の示唆する尿異常がみられた場合は，一次性糸球体疾患の合併を疑い，腎生検を施行して診断を確定する必要がある。

到達目標
- 医療面接・身体診察
1) 患者あるいは家族から的確な病歴を聴取することができる。
2) 全身にわたる身体診察（特に網膜症，神経障害の有無）を行うことができる。
3) 糖尿病の臨床徴候を説明できる。
- 検査・診断
1) 血糖，HbA1c，グリコアルブミンを評価できる。
2) 微量アルブミン尿，1日尿蛋白量を評価できる。
3) 血清クレアチニン値，eGFR を用いて腎機能を評価し，腎機能の低下速度を 1/Cr を用いて説明できる。
4) 脂質代謝異常を評価できる。
5) 眼底検査をオーダーできる。
6) 腎生検の適応・禁忌を説明し，腎生検を安全に実施し，腎生検標本を評価できる。
- 治療
1) 糖尿病性腎症病期分類に応じた治療法を選択できる。
2) 利尿薬の反応を評価し増減・中止できる。
3) 血糖降下薬を適切に使用できる。
4) 降圧薬（ACE 阻害薬，ARB）を適切に使用できる。
5) 透析療法の必要性，具体性，危険性を説明でき，安全に実施できる。
- 患者への説明および支援
1) 予後と治療について説明できる。
2) 家族に療養上の注意点を説明できる。

(2) 尿酸腎症（痛風腎）

研修のポイント

腫瘍細胞は正常細胞に比べて細胞分裂が盛んであり，プリン体を多く有している。化学療法などにより大量の腫瘍細胞が急激に崩壊すると，著明な高尿酸血症をきたして急性尿細管障害が生じる。これを急性尿酸腎症（acute uric acid nephropathy）と呼んでいる。また，慢性的な高尿酸血症では尿細管内に尿酸結晶が析出し，尿細管・間質性腎炎を引き起こして緩徐に潜行性に腎不全が進行することもある。

到達目標
- 医療面接・身体診察
1) 患者あるいは家族から的確な病歴を聴取することができる。
2) 身体診察（腫瘍崩壊，痛風結節，関節炎）を迅速に行うことができる。
- 検査・診断
1) 尿検査（pH，沈渣，尿浸透圧，尿濃縮能，尿中電解質，尿酸排泄量）を評価し，その病態を説明できる。
2) 血清クレアチニン値，eGFR を用いて腎機能を評価し，腎機能の低下速度を 1/Cr を用いて説明できる。
3) 腹部 CT 検査をオーダーし，評価できる。
- 治療
1) 尿のアルカリ化を行いながら利尿薬を使用し，その反応を評価し増減・中止できる。
2) 腎機能に応じて，尿酸産生抑制薬もしくは排泄促進薬を適切に使用できる。
3) 緊急透析療法の必要性，具体性，危険性を説明できる。
- 患者への説明および支援
1) 予後と治療について説明できる。

2) 家族に療養上の注意点を説明できる。

(3) アミロイド腎症

研修のポイント

全身性アミロイドーシスによる腎障害を指している。アミロイド線維は，βシート構造蛋白が原材料となっているが，前駆蛋白の種類によって AL 型（免疫グロブリン軽鎖由来），AA 型（炎症由来の血清アミロイド A 蛋白），トランスサイレチン型（家族性神経アミロイド），β2-ミクログロブリン（透析アミロイド）などがある。全身症状の有無をチェックするとともに，腎以外の臓器障害を検索する必要がある。腎生検の適応と禁忌を熟知しておく必要がある。さらに，前駆蛋白のタイプによって治療法が異なるために，個別の疾患の特徴と治療法，予後についての知識があると，患者あるいは家族への適切な説明が可能となる。

到達目標

●医療面接・身体診察
1) 患者あるいは家族から的確な病歴を聴取することができる。
2) 全身性アミロイド症の臨床徴候（皮疹，巨舌，肩関節，神経障害）をチェックできる。
3) 全身性アミロイド症の臨床徴候を説明できる。

●検査・診断
1) 血清クレアチニン値，eGFR を用いて腎機能を評価し，腎機能の低下速度を 1/Cr を用いて説明できる。
2) 胸部・腹部 CT 検査で臓器腫大を指摘できる。
3) 胸部 X 線検査で心拡大，心電図で低電位，伝導障害を指摘できる。
4) 心臓超音波検査をオーダーし，評価できる。
5) 神経伝導速度検査をオーダーし，評価できる。
6) CRP，SAA 検査をオーダーし，評価できる。
7) 血清免疫電気泳動，尿免疫電気泳動検査，フリーライト（定量分析）をオーダーし，評価できる。
8) 生検材料のアミロイド染色（Congo red 染色，direct fast scarlet（DFS）染色）をオーダーし，評価できる。
9) 腎生検の適応・禁忌を説明し，腎生検を安全に実施し，腎生検標本を評価できる。

●治療
1) ネフローゼ症候群に対して，アルブミン製剤，利尿薬を使用することができる。
2) 透析療法の必要性，具体性，危険性を説明できる。

3) 副腎皮質ステロイド薬，免疫抑制薬を使用できる。
4) 血液専門医に自己造血幹細胞移植の適応についてコンサルトできる。

●患者への説明および支援
1) 予後と治療について説明できる。
2) 家族に療養上の注意点を説明できる。
3) 特定疾患申請についてケースワーカーと相談し，患者・家族に説明できる。

(4) 骨髄腫腎

研修のポイント

多発性骨髄腫の約半数で腎機能低下が生じる。糸球体を通過した軽鎖が尿細管から分泌される Tamm-Horsfall 蛋白と結合し，多彩な色をした円柱を形成し尿細管閉塞が生じる。これを骨髄腫腎 myeloma kidney あるいは cast nephropathy と呼んでいる。体液管理を行いながら尿のアルカリ化を行うが，透析療法が必要になることが多い。

到達目標

●医療面接・身体診察
1) 患者あるいは家族から的確な病歴を聴取することができる。
2) 身体診察（腫瘤，骨痛など）を迅速に行うことができる。

●検査・診断
1) 尿検査〔試験紙法を含む一般検査，沈渣，尿浸透圧，尿中電解質，尿蛋白量（g クレアチニン補正）〕を評価し，その病態を説明できる。
2) 血清クレアチニン値，eGFR を用いて腎機能を評価し，腎機能の低下速度を 1/Cr を用いて説明できる。
3) 近位尿細管機能検査（β2-ミクログロブリン，α1-ミクログロブリン，NAG）を評価できる。
4) 腹部 CT 検査をオーダーし，評価できる。
5) 貧血，高ガンマグロブリン血症，高カルシウム血症を確認できる。
6) 血液ガス分析ができ，酸塩基平衡異常を解析できる。
7) 血清・尿中免疫電気泳動検査をオーダーし，評価できる。
8) 全身の骨 X 線検査をオーダーし，punched out 病変，骨融解像を判断できる。
9) 腎生検の適応・禁忌を説明し，腎生検を安全に実施し，腎生検標本を評価できる。

●治療
1) 尿のアルカリ化を行いながら利尿薬を使用し，その反応を評価し増減・中止できる。

2) 緊急透析療法の必要性，具体性，危険性を説明できる．
3) 副腎皮質ステロイド薬，抗腫瘍薬を使用できる．
4) 血液専門医に自己造血幹細胞移植の適応についてコンサルトできる．

● 患者への説明および支援
1) 予後と治療について説明できる．
2) 家族に療養上の注意点を説明できる．

(5) 膠原病とその類縁疾患に伴う腎障害
① ループス腎炎

―― 研修のポイント ――

全身性エリテマトーデスの約半数で尿異常，腎機能障害が生じる．これをループス腎炎と呼んでいる．ほとんどは，全身性エリテマトーデスの診断基準（11項目中4項目以上）を満たしているが，ときに腎炎から発症することもある．低補体血症は，腎炎あるいは血管炎の病勢を反映している．また，抗リン脂質抗体が主体の場合は，血栓症などを起こしやすい．

到達目標
● 医療面接・身体診察
1) 発症時期，臨床経過，家族歴などから腎疾患の鑑別を念頭においた病歴聴取ができる．
2) 全身性エリテマトーデスによる症状を聴取できる．

● 検査・診断
1) 尿検査〔試験紙法を含む一般検査，沈渣，尿浸透圧，尿中電解質，尿蛋白量（g クレアチニン補正）〕を評価しその病態を説明できる．
2) 血清クレアチニン値，eGFR を用いて腎機能を評価し，腎機能の低下速度を 1/Cr を用いて説明できる．
3) 自己抗体，血清補体 C3，C4，CH50 をオーダーし，評価できる．
4) 画像検査（腹部超音波検査，腹部 CT 検査，腹部 MRI 検査など）をオーダーし，評価できる．
5) 腎生検の適応・禁忌を説明し，腎生検を安全に実施し，腎生検標本を評価できる．

● 治療
1) 浮腫に対して，アルブミン製剤，利尿薬を適切に使用できる．
2) 副腎皮質ステロイド薬，免疫抑制薬（シクロスポリン，タクロリムス，ミゾリビン，シクロホスファミド，アザチオプリンなど）を使用できる．
3) 副腎皮質ステロイド薬，免疫抑制薬の副作用を説明できる．

● 患者への説明および支援
1) 予後と治療について説明できる．
2) 家族に療養上の注意点を説明できる．
3) 特定疾患申請についてケースワーカーと相談し，患者・家族に説明できる．

② 強皮症

―― 研修のポイント ――

強皮症は，皮膚の硬化と小血管の障害を主徴とする慢性全身性疾患である．腎病変を約2％で発症する．突然の頭痛，悪心，著しい高血圧，微小血管障害性溶血性貧血などをきたして急速に腎不全が進行する強皮症腎クリーゼと，正常血圧の急速進行性腎炎を呈するMPO-ANCA関連腎炎がある．

到達目標
● 医療面接・身体診察
1) 発症時期，臨床経過，家族歴などから，腎疾患の鑑別を念頭においた病歴聴取ができる．
2) レイノー現象の有無を聴取できる．
3) 皮膚硬化を確認できる．

● 検査・診断
1) 尿検査〔試験紙法を含む一般検査，沈渣，尿浸透圧，尿中電解質，尿蛋白量（g クレアチニン補正）〕を評価し，その病態を説明できる．
2) 血清クレアチニン値，eGFR を用いて腎機能を評価し，腎機能の低下速度を 1/Cr を用いて説明できる．
3) 抗核抗体，抗 Scl-70 抗体，抗セントロメア抗体をオーダーし，評価できる．
4) レニン活性，血漿アルドステロンをオーダーし，評価できる．
5) 画像検査（腹部超音波検査，腹部 CT 検査，腹部 MRI 検査など）をオーダーし，評価できる．
6) 腎生検の適応・禁忌を説明し，腎生検を安全に実施し，腎生検標本を評価できる．

● 治療
1) 腎クリーゼに対して，ACE 阻害薬を主体とした降圧薬を適切に使用できる．
2) 副腎皮質ステロイド薬，免疫抑制薬が使用できる．

● 患者への説明および支援
1) 予後と治療について説明できる．
2) 家族に療養上の注意点を説明できる．
3) 特定疾患申請についてケースワーカーと相談し，患者・家族に説明できる．

③ 結節性多発動脈炎，顕微鏡的多発血管炎

研修のポイント

中高年に多く，全身の臓器に病変が及ぶという特徴がある。さらに炎症所見（CRP高値，ESR促進）がみられる。やや太いレベルの血管が傷害されると小動脈瘤や梗塞を生じやすく，腎機能が潜在的に進行することが多い。病変が細動脈レベルであると半月体形成性糸球体腎炎の像を呈する。その場合は，尿異常から始まり，急速に腎機能が低下することが多い。ANCAが関連している場合もある。

到達目標

● 医療面接・身体診察
1) 発症時期，臨床経過，家族歴などから腎疾患の鑑別を念頭においた病歴聴取ができる。
2) 結節性多発動脈炎，顕微鏡的多発血管炎による全身症状を聴取できる。

● 検査・診断
1) 尿検査〔試験紙法を含む一般検査，沈渣，尿浸透圧，尿中電解質，尿蛋白量（gクレアチニン補正）〕を評価し，その病態を説明できる。
2) 血清クレアチニン値，eGFRを用いて腎機能を評価し，腎機能の低下速度を1/Crを用いて説明できる。
3) 抗好中球細胞質抗体（ANCA）（MPO, PR3）をオーダーし，評価できる。
4) 画像検査（腹部超音波検査，腹部CT検査，腹部MRI検査など）をオーダーし，評価できる。
5) 腎生検の適応・禁忌を説明し，腎生検を安全に実施し，腎生検標本を評価できる。

● 治療
1) 副腎皮質ステロイド薬，免疫抑制薬（ミゾリビン，シクロホスファミド，アザチオプリンなど）を使用できる。
2) 副腎皮質ステロイド薬，免疫抑制薬の副作用を説明できる。

● 患者への説明および支援
1) 予後と治療について説明できる。
2) 家族に療養上の注意点を説明できる。
3) 特定疾患申請についてケースワーカーと相談し，患者・家族に説明できる。

④ Wegener肉芽腫症

研修のポイント

①鼻，耳，眼周囲の炎症（E病変），②肺の肉芽腫性病変（L病変），③激しい腎炎（半月体形成性腎炎あるいは間質性腎炎）（K病変）を特徴とする全身性血管炎の一種類である。E-L-Kの順に進行する場合が多いが，E-K，E-L，あるいは単独の病変の場合もある。PR3-ANCAが陽性となることが多いが，陰性でも否定はできない。肥厚性硬膜炎などの中枢神経系の異常が約20％で生じる。

到達目標

● 医療面接・身体診察
1) 発症時期，臨床経過，家族歴などから，腎疾患の鑑別を念頭においた病歴聴取ができる。
2) 鼻，耳，眼周囲の炎症症状，肺の症状を聴取できる。

● 検査・診断
1) 尿検査〔試験紙法を含む一般検査，沈渣，尿浸透圧，尿中電解質，尿蛋白量（gクレアチニン補正）〕を評価し，その病態を説明できる。
2) 血清クレアチニン値，eGFRを用いて腎機能を評価し，腎機能の低下速度を1/Crを用いて説明できる。
3) ANCA（MPO, PR3）をオーダーし，評価できる。
4) 画像検査（腹部超音波検査，腹部CT検査，腹部MRI検査など）をオーダーし，評価できる。
5) 腎生検の適応・禁忌を説明し，腎生検を安全に実施し，腎生検標本を評価できる。

● 治療
1) 副腎皮質ステロイド薬，免疫抑制薬（シクロホスファミド，メトトレキサートなど）を使用できる。
2) ST合剤を使用できる。
3) 副腎皮質ステロイド薬，免疫抑制薬の副作用を説明できる。

● 患者への説明および支援
1) 予後と治療について説明できる。
2) 家族に療養上の注意点を説明できる。
3) 特定疾患申請についてケースワーカーと相談し，患者・家族に説明できる。

⑤ 関節リウマチ

研修のポイント

関節リウマチは，朝のこわばり，リウマトイド因子陽性，抗CCP抗体陽性という特徴を呈する多発性関節炎である。関節リウマチ自体による糸球体腎炎，使用薬剤による間質性腎炎，あるいは膜性腎症，コントロール不良による二次性アミロイドーシスなどによって腎障害が発生する。

到達目標
● 医療面接・身体診察
1) 発症時期，使用薬剤，治療反応性を評価し，腎疾患を念頭においた病歴聴取ができる．
2) 関節の炎症症状を評価し，浮腫を確認できる．

● 検査・診断
1) 検査〔試験紙法を含む一般検査，沈渣，尿蛋白量（g クレアチニン補正）〕を評価し，その病態を説明できる．
2) 血清クレアチニン値，eGFR を用いて腎機能を評価し，腎機能の低下速度を 1/Cr を用いて説明できる．
3) 近位尿細管機能検査（β2-ミクログロブリン，α1-ミクログロブリン，NAG）を評価できる．
4) 血清アミロイド A 蛋白を評価できる．
5) 画像検査（腹部超音波検査，腹部 CT 検査）をオーダーし，評価できる．
6) 腎生検の適応・禁忌を説明し，腎生検を安全に実施し，腎生検標本を評価できる．

● 治療
1) 原因薬剤を中止できる．
2) 副腎皮質ステロイド薬，免疫抑制薬を使用できる．
3) 副腎皮質ステロイド薬，免疫抑制薬の副作用を説明できる．

● 患者への説明および支援
1) 予後と治療について説明できる．
2) 家族に療養上の注意点を説明できる．

⑥ Sjögren 症候群

> **研修のポイント**
>
> Sjögren 症候群は，外分泌腺へのリンパ球浸潤により，口腔内・眼の乾燥症状が緩徐に進行する慢性の自己免疫性疾患である．腺外症状として腎臓に間質性腎炎が起こることがあり，尿細管性アシドーシス，Fanconi 症候群などの尿細管機能障害を伴う．尿細管性アシドーシスでは，遠位型尿細管性アシドーシスが多い．アニオンギャップ正常の代謝性アシドーシス，アシデミアでありながら尿の pH が高いことが診断の端緒になる．

到達目標
● 医療面接・身体診察
1) 発症時期，腺外症状を念頭においた病歴聴取ができる．
2) 口腔内・眼の乾燥症状を評価できる．

● 検査・診断
1) 尿検査〔試験紙法を含む一般検査，pH，沈渣，尿蛋白量（g クレアチニン補正）〕を評価し，その病態を説明できる．
2) 血清クレアチニン値，eGFR を用いて腎機能を評価し，腎機能の低下速度を 1/Cr を用いて説明できる．
3) 近位尿細管機能検査（β2-ミクログロブリン，α1-ミクログロブリン，NAG）を評価できる．
4) 尿中アミノ酸，リン酸を評価できる．
5) 血清 K 値を評価できる．
6) 尿中 K 排泄量を評価できる．
7) 血液ガス分析から酸塩基平衡の異常を指摘できる．
8) 画像検査（腹部超音波検査，腹部 CT 検査）をオーダーし，評価できる．
9) 腎生検の適応・禁忌を説明し，腎生検を安全に実施し，腎生検標本を評価できる．

● 治療
1) 低カリウム血症，アシドーシスの補正のため，カリウム製剤，重曹を使用できる．
2) 症例によっては，副腎皮質ステロイド薬を使用できる．

● 患者への説明および支援
1) 予後と治療について説明できる．
2) 家族に療養上の注意点を説明できる．

⑦ クリオグロブリン血症

> **研修のポイント**
>
> クリオグロブリン血症は，紫斑，多関節痛，ニューロパチー，糸球体腎炎を特徴とする全身性血管炎を伴うことがある．クリオグロブリン血症の約 80％に C 型肝炎ウイルスが検出される．混合型クリオグロブリン血症の約 50％に低補体血症を伴う腎炎の合併を認め，その 80％が膜性増殖性糸球体腎炎である．混合型クリオグロブリン血症には，多クローン性 IgG と単クローン性 IgM から成るⅡ型，多クローン性 IgG と IgM から成るⅢ型がある．

到達目標
● 医療面接・身体診察
1) 発症時期，腎疾患を念頭においた病歴聴取ができる．
2) 紫斑，浮腫を確認できる．
3) 神経学的所見を評価できる．

● 検査・診断
1) 尿検査〔試験紙法を含む一般検査，沈渣，尿蛋白量（g クレアチニン補正）〕を評価し，その病態を説明できる．
2) 血清クレアチニン値，eGFR を用いて腎機能を評価し，腎機能の低下速度を 1/Cr を用いて説

明できる。
3) クリオグロブリン，補体，HCV 抗体，HCV-RNA を評価できる。
4) 画像検査（腹部超音波検査，腹部 CT 検査）をオーダーし，評価できる。
5) 腎生検の適応・禁忌を説明し，腎生検を安全に実施し，腎生検標本を評価できる。

● 治療
1) 免疫抑制薬を使用できる。
2) 肝炎を認める場合は，肝臓専門医と連携してインターフェロン治療を行うことができる。
3) インターフェロン，免疫抑制薬の副作用を説明できる。

● 患者への説明および支援
1) 予後と治療について説明できる。
2) 家族に療養上の注意点を説明できる。

⑧ Immunotactoid glomerulopathy/fibrillary glomerulonephritis

研修のポイント

Immunotactoid glomerulopathy/fibrillary glomerulonephritis は，「非アミロイドの直径 30 nm 以上の管状構造物（immunotactoid glomerulopathy），または直径 20 nm 前後の細線維構造物（fibrillary glomerulonephritis）の腎メサンギウムおよび糸球体基底膜内への沈着」と定義される比較的稀な疾患である。通常，糸球体に免疫グロブリン沈着を伴う。両者の疾患概念や異同は確立していない。immunotactoid glomerulopathy では，lymphoplasmatic disorder を合併することが多い。

到達目標

● 医療面接・身体診察
1) 発症時期，臨床経過，家族歴から，腎疾患を念頭においた病歴聴取ができる。
2) 全身にわたる身体診察を行うことができる。

● 検査・診断
1) 尿検査〔試験紙法を含む一般検査，沈渣，尿蛋白量（g クレアチニン補正）〕を評価し，その病態を説明できる。
2) 血清クレアチニン値，eGFR を用いて腎機能を評価し，腎機能の低下速度を 1/Cr を用いて説明できる。
3) 腎生検光顕組織を判断し，アミロイド染色（Congo red 染色，thioflavin T 染色など）をオーダーし，評価できる。
4) 腎生検電子顕微鏡所見で細線維構造物の沈着を

評価できる。
5) クリオグロブリン血症，単クローン性免疫グロブリン沈着症，マクログロブリン血症，肝疾患に伴う腎症，全身性エリテマトーデスとの鑑別ができる。

● 治療
1) 副腎皮質ステロイド薬を使用できる。
2) 副腎皮質ステロイド薬の副作用を説明できる。

● 患者への説明および支援
1) 予後と治療について説明できる。
2) 家族に療養上の注意点を説明できる。

⑨ コラーゲン線維性糸球体腎症

研修のポイント

コラーゲン線維性糸球体腎症（collagenofibrotic glomerulopathy）は，ネフローゼ症候群を高率に合併し，浮腫，高血圧から腎機能障害を呈する稀な疾患である。血清Ⅲ型プロコラーゲン・アミノペプチド高値を示し，腎生検所見では，光顕でメサンギウム領域の拡大，糸球体腫大，係蹄壁のびまん性肥厚，係蹄血管腔の狭小化，電顕では，内皮下腔からメサンギウム領域にかけての周期的横縞構造の膠原線維の存在を認める。成因，予後に関しては，いまだ未解明な点が多い。

到達目標

● 医療面接・身体診察
1) 発症時期を評価し，腎疾患を念頭においた病歴聴取ができる。
2) 血圧を評価し，浮腫を確認できる。

● 検査・診断
1) 尿検査〔試験紙法を含む一般検査，沈渣，尿蛋白量（g クレアチニン補正）〕を評価し，その病態を説明できる。
2) 血清クレアチニン値，eGFR を用いて腎機能を評価し，腎機能の低下速度を 1/Cr を用いて説明できる。
3) 血清Ⅲ型プロコラーゲン・アミノペプチドを評価できる。
4) 画像検査（腹部超音波検査，腹部 CT 検査）をオーダーし，評価できる。
5) 腎生検の適応・禁忌を説明し，腎生検を安全に実施し，腎生検標本を評価できる。

● 治療
1) 降圧薬を使用できる。
2) 降圧薬の副作用を説明できる。
3) 病態に応じた適切な治療ができる。

●患者への説明および支援
1）予後と治療について説明できる。
2）家族に療養上の注意点を説明できる。

⑩ 抗リン脂質抗体症候群

― 研修のポイント ―

抗リン脂質抗体症候群は，リン脂質，特に$\beta 2$ glycoprotein 1 に対する抗体を有する患者に発症する。全身性エリテマトーデス患者に合併することがある。動脈・静脈系の両方に血栓を起こし，約 1/4 の患者に腎障害を認める。さまざまな程度の血尿と蛋白尿を認め，腎生検所見では，腎臓内の動静脈・糸球体係蹄は閉塞し，虚血性のメサンギウム融解を認め，進行例では糸球体硬化と間質の線維化に陥る。劇症型の多臓器病変として急性腎不全を示す例もある。

到達目標
●医療面接・身体診察
1）発症時期，腎疾患を念頭においた病歴聴取ができる。
2）血栓症状を身体所見上指摘できる。
●検査・診断
1）尿検査〔試験紙法を含む一般検査，沈渣，尿蛋白量（g クレアチニン補正）〕を評価し，その病態を説明できる。
2）血清クレアチニン値，eGFR を用いて腎機能を評価し，腎機能の低下速度を 1/Cr を用いて説明できる。
3）血小板，活性化部分トロンボプラスチン時間，抗リン脂質抗体，ループス・アンチコアグラントを評価できる。
4）画像検査（腹部超音波検査，腹部 CT 検査）をオーダーし，評価できる。
5）腎生検の適応・禁忌を説明し，腎生検を安全に実施し，腎生検標本を評価できる。
●治療
1）ワルファリンを使用できる。
2）ワルファリンの副作用を説明できる。
●患者への説明および支援
1）予後と治療について説明できる。
2）家族に療養上の注意点を説明できる。

⑪ Goodpasture 症候群

― 研修のポイント ―

糸球体基底膜に対する抗 GBM 抗体により惹起される糸球体腎炎を抗 GBM 抗体型急速進行性糸球体腎炎とし，糸球体腎炎に加え肺出血を伴うものを Goodpasture 症候群と呼ぶ。腎病変初発型，肺出血初発型，両者併発型が各々 1/3 である。全例で血尿，蛋白尿を認め，初診時に末期腎不全に至っている例もある。肺病変では，咳嗽，血痰，喀血を認め，ときに大量の肺出血をきたすことがある。

到達目標
●医療面接・身体診察
1）発症時期，腎疾患を念頭においた病歴聴取ができる。
2）バイタルサイン，呼吸音，浮腫を評価できる。
●検査・診断
1）尿検査〔試験紙法を含む一般検査，沈渣，尿蛋白量（g クレアチニン補正）〕を評価し，その病態を説明できる。
2）血清クレアチニン値，eGFR を用いて腎機能を評価し，腎機能の低下速度を 1/Cr を用いて説明できる。
3）抗 GBM 抗体を評価できる。
4）画像検査（胸部 X 線検査，腹部超音波検査，胸部・腹部 CT 検査）をオーダーし，評価できる。
5）腎生検の適応・禁忌を説明し，腎生検を安全に実施し，腎生検標本を評価できる。
●治療
1）副腎皮質ステロイド薬，免疫抑制薬を使用できる。
2）副腎皮質ステロイド薬，免疫抑制薬の副作用を説明できる。
●患者への説明および支援
1）予後と治療について説明できる。
2）家族に療養上の注意点を説明できる。

⑫ 紫斑病性腎炎

― 研修のポイント ―

紫斑，関節痛，腹痛を 3 主徴とする Schönlein-Henoch 紫斑病に糸球体腎炎を合併した場合を紫斑病性腎炎と呼んでいる。小児に多い疾患であるが，中高年でも起こりうる。その場合は，顕微鏡的多発血管炎，結節性多発動脈炎などとの鑑別が必要になる。糸球体にIgA が優位に沈着することから，IgA 腎症の近縁疾患とされている。

到達目標
●医療面接・身体診察
1）発症時期，臨床経過，家族歴などから，腎疾患の鑑別を念頭においた病歴聴取ができる。
2）紫斑，関節痛，腹痛を聴取できる。

●検査・診断
1) 尿検査〔試験紙法を含む一般検査，沈渣，尿浸透圧，尿中電解質，尿蛋白量（g クレアチニン補正）〕を評価し，その病態を説明できる．
2) 血清クレアチニン値，eGFR を用いて腎機能を評価し，腎機能の低下速度を 1/Cr を用いて説明できる．
3) IgA をオーダーし，評価できる．
4) 画像検査（腹部超音波検査，腹部 CT 検査，腹部 MRI 検査など）をオーダーし，評価できる．
5) 腎生検の適応・禁忌を説明し，腎生検を安全に実施し，腎生検標本を評価できる．

●治療
1) 副腎皮質ステロイド薬，免疫抑制薬（シクロスポリン，タクロリムス，ミゾリビン，シクロホスファミド，アザチオプリンなど）を使用できる．
2) 副腎皮質ステロイド薬，免疫抑制薬の副作用を説明できる．

●患者への説明および支援
1) 予後と治療について説明できる．
2) 家族に療養上の注意点を説明できる．

(6) 感染症に伴う腎障害
① 敗血症

> **研修のポイント**
> 敗血症による腎障害については，①播種性血管内凝固（DIC）による，フィブリン血栓による急性腎性腎不全，②ショックによる急性腎前性腎不全，③糸球体腎炎による尿の異常，などが生じる．①では，凝固因子が消費され，その後，出血傾向が出現し紫斑，点状出血，難治性出血が生じる．DIC を疑った際には DIC スコア表でチェックし，速やかに適切な処置を行う必要がある．

到達目標
●医療面接・身体診察
1) 患者あるいは家族から的確な病歴を聴取することができる．
2) 全身にわたる身体診察を行うことができる．

●検査・診断
1) 尿検査〔試験紙法を含む一般検査，沈渣，尿浸透圧，尿中電解質，尿蛋白量（g クレアチニン補正）〕を評価し，その病態を説明できる．尿の色調を評価できる．
2) 尿量（時間尿）から乏尿，無尿を判断できる．
3) 血清クレアチニン値，eGFR を用いて腎機能を評価できる．
4) 血液ガス分析ができ，酸塩基平衡異常を解析で

きる．
5) 胸部 CT 検査で肺炎，肺水腫，成人呼吸窮迫症候群などの合併症を指摘できる．
6) 白血球数，CRP，血小板数の変動を評価できる．
7) 血液培養，尿培養，喀痰培養検査，エンドトキシンをオーダーし，評価できる．
8) フィブリノーゲン，フィブリン分解産物（FDP），D ダイマー，アンチトロンビン（AT）Ⅲ などをオーダーし，評価できる．

●治療
1) 乏尿，無尿に対して適切な輸液と利尿薬を使用し，その反応を評価し中止できる．
2) 抗菌薬を適切に使用できる．
3) 昇圧薬を適切に使用できる．
4) DIC に対してヘパリン，蛋白分解酵素阻害薬，アンチトロンビン（AT）Ⅲ 製剤を適切に使用できる．
5) エンドトキシン吸着療法などの必要性，危険性を説明し，安全に実施できる．
6) 緊急透析療法の必要性，具体性，危険性を説明し，安全に実施できる．

●患者への説明および支援
1) 予後と治療について説明できる．
2) 家族に療養上の注意点を説明できる．

② HCV 腎症，HBV 腎症

> **研修のポイント**
> HCV 感染による腎障害については，クリオグロブリン血症を伴う膜性増殖性糸球体腎炎が有名であるが，それ以外に膜性腎症，IgA 腎症の場合もある．HBV 感染による腎障害については，持続感染（キャリア）での膜性腎症がある．尿異常がみられる場合は，腎生検を行った後で治療法を選択することが重要である．

到達目標
●医療面接・身体診察
1) 患者あるいは家族から的確な病歴を聴取することができる．
2) 全身にわたる身体診察を行うことができる．

●検査・診断
1) 尿検査〔試験紙法を含む一般検査，沈渣，尿浸透圧，尿中電解質，尿蛋白量（g クレアチニン補正）〕を評価し，その病態を説明できる．
2) 血清クレアチニン値，eGFR を用いて腎機能を評価し，腎機能の低下速度を 1/Cr を用いて説明できる．
3) 腹部 CT 検査で肝臓，脾臓の異常を指摘できる．

4) HCV，HBV，血清補体（C3，C4，CH50），クリオグロブリンをオーダーし，評価できる．
5) 腎生検の適応・禁忌を説明し，腎生検を安全に実施し，腎生検標本を評価できる．
- 治療
1) 肝臓専門医と連携して，肝炎ウイルス治療の必要性を説明できる．
2) 副腎皮質ステロイド薬の適応と禁忌を説明できる．
- 患者への説明および支援
1) 予後と治療について説明できる．
2) 家族に療養上の注意点を説明できる．

③ 感染症に伴う腎障害（心内膜炎関連糸球体腎炎，MRSA腎症）

研修のポイント
心内膜炎関連糸球体腎炎の病因は，補体活性を伴った免疫複合体の糸球体への沈着である．顕微鏡的血尿，濃尿，蛋白尿，ときに急速進行性糸球体腎炎を呈する．腎生検所見では，メサンギウム・内皮下・上皮下にIgG・IgM・C3の沈着，その周囲の巣状増殖性変化を伴う．治療は感染性心内膜炎の治療による．
MRSA腎炎は，メチシリン耐性黄色ブドウ球菌感染後に発症する腎炎である．MRSA感染，数週〜2カ月後から，血尿，蛋白尿，急速進行性腎炎を呈する．MRSAの外毒素（enterotoxin）がスーパー抗原として作用し，多クローン性のT細胞活性化が惹起され，サイトカインの過剰産生，IgA・IgGの多クローン性の過剰産生が起こる．これにより免疫複合体が糸球体に沈着し，腎症を発症する．治療はMRSA感染の制御による．

到達目標
- 医療面接・身体診察
1) 発症時期，治療反応性を評価し，腎疾患を念頭においた病歴聴取ができる．
2) バイタルサイン，心雑音の評価ができる．
- 検査・診断
1) 尿検査〔試験紙法を含む一般検査，沈渣，尿蛋白量（gクレアチニン補正）〕を評価し，その病態を説明できる．
2) 血清クレアチニン値，eGFRを用いて腎機能を評価できる．
3) 血液培養，その他の検体の培養の結果を評価できる．
4) 心臓超音波検査をオーダーし，評価できる．
5) 腎生検の適応・禁忌を説明し，腎生検を安全に実施し，腎生検標本を評価できる．

- 治療
1) 抗菌薬を使用できる．
2) 抗菌薬の副作用を説明できる．
3) 感染性心内膜炎における手術適応を説明できる．
- 患者への説明および支援
1) 予後と治療について説明できる．
2) 家族に療養上の注意点を説明できる．

(7) 悪性腫瘍に伴う腎障害

研修のポイント
悪性腫瘍に伴う腎障害には，肺癌，胃癌，結腸癌を代表とする固形癌に伴う膜性腎症と，Hodgkinリンパ腫を代表とするリンパ系腫瘍に伴う微小変化型ネフローゼ症候群がある．悪性腫瘍の治療により糸球体障害が改善することがある．

到達目標
- 医療面接・身体診察
1) 発症時期，腎疾患を念頭においた病歴聴取ができる．
2) リンパ節腫大，浮腫を確認できる．
- 検査・診断
1) 尿検査〔試験紙法を含む一般検査，沈渣，尿蛋白量（gクレアチニン補正）〕を評価し，その病態を説明できる．
2) 血清クレアチニン値，eGFRを用いて腎機能を評価し，腎機能の低下速度を1/Crを用いて説明できる．
3) 画像検査（胸部X線検査，腹部超音波検査，胸部・腹部CT検査，消化管内視鏡）をオーダーし，評価できる．
4) リンパ節生検の適応を説明できる．
5) 腎生検の適応・禁忌を説明し，腎生検を安全に実施し，腎生検標本を評価できる．
- 治療
1) 悪性腫瘍の治療計画を他科と連携して行うことができる．
- 患者への説明および支援
1) 予後と治療について説明できる．
2) 家族に療養上の注意点を説明できる．

(8) 電解質代謝異常に伴う腎障害

研修のポイント
電解質代謝異常に伴う腎障害には，低カリウム血症と高カルシウム血症がある．
血清K濃度が3.5 mEq/L以下では腎障害が起こりうる．1カ月以内では可逆性であるが，それ以上の期間，低カリウム血症が持続

すると不可逆的な変化を起こす。腎生検所見では、近位尿細管の上皮細胞に強い空胞変性が認められる。重症例では、遠位尿細管にも同様の変化を認める。進行すると、尿細管の変性・再生性変化・萎縮、間質の線維化を認める。低カリウム血症の原因として、原発性アルドステロン症、腎動脈狭窄、尿細管性アシドーシス、Bartter/Gitelman症候群、Liddle症候群、低マグネシウム血症、甘草摂取、下剤の連用、β刺激剤、ループ利尿薬、サイアザイド系利尿薬、ペニシリン系抗菌薬、アンホテリシンBの投与があげられる。

血清Ca濃度が11.5 mg/dL以上では、倦怠感、食思不振、多尿（特に夜間）が認められる。血清Ca濃度が13.5 mg/dL以上では、意識障害、昏睡が起こる。交感神経の興奮による腎血管の攣縮からGFRの低下、多尿・食思不振から腎前性腎不全が起こりうる。腎生検所見では、尿細管の変性と壊死を認める。高カルシウム血症が長期間持続すると、尿細管基底膜、間質にCaが沈着する。下部ネフロンにCa塩が沈着することもある。高カルシウム血症の原因として、原発性副甲状腺機能亢進症、良性家族性高カルシウム血症、ビタミンD過剰、悪性腫瘍、サルコイドーシス、結核があげられる。

到達目標
● 医療面接・身体診察
1) 発症時期、服薬内容、腎疾患を念頭においた病歴聴取ができる。
2) バイタルサイン、体液量、神経学的症候を評価できる。

● 検査・診断
1) 尿検査〔試験紙法を含む一般検査、沈渣、尿浸透圧、尿電解質、尿蛋白量（gクレアチニン補正）〕を評価し、その病態を説明できる。
2) 血清クレアチニン値、eGFRを用いて腎機能を評価し、腎機能の低下速度を1/Crを用いて説明できる。
3) 血清K、Ca、P、Mg濃度を評価できる。
4) 高血圧があった場合、血中レニン、アルドステロンを評価できる。
5) 尿中K、Ca排泄量を評価できる。
6) 副甲状腺ホルモン（PTH）を評価できる。
7) 副甲状腺ホルモン関連蛋白PTHrPを評価できる。
8) 画像検査（胸部X線検査、腹部超音波検査、胸部・腹部CT検査、消化管内視鏡）をオーダーし、評価できる。
9) 腎生検の適応・禁忌を説明し、腎生検を安全に実施し、腎生検標本を評価できる。

● 治療
1) 原因薬剤があれば、中止できる。
2) 低カリウム血症の補正ができる。
3) 高カルシウム血症で脱水があった場合に輸液ができる。
4) 高カルシウム血症でカルシトニン製剤を使用できる。
5) 高カルシウム血症の症例によっては、ビスホスホネート製剤を使用できる。
6) ビスホスホネート製剤の副作用を説明できる。

● 患者への説明および支援
1) 予後と治療について説明できる。
2) 家族に療養上の注意点を説明できる。

(9) Fabry病

― 研修のポイント ―

リソソーム酵素の一つであるα-ガラクトシダーゼAの活性低下によってグロボトリアオシルセラミドが全身の臓器、細胞に蓄積する先天性疾患である。X染色体性劣性遺伝であるが、女性保因者でも軽症～重症例が存在する。皮膚小血管のび漫性拡張（angioectasia）、皮膚の被角血管腫、四肢疼痛発作、低汗症、進行性の腎機能障害、心拡大、高血圧など多彩な症状を伴う。診断は、特異な臨床症状、α-ガラクトシダーゼA酵素活性低下もしくは欠損、病理検査で行われる。

到達目標
● 医療面接・身体診察
1) この疾患を念頭においた家族歴・既往歴の聴取ができる。
2) 皮膚合併症の診察ができる。

● 検査・診断
1) 尿検査（試験紙法を含む一般検査、沈渣）、尿蛋白量（gクレアチニン補正）を評価できる。
2) 血清クレアチニン値、eGFRを用いて腎機能を評価し、腎機能の低下速度を1/Crを用いて説明できる。
3) 近位尿細管機能検査（β2-ミクログロブリン、α1-ミクログロブリン、NAG）を評価できる。
4) α-ガラクトシダーゼAをオーダーし、その結果を評価できる。
5) 画像検査（腹部超音波検査、腹部CT検査）をオーダーし、評価できる。
6) 腎生検の適応・禁忌を説明し、腎生検を安全に実施し、腎生検標本を評価できる。

7) 心合併症，脳血管合併症の検査をオーダーし，評価できる．
- 治療
1) 疼痛に対するカルバマゼピンなど対症療法を実践できる．
2) 酵素補充療法を選択し，実施できる．
3) 腎不全に対して保存期治療が実践できる．
4) 腎不全に対して適切な時期に腎代替療法を導入できる．
- 患者への説明および支援
1) 遺伝性疾患（遺伝形式も含め）であることを説明できる．
2) 合併症を説明できる．
3) 治療の適応について説明できる．
4) 腎代替療法の選択について判断できる．

8. 高血圧症

— 研修のポイント —
リスクファクター，高血圧性臓器障害を評価し，適切な降圧薬を選択し，降圧目標レベルを設定できるようにする．

(1) 本態性高血圧症

— 研修のポイント —
長期の治療となるため，患者への服薬指導も重要である．また，生活習慣が改善できるよう，食事療法，減量，運動療法，禁煙の指導ができることが必要である．多くの本態性高血圧症のなかに隠れる，二次性高血圧症を的確に見つけ出し，診断すること．

到達目標

- 医療面接・身体診察
1) リスクファクターの評価を念頭においた問診ができる．
2) 高血圧性臓器障害の評価を念頭においた問診ができる．
3) 血圧測定（上肢，下肢）ができる．
4) 四肢末梢動脈の触診ができる．
5) 胸腹部血管雑音，頸部血管雑音の聴取ができる．
6) 眼底の観察ができる．
- 検査・診断
1) 24時間自由行動下血圧測定（ABPM）の評価ができる．
2) 家庭血圧測定の指導ができ，評価ができる．
3) 尿検査において，尿蛋白量，アルブミン尿の評価ができる．
4) 血液生化学検査において各種ホルモン値の評価ができる．
5) 心電図，心臓超音波検査，胸部X線検査で心機能が評価できる．
6) 頸部血管超音波検査がオーダーでき，評価できる．
7) 血圧脈波検査（ABI/PWV）がオーダーでき，評価できる．
8) 二次性高血圧のための検査（腹部超音波検査，腹部CT検査，各種ホルモン検査，各種核医学検査，副腎静脈サンプリング検査，腎血流超音波検査，腎動脈造影検査，腎生検）を必要に応じてオーダーし，評価できる．
- 治療
1) 降圧薬の選択（ARB，ACE阻害薬，カルシウム拮抗薬，利尿薬，β遮断薬，α遮断薬，その他の交換神経抑制薬，レニン阻害薬）ができる．
2) 降圧目標レベルの設定ができる．
3) 外科手術前後の血圧コントロールができる．
4) 高血圧緊急症の際に，血圧のコントロールができる．
- 患者への説明および支援
1) 予後と治療について説明できる．
2) 食事指導（減塩，野菜・果物の積極的摂取，コレステロールや飽和脂肪酸の摂取を控える，アルコール制限，など）ができる．
3) 肥満に対する減量指導ができる．
4) 運動療法の指導ができる．
5) 禁煙指導ができる．
6) 降圧薬の服薬指導ができる．

(2) 原発性アルドステロン症

— 研修のポイント —
アルドステロン産生腺腫や両側副腎過形成によるアルドステロンの過剰により，高血圧，レニン分泌の抑制，低カリウム血症，代謝性アルカローシスをきたす．脳，心血管系，腎などの臓器障害が少なくないことから，早期診断，治療が重要である．

到達目標

- 医療面接・身体診察
1) 高血圧の発症時期，コントロール状態，降圧薬の治療反応性，臓器障害の有無を念頭においた病歴聴取ができる．
2) 高血圧の程度や特徴を評価できる．
3) 低カリウム血症の症状・所見を評価できる．
- 検査・診断
1) 血漿レニン活性，血漿アルドステロン濃度，血清Kを評価し，その病態を説明できる．
2) 機能検査（カプトプリル負荷試験，フロセミド

立位負荷試験，生理食塩液負荷試験など）を実施し，評価できる．
3) 画像検査（副腎CT検査，副腎シンチグラフィ）をオーダーし，評価できる．
4) 副腎静脈ホルモン採血を依頼し，評価できる．
5) 高血圧による臓器障害（脳，心，腎）を評価できる．

● 治療
1) 手術適応を判断でき，術後の体液・電解質管理ができる．
2) アルドステロン拮抗薬を使用できる．
3) アルドステロン拮抗薬の副作用を説明できる．

● 患者への説明および支援
1) 予後と治療（手術適応例では術後の経過も）について説明できる．
2) 血圧管理と臓器障害の発現を注意して，経過観察ができる．
3) 家族に療養上の注意点を説明できる．

(3) Cushing 症候群

研修のポイント

Cushing 症候群は，コルチゾールの自立性かつ過剰分泌により，中心性肥満，満月様顔貌，皮膚線条，高血圧，糖尿病などを呈する．副腎皮質刺激ホルモン（ACTH）非依存性とACTH 依存性に大別され，前者は副腎腺腫による狭義の Cushing 症候群，ACTH 非依存性大結節性副腎過形成などが，後者には下垂体 ACTH 産生腫瘍による Cushing 病，異所性 ACTH 産生腫瘍があり，鑑別を要する．

到達目標

● 医療面接・身体診察
1) 体重や外観の変化，高血圧や糖尿病の発症時期，臓器障害の有無を念頭においた病歴聴取ができる．
2) Cushing 症候群を念頭においた高血圧の程度や特徴を評価できる．

● 検査・診断
1) 血中コルチゾール，血中ACTH，尿中遊離コルチゾール濃度を評価し，その意義を説明できる．
2) 好酸球減少，低カリウム血症の有無を評価できる．
3) コルチゾールの生理的日内変動を理解し，結果を評価できる．
4) デキサメタゾン抑制試験，副腎皮質刺激ホルモン放出ホルモン（CRH）負荷試験を実施し，評価できる．
5) 画像検査（副腎CT検査，下垂体MRI検査）をオーダーし，評価できる．

6) 高血圧による臓器障害（脳，心，腎）を評価できる．

● 治療
1) 手術適応を判断でき，術前・術後の電解質・血圧管理ができる．
2) 術前・術後の血糖管理ができる．

● 患者への説明および支援
1) 予後と治療（手術適応例では術後の経過も）について説明できる．
2) 血圧・血糖管理と臓器障害の発現を注意して経過観察ができる．
3) 患者・家族に療養上の注意点を説明できる．

9. 血管系疾患

研修のポイント

尿細管・間質疾患と同様に，尿異常がないのに腎機能が低下する疾患群である．病変の血管の太さによって，①腎動脈レベル，②弓状動脈レベル，③直動脈（小動脈）レベル，④細動脈レベル，に分類する．糸球体血流が低下するとレニン・アンジオテンシン・アルドステロン系が賦活され，高血圧が増悪する．さらに，高血圧によって内皮細胞障害が生じると末梢の虚血が進行し悪循環に陥る．適切な初期対応により救命できることが多い．個別の疾患の特徴と治療法，予後についての知識があると，患者あるいは家族への適切な説明が可能となる．

(1) 腎性高血圧，腎血管性高血圧

到達目標

● 医療面接・身体診察
1) 患者あるいは家族から的確な病歴（高血圧の家族歴，既往歴など）を聴取することができる．
2) 身体診察（体液量の評価など）を迅速に行うことができる．
3) 腹部血管雑音を聴診できる．

● 検査・診断
1) 血清クレアチニン値，eGFRを用いて腎機能を評価し，腎機能の低下速度を1/Crを用いて説明できる．
2) 腹部超音波検査，腹部CT検査をオーダーし，腎臓，副腎の大きさ，形状を評価できる．
3) レニン活性，血漿アルドステロン濃度，カテコールアミン濃度をオーダーし，評価できる．
4) レノグラムをオーダーし，評価できる．
5) カプトプリル負荷試験を行い，評価できる．
6) 放射線科専門医と連携して腎動脈造影検査を

オーダーし，評価できる．
- 治療
  1) 降圧薬を適切に使用できる．
  2) 放射線科専門医と連携してインターベンション（腎血管拡張術，ステント）の必要性を説明できる．
- 患者への説明および支援
  1) 予後と治療について説明できる．
  2) 患者・家族に療養上の注意点を説明できる．

(2) 腎硬化症（良性，悪性，動脈硬化性）
到達目標
- 医療面接・身体診察
  1) 患者あるいは家族から的確な病歴（高血圧の有無，動脈硬化症の有無）を聴取することができる．
  2) 身体診察を迅速に行うことができる．
- 検査・診断
  1) 血清クレアチニン値，eGFR を用いて腎機能を評価し，腎機能の低下速度を 1/Cr を用いて説明できる．
  2) 腹部超音波検査，腹部 CT 検査をオーダーし，腎臓，副腎の大きさ，形状，大動脈硬化を評価できる．
  3) レニン活性，血漿アルドステロン濃度，カテコールアミン濃度をオーダーし，評価できる．
  4) 脂質検査を評価できる．
  5) 頸動脈超音波検査をオーダーできる．
  6) 眼底検査をオーダーできる．
  7) 腎生検の適応・禁忌を説明し，腎生検を安全に実施し，腎生検標本を評価できる．
- 治療
  1) 脂質異常症に対して食事指導，薬物治療ができる．
  2) 降圧薬（ACE 阻害薬，ARB を含む）を適切に使用できる．
  3) 適切な時期に，腎代替療法を導入できる．
- 患者への説明および支援
  1) 予後と治療について説明できる．
  2) 家族に療養上の注意点を説明できる．

(3) 腎梗塞
到達目標
- 医療面接・身体診察
  1) 患者あるいは家族から的確な病歴を聴取することができる．
  2) 身体診察（腹痛，血圧など）を迅速に行うことができる．
- 検査・診断
  1) 血清クレアチニン値，eGFR を用いて腎機能を評価し，腎機能の低下速度を 1/Cr を用いて説明できる．
  2) 血液生化学検査（ALT, AST, LDH など）をオーダーし，評価できる．
  3) 腹部超音波検査，腹部 CT 検査をオーダーし，腎臓の大きさ，梗塞の有無を評価できる．
  4) 腹部 CT 造影検査をオーダーし，評価できる．
- 治療
  1) 乏尿，無尿に対して適切な輸液と利尿薬を使用し，その反応を評価し，増減・中止できる．
  2) 血管外科専門医，放射線科専門医と連携して緊急手術の必要性を説明できる．
- 患者への説明および支援
  1) 予後と治療について説明できる．
  2) 家族に療養上の注意点を説明できる．

(4) 血栓性細小血管症（溶血性尿毒症症候群＜HUS＞，血栓性血小板減少性紫斑病＜TTP＞）

> **研修のポイント**
> 血栓性血小板減少性紫斑病（TTP）は，血小板減少，細小血管障害性溶血性貧血，動揺性精神神経症状，腎機能障害，発熱の 5 徴を主症状とする疾患である．近年 von Willebrand 因子の切断酵素 ADAMTS 13 活性の機能不全が原因であることが判明し，急速に病因解明が進んだ．溶血性尿毒症症候群（HUS）は子供に多く，血小板減少，微小血管障害性溶血性貧血，急性腎不全を特徴とする．

到達目標
- 医療面接・身体診察
  1) 患者あるいは家族から的確な病歴を聴取できる．
  2) 腸炎，感染症の既往を聴取できる．
  3) 動揺性精神神経症状を聴取できる．
- 検査・診断
  1) 尿の色調（コーラ様）を評価できる．
  2) 尿量（時間尿）から乏尿，無尿を判断できる．
  3) 血清クレアチニン値，eGFR を用いて腎機能を評価できる．
  4) 末梢血液像で破砕赤血球を観察できる．
  5) ADAMTS 13 活性，抑制因子をオーダーし，評価できる．
- 治療
  1) 乏尿，無尿に対して適切な輸液と利尿薬を使用できる．
  2) 利尿薬の反応を評価し，増減・中止できる．
  3) 血漿輸注，血漿交換療法の必要性，具体性，危険性を説明し，安全に実施できる．
  4) 血液透析の必要性，具体性，危険性を説明し，安全に実施できる．

●患者への説明および支援
1）予後と治療について説明できる。
2）家族に療養上の注意点や高額療養費制度について説明できる。

(5) 腎静脈血栓症
到達目標
●医療面接・身体診察
1）患者あるいは家族から的確な病歴を聴取することができる。
2）身体診察を迅速に行うことができる。
●検査・診断
1）腹部超音波検査を実施し，腎臓の大きさ，血栓の有無，静脈の怒張を確認できる。
2）血管造影検査をオーダーし，評価できる。
3）肺塞栓，肺梗塞の合併症をチェックできる。
●治療
1）血管外科専門医と連携して抗凝固療法の必要性と合併症を説明できる。
2）血管外科専門医と連携してフィルター挿入について説明できる。
●患者への説明および支援
1）予後と治療について説明できる。
2）家族に療養上の注意点を説明できる。

(6) ナットクラッカー現象
研修のポイント
ナットクラッカー現象とは，左腎静脈が腹部大動脈と上腸間膜動脈により挟み込まれて圧迫を受け，左腎静脈圧が上昇することにより，種々の症状を呈する疾患である。思春期や成人早期に多く，症状は，血尿（顕微鏡的，または肉眼的）±蛋白尿，左腰部痛が多く，男性では左精索静脈瘤，女性では骨盤痛や性交時痛がみられることがある。診断は，Doppler法を併用した腹部超音波検査で左腎静脈の流速増加や内径比から狭窄を明らかにすることである。その他の造影を用いた画像検査も有用である。確定診断は狭窄部前後の圧較差〔＞3 mmHg（正常＜1 mmHg）〕の証明である。自然寛解することがあり，症状が軽度で耐えられる場合には経過観察される。肉眼的血尿の反復，激しい疼痛，そして24カ月以上症状が持続する場合には，腎固定術，腎静脈下方移動術，ステント挿入が行われる。

到達目標
●医療面接・身体診察
1）血尿を主訴に来院した症例について，本疾患を鑑別にあげることができる。
●検査・診断
1）糸球体性血尿と非糸球体性血尿との鑑別ができる。
2）血尿をきたす疾患の鑑別ができる。
3）画像検査（Doppler法併用腹部超音波検査，腹部造影CT検査，腹部造影MRI検査，血管造影検査）をオーダーし，評価できる。
●治療
1）外科的治療の適応を判断できる。
●患者への説明および支援
1）予後と治療について説明できる。

(7) コレステロール塞栓症
研修のポイント
コレステロール塞栓症は，太い動脈からコレステロール結晶を含む粥腫が剥がれて末梢の複数箇所の小動脈に詰まることによって生じる疾患である。発症要因として，大動脈の器械的操作，抗凝固薬や血栓溶解療法があり，また誘因のない自然発症例もある。塞栓は，下肢，腎および腸管の動脈に多く，網状皮斑や足指の紫色の変色（blue toe）などの下肢の皮膚症状とともに，腎機能障害を合併することが多い。腎機能障害は急激な悪化を示すもの，階段状に悪化するもの，そして慢性の経過で悪化するものがあるが，階段状に悪化する場合が多い。腎機能障害以外に，白血球増多，貧血，血小板増多，血沈亢進，CRP上昇，一過性の好酸球増多，低補体血症などがみられる。確定診断は，生検による動脈内のコレステロールクレフトの確認である。予後は不良であり，有効な治療法は明らかではない。

到達目標
●医療面接・身体診察
1）動脈硬化の危険因子を念頭においた病歴聴取ができる。
2）発症要因の有無を聞き出すことができる。
3）網状皮斑（livedo reticularis），足指の紫色の変色（blue toe）を診断できる。
●検査・診断
1）腎機能の時間的経過をeGFRやクレアチニンクリアランスを用いて評価できる。
2）本疾患に特徴的な検査所見を述べることができる。
3）末梢血分画（好酸球増加），脂質検査を評価できる。
4）皮膚生検の適応・禁忌を説明し，標本を評価できる。
5）腎生検の適応・禁忌を説明し，腎生検を安全に

実施し，腎生検標本を評価できる。
6) 動脈硬化に基づく疾患の全身検索をオーダーし，解釈できる。
- 治療
1) 再発予防方法を説明できる。
2) 動脈硬化性疾患の一般的な治療を概説でき，適応できる。
3) 重度の腎機能低下に対して，血液透析施行を判断し，実施できる。
- 患者への説明および支援
1) 予後と治療について説明できる。
2) 動脈硬化性疾患の一般的な生活指導を説明できる。

10. 腎尿路感染症

研修のポイント
救急外来では頻度の高い腎疾患の一つである。下部尿路と上部尿路では感染の原因となる細菌が異なる。適切な抗菌薬の投与により数日で軽快することが多いが，腎盂腎炎では，週単位の治療期間が必要である。個別の疾患の特徴と治療法，予後についての知識があると，患者あるいは家族への適切な説明が可能となる。

(1) 急性腎盂腎炎

研修のポイント
悪寒を伴う 38℃ 以上の高熱で発症することが多い。腎は腫大し腎被膜が伸展するために腰背部痛，肋骨椎骨角叩打痛が出現する。約 80％は，*E. coli* 感染が原因であり，適切な抗菌薬を使用することが重要である。

到達目標
- 医療面接・身体診察
1) 以前の感染症，感染症の原因，発症後の経緯についての情報を聴取することができる。
2) 肋骨椎骨角叩打痛を確認することができる。
- 検査・診断
1) 尿検査（pH，尿の混濁，沈渣，白血球数，尿浸透圧，尿糖）を評価し，その病態を説明できる。
2) 頻度の高い菌を想定して尿の培養検査をオーダーし，評価できる。
3) 一般血液検査（血算，炎症反応）をオーダーし，評価できる。
4) 血清クレアチニン値，eGFR を用いて腎機能を評価できる。
5) 腹部超音波検査を実施し，腎臓の大きさ，腎盂の拡大の有無を確認できる。

- 治療
1) 乏尿，無尿に対して適切な輸液を実施できる。
2) 初期には頻度の高い菌を想定し抗菌薬を使用できる。
3) 培養検査結果と抗菌薬の効果を評価し，抗菌薬の投与計画を立てることができる。
- 患者への説明および支援
1) 予後と治療，再発防止について説明できる。
2) 家族に療養上の注意点を説明できる。

(2) 慢性腎盂腎炎

研修のポイント
腎盂造影検査で腎盂・腎杯の変形，平坦化，棍棒状変化がみられれば，慢性腎盂腎炎と診断している。逆流腎症による場合，薬剤（フェノチアジン），糖尿病，再燃性細菌性間質性腎炎などで生じる。

到達目標
- 医療面接・身体診察
1) 以前の感染症，感染症の原因，発症後の経緯についての情報を聴取することができる。
2) 肋骨椎骨角叩打痛を確認することができる。
- 検査・診断
1) 尿検査（pH，尿の混濁，沈渣，白血球数，尿浸透圧，尿糖）を評価し，その病態を説明できる。
2) 頻度の高い菌を想定して尿の培養検査をオーダーし，評価できる。
3) 一般血液検査（血算，炎症反応）をオーダーし，評価できる。
4) 血清クレアチニン値，eGFR を用いて腎機能を評価し，腎機能の低下速度を 1/Cr を用いて説明できる。
5) 腹部超音波検査を実施し，腎臓の大きさ，腎盂の拡大の有無を確認できる。
6) 尿路造影検査をオーダーし，腎盂・腎杯の変形，平坦化，棍棒状変化を評価できる。
7) 血液培養検査を実施できる。
- 治療
1) 適切な輸液と利尿薬を使用し，その反応を評価し中止できる。
2) 頻度の高い菌を想定し抗菌薬を使用できる。
3) 培養検査結果と抗菌薬の効果を評価し，抗菌薬の投与計画を立てることができる。
- 患者への説明および支援
1) 予後と治療について説明できる。
2) 家族に療養上の注意点を説明できる。

(3) 下部尿路感染症（性行為感染症，出血性膀胱炎を含む）

研修のポイント

女性では尿道が短いために，細菌が容易に外陰部から膀胱に逆流し，膀胱炎を発症しやすい。原因菌としては，大腸菌の頻度が高いが，それ以外の菌でも起こりうる。男性で膀胱炎を起こす場合は，尿路閉塞をきたすような原疾患が存在する。性行為感染症としては，淋病，梅毒以外にクラミジアも増加してきている。さらに，ウイルス性として尖形コンジローマ，性器ヘルペスなどがある。また，広い意味ではHCV，HIVも含まれる。出血性膀胱炎は，サイトメガロウイルス感染症，アデノウイルス感染症でも起こる。薬剤性としては，免疫抑制薬（抗癌薬）であるシクロホスファミドの投与後にも生じる。

到達目標
●医療面接・身体診察
1) 以前の感染症，感染症の原因，発症後の経緯についての情報を聴取することができる。
2) 尿路の基礎疾患の有無について情報を聴取することができる。
3) 性行為感染症の可能性についての情報を聴取することができる。

●検査・診断
1) 尿検査（pH，尿の混濁，沈渣，白血球数，尿浸透圧，尿糖）を評価し，その病態を説明できる。
2) 頻度の高い菌を想定して尿の培養検査をオーダーし，評価できる。
3) クラミジア抗体検査をオーダーし，評価できる。

●治療
1) 初期には頻度の高い菌を想定し，抗菌薬を使用できる。
2) 培養検査結果と抗菌薬の効果を評価し，泌尿器科専門医，産婦人科専門医にコンサルトできる。

●患者への説明および支援
1) 予後と治療について説明できる。
2) 本人・家族に療養上の注意点を説明できる。

(4) 腎膿瘍

研修のポイント

腎膿瘍は腎実質内に形成される膿瘍で，病変が被膜を越えないものである。皮膚や扁桃腺，肺などの腎臓以外からの感染病巣からの血行性感染による腎皮質膿瘍と，尿路感染症の上行性感染による腎髄質膿瘍に分類される。悪寒，発熱，激しい側腹部痛を呈し，急性腎盂腎炎とよく似た臨床症状を示す。癌や糖尿病，HIV感染症，免疫抑制薬服用，血液透析はリスクファクターとなる。

到達目標
●医療面接・身体診察
1) 臨床症状，先行感染，基礎疾患，既往歴から腎膿瘍を想定できる。
2) 経過中に行われた抗菌治療を確認，評価できる。
3) 背部もしくは側腹部圧痛から重症度を評価できる。

●検査・診断
1) 尿検査・尿沈渣にて膿尿，細菌尿を評価し，培養検査をオーダーし，評価できる。
2) 代表的な起炎菌（*E. coli*, *Proteus mirabilis*, *Klebsiella pneumoniae*, *Staphylococcus aureus* など）を想定した検査と先行治療を開始できる。
3) 敗血症の発症を早期に発見するための血液培養検査を定期的に施行できる。画像検査（腹部超音波検査，腹部CT検査）をオーダーし，特徴的な画像所見（Gerota筋膜肥厚，ring signなど）を指摘できる。

●治療
1) 感受性試験と組織移行を考慮した適切な抗菌療法を選択できる（膿瘍径5cm以下の場合）。
2) 内科治療の効果を評価し，外科的手技（外科的ドレナージ，単純腎摘）を含めた治療計画を立てることができる。

●患者への説明および支援
1) 予後と治療について説明できる。
2) 家族に療養上の注意点を説明できる。
3) 再発を含めた予防について説明できる。

(5) 腎結核

研修のポイント

腎結核は肺結核や粟粒結核に続発する結核菌の血行性感染が腎臓に達し病変を形成する。病変が尿路，膀胱に達するまでは症状が乏しく，いわゆる「米のとぎ汁」様の無菌性膿尿が特徴的である。進行例では石灰化による腎機能低下，漆喰腎を生じる。

到達目標
●医療面接・身体診察
1) 予防接種歴，家族歴，既往症，結核感染者との接触の有無から，結核感染の可能性を念頭においた病歴が聴取できる。
2) 経過中に行われた抗菌治療を確認，評価できる。
3) 易倦怠感，微熱の全身症状と尿路系伝播時の症状である残尿感，頻尿，排尿時疼痛などを適切

に評価できる。
- ●検査・診断
  1) 無菌性膿尿の特徴（一般細菌培養陰性かつ抗酸菌培養陽性）を理解し，検査を組み立てることができる。
  2) 腹部単純X線検査における特徴的な漆喰腎の所見を指摘できる。
  3) 排泄性腎盂造影で腎杯の圧迫像，虫食い像，水腎症の所見を指摘できる。
- ●治療
  1) 適切な抗結核薬を選択できる。
  2) 内科治療の効果を評価し，手術適応を含めた治療の継続を計画できる。
- ●患者への説明および支援
  1) 排菌・感染性に応じて，病院内外での感染対策が実施できる。
  2) 保健所への届け出，公的補助制度にかかわる書類を期限内に作成できる。
  3) 本人および家族に療養上の注意点と予後，感染防御について説明できる。

11．泌尿器科的腎・尿路疾患

― 研修のポイント ―
救急外来では，下腹部痛，排尿痛，血尿を訴えて受診する患者が多い。泌尿器科的腎・尿路疾患を鑑別する必要がある。個別の疾患の特徴と治療法，予後についての知識があると，患者あるいは家族への適切な説明が可能となる。

(1) 嚢胞性腎疾患（多発性嚢胞腎）

― 研修のポイント ―
多発性嚢胞腎は，原因となる遺伝子（PKD-1：polycystin 1 蛋白，PKD-2：polycystin 2 蛋白）が特定されている遺伝性疾患である。脱水傾向になると抗利尿ホルモン（ADH）が作用し，尿細管内の cyclic AMP 濃度が上昇すると嚢胞形成が促進されることが明らかになってきている。腎臓以外に肝，膵にも嚢胞形成がみられ，また大腸憩室，脳動脈瘤，心臓弁膜症なども合併しやすい。

到達目標
- ●医療面接・身体診察
  1) 腎疾患に関する家族歴，高血圧，腹部膨満感，血尿，健康診断での異常の指摘などについて情報を聴取することができる。
  2) 血圧を測定できる。
  3) 心雑音，血管雑音の状態を評価できる。
- ●検査・診断
  1) 尿検査（pH，尿の混濁，沈渣，白血球数，尿浸透圧，尿糖）を評価し，その病態を説明できる。
  2) 血清クレアチニン値，eGFR を用いて腎機能を評価し，腎機能の低下速度を 1/Cr を用いて説明できる。
  3) 腹部超音波検査を実施し，腎臓の大きさ，嚢胞の数や大きさを評価できる。
  4) 画像検査（腹部超音波検査，腹部CT検査，腹部MRI検査など）をオーダーし，評価できる。
  5) 心臓超音波検査の結果を評価できる。
  6) 脳血管検査の計画ができる。
- ●治療
  1) ガイドラインに準じた血圧管理ができる。
  2) 腎不全の危険因子（喫煙，塩分摂取，蛋白摂取，高血圧，動脈硬化）を説明し，指導できる。
  3) 管理栄養士と連携して食事療法を指導できる。
  4) 泌尿器科専門医と連携して治療法を説明できる。
- ●患者への説明および支援
  1) 合併症とその検索について説明できる。
  2) 腎不全の危険因子（喫煙，塩分摂取，蛋白摂取，高血圧，動脈硬化）について説明できる。
  3) 遺伝について簡単な説明ができ，必要に応じて臨床遺伝専門医にコンサルトできる。

(2) 単純性腎嚢胞

― 研修のポイント ―
単純性腎嚢胞は腎実質内に形成された少数の嚢胞である。多発している場合は多発性腎嚢胞との鑑別が重要である。腎機能障害を起こすことはほとんどないが，加齢とともに増加することが多い。孤立性の大きな嚢胞による圧迫症状があれば，ときに外科的治療が必要になる場合がある。

到達目標
- ●医療面接・身体診察
- ●検査・診断
  1) 超音波検査で孤発の嚢胞像を描出できる。
  2) 腎嚢胞への腎癌の合併や腎癌の一部が嚢胞化していることがあるため，画像検査（腹部超音波検査，腹部CT検査）をオーダーし，評価できる。
- ●治療
  1) 外科的治療の適応を説明できる。
- ●患者への説明および支援
  1) 予後について説明できる。
  2) 悪性腫瘍の早期発見のため定期的な検査が必要

であることを説明できる。

(3) 後天性嚢胞性腎疾患（多嚢胞化萎縮腎）(ACDK)

> **研修のポイント**
> 後天性嚢胞性腎疾患は，萎縮腎に形成される多発性嚢胞であり，慢性腎不全の透析導入後，透析歴に依存して発生頻度が増加する。透析歴10年以上では嚢胞感染，出血に加え，腎細胞癌の合併が高頻度にあるので注意を要する。

到達目標
● 医療面接・身体診察
1) 長期透析患者に対して本症に関する病歴聴取ができる。
2) 合併症（嚢胞内出血，嚢胞感染，腎細胞癌）を念頭においた病歴聴取ができる。

● 検査・診断
1) 画像検査（腹部超音波検査，腹部CT検査）をオーダーし，評価できる。無症状であっても，透析患者に対しては定期的な画像検査を行う。

● 治療
1) 上記合併症に対して適切な対応ができる。

● 患者への説明および支援
1) 予後と治療について説明できる。
2) 無症状であっても定期的に検査を行う必要性を説明できる。

(4) 腎細胞癌（腎癌）

> **研修のポイント**
> 腎細胞癌は，主に成人の腎臓に発生する悪性腫瘍である。腎嚢胞，特に多嚢胞化萎縮腎に合併する場合がある。尿細胞診は陰性であり，生検は禁忌であるために診断のステップに留意する。

到達目標
● 医療面接・身体診察
1) 血尿などの臨床症状から本疾患を想起できる。
2) 年齢，基礎疾患を考慮して，本疾患を念頭においた病歴聴取ができる。

● 検査・診断
1) 腹部超音波で異常陰影を描出できる。
2) 転移巣の検索を含めて，適切な画像検査（腹部超音波検査，腹部CT検査）をオーダーし，ステージ分類ができる。

● 治療
1) 外科的切除の適応を判断し，泌尿器科医と連携をとる。
2) 手術不能症例に対する適切な抗癌療法（免疫療法，分子標的治療など）を立案できる。

● 患者への説明および支援
1) ステージに応じた治療の選択肢と，予想される予後について説明できる。
2) 癌患者および家族に対する精神的サポートの手段を講じることができる。

(5) 腎・尿路腫瘍（腎腫瘍，腎盂・尿路腫瘍，膀胱腫瘍）

到達目標
● 医療面接・身体診察
1) 肉眼的血尿または一般検尿での異常所見，排尿時の異常，体重減少などに関して，患者あるいは家族から的確な病歴を聴取することができる。
2) 疼痛の部位とその性状，経緯を評価できる。

● 検査・診断
1) 尿検査（尿の混濁，沈渣，赤血球数，白血球数，細胞診）を評価し，その病態を説明できる。
2) 血清クレアチニン値，eGFRを用いて腎機能を評価できる。
3) 腹部超音波検査を実施し，腎臓の大きさ，腫瘍の有無，尿路の閉塞などを確認できる腹部CT検査，腹部MRI検査をオーダーし，評価できる。
4) ガリウムシンチグラフィをオーダーし，評価できる。

● 治療
1) 泌尿器科専門医にコンサルトできる。

● 患者への説明および支援
1) 泌尿器科専門医受診と治療の必要性について説明できる。
2) 家族に療養上の注意点を説明できる。

(6) 腎・尿路結石，腎石灰化症

> **研修のポイント**
> 救急外来を受診する頻度の高い疾患である。突然の腹痛，悪心・嘔吐，血尿が生じる。結石が尿管を閉塞すると急性腎後性腎不全になることもある。そのような場合は，至急，泌尿器科専門医にコンサルトする必要がある。原因を検索し対策を講じることが重要である。

到達目標
● 医療面接・身体診察
1) 疼痛の発症，経過および血尿の有無について，患者あるいは家族から的確な病歴を聴取することができる。

2) 疼痛に伴う全身症状の変化を評価できる。
3) 疼痛の部位から結石の位置を推定できる。
- 検査・診断
1) 尿検査（pH，尿の混濁，沈渣，赤血球数，白血球数，尿浸透圧，尿糖）を評価し，その病態を説明できる。
2) 血清クレアチニン値，eGFR を用いて腎機能を評価できる。
3) 腹部 X 線検査，腹部超音波検査を実施し，腎臓の大きさ，腎盂の拡大，腎結石，尿路結石の有無を確認できる。
4) 腹部 CT 検査で結石を評価できる。
5) 血中尿酸値，Ca 値を評価し，結石との関連を評価できる。
- 治療
1) 疼痛に対して鎮痛薬を使用できる。
2) 泌尿器科専門医と連携して体外衝撃波砕石法の必要性を説明できる。
3) 管理栄養士と連携して食事療法を指導できる。
- 患者への説明および支援
1) 疼痛発作時の対応および長期的な治療方針について説明できる。
2) 家族に療養上の注意点を説明できる。

(7) 前立腺肥大症，前立腺癌

研修のポイント
前立腺肥大症は，前立腺が加齢とともに肥大し，頻尿，排尿困難を呈する。前立腺癌は前立腺外腺の癌であり，前立腺肥大症と同様の症状を呈する。ともに腎後性腎不全の原因となりうる。

到達目標
- 医療面接・身体診察
1) 排尿障害の原因を念頭においた病歴聴取ができる。
2) 直腸診による前立腺触診による疾患鑑別ができる。
- 検査・診断
1) 経直腸超音波検査と腹部 MRI 検査をオーダーし，前立腺の大きさ，形態の異常を評価できる。
2) 残尿量の測定，尿流量測定検査（ウロフロメトリー）などを評価できる。
3) 尿路造影による前立腺圧排像を評価できる。
4) 前立腺腫瘍マーカー（PSA）のカットオフ値から，肥大症と癌を鑑別できる。
5) 画像検査（頭部・胸腹部 CT 検査，MRI 検査，骨シンチグラフィ，など）で，前立腺癌のステージ分類ができる。
- 治療
1) 前立腺肥大症については，α1 受容体阻害薬，抗コリン薬，三環系抗うつ薬を使用できる。
2) 前立腺肥大症の外科的治療については，泌尿器科医と連携できる。
3) 前立腺癌の外科的治療，ホルモン治療，化学療法，放射線治療について，泌尿器科医と連携できる。
- 患者への説明および支援
1) 薬物療法における副作用について説明できる。
2) 手術と放射線治療，ホルモン療法の選択について説明できる。
3) 癌患者および家族に対する精神的サポートの手段を講じることができる。

(8) 神経因性膀胱

研修のポイント
神経因性膀胱は，排尿に関する神経障害によって膀胱機能に異常を生じた病態である。上位ニューロン障害では痙縮性膀胱となり，さらに大脳障害と脊髄障害によってそれぞれ切迫性尿失禁や反射性尿失禁を呈する。下位ニューロン障害の場合は，弛緩性膀胱を呈し，溢流（奇異性）失禁を呈する。これらの失禁のタイプを判別し治療法に結びつける。

到達目標
- 医療面接・身体診察
1) 臨床症状，基礎疾患，既往歴から神経因性膀胱を想起できる。
2) 排尿に関しての基礎的な問診ができ，身体所見がとれる。
3) 尿失禁の分類ができ，それぞれに呼応する病態を理解できる。
- 検査・診断
1) 残尿の評価と原因検索のための検査を組み立てることができる。
2) 尿流量測定検査（ウロフロメトリー），膀胱内圧測定で膀胱活動を評価できる。
3) 神経障害部位による神経因性膀胱の分類（Lapides の分類など）ができる。
- 治療
1) 蓄尿相，排尿相の 2 相のコンセプトに基づき，適切な治療薬を選択できる。
2) 清潔操作による間欠的自己導尿法を理解し指導できる。
3) 尿路変更術，膀胱拡大術の適応を概説できる。
- 患者への説明および支援
1) 予後と治療について説明できる。
2) 病状に応じた療養上の注意点を説明できる。

(9) 腎下垂（遊走腎）

研修のポイント

腎臓は呼吸により生理的に 2〜5 cm の範囲で上下移動するが，この生理的範囲を越えて，立位で腎臓が椎骨 2 個分以上下がる病態を遊走腎と診断される。痩せ形の女性に多く，内臓下垂症の一種と考えられる。重症例では，腎臓につながる動脈や静脈が引き伸ばされることによる疼痛や肉眼的血尿が出現し，また，尿管の屈曲により水腎症が起こる場合は腎固定術の適応となる。

到達目標

- 医療面接・身体診察
  1) 臨床症状と体格などの身体所見から本症を想起できる。
  2) 姿勢を変えた腎臓の触診から本症を想定鑑別できる。
- 検査・診断
  1) 経静脈性尿路造影の立位と臥位による腎臓の位置異常を指摘できる。
  2) 腹部超音波検査，腹部 CT 検査を用いて，ナットクラッカー症候群などの鑑別疾患を除外診断することができる。
- 治療
  1) 腎周囲の脂肪組織を増生させる肥満療法や，理学療法としての腹筋・背筋力強化療法，コルセット装着などを指導できる。
  2) 保存療法が無効の場合，外科的治療法の適応を判断できる。
- 患者への説明および支援
  1) 予後と治療について説明できる。
  2) 療養上の注意点を説明できる。

12. 遺伝性腎疾患

(1) Alport 症候群

研修のポイント

神経性難聴・眼症状を伴う遺伝性進行性腎炎である。X 染色体性遺伝で，男性は症状が重く進行も急速で，女性はほとんど無症状か軽微な血尿である。常染色体劣性遺伝のものも存在する。遺伝性疾患であるが，出生時には症状はなく，その後徐々に進行する。移植した腎臓に抗 GBM 抗体型腎炎発症の可能性がある。

到達目標

- 医療面接・身体診察
  1) この疾患を念頭においた家族歴・既往歴の聴取ができる。
  2) 耳鼻科的合併症，眼科的合併症を確認できる。
- 検査・診断
  1) 尿検査（試験紙法を含む一般検査，沈渣），尿蛋白量（g クレアチニン補正）を評価できる。
  2) 血清クレアチニン値，eGFR を用いて腎機能を評価し，腎機能の低下速度を 1/Cr を用いて説明できる。
  3) 近位尿細管機能検査（$\beta2$-ミクログロブリン，$\alpha1$-ミクログロブリン，NAG）を評価できる。
  4) 腎生検の適応・禁忌を説明し，腎生検を安全に実施し，腎生検標本を評価できる。
- 治療
  1) 腎不全に対して保存期治療を実践できる。
  2) 腎不全に対して適切な時期に腎代替療法を導入できる。
- 患者への説明および支援
  1) 腎生検の危険性・合併症・注意事項を説明できる。
  2) 遺伝性疾患（遺伝形式も含め）であることを説明できる。
  3) 合併症を説明できる。

(2) 家族性良性血尿（菲薄基底膜病）

研修のポイント

常染色体性優性遺伝であるが，家族歴のない症例も存在する。発作性の肉眼的血尿や顕微鏡的血尿で見つかる家族性の血尿である。臨床的には血尿が主体で，尿蛋白には乏しく，進行性腎機能障害も稀である。腎臓以外に合併症を認めないのが特徴である。

到達目標

- 医療面接・身体診察
  1) この疾患を念頭においた家族歴の聴取，合併症の診察ができる。
- 検査・診断
  1) 尿検査（試験紙法を含む一般検査，沈渣），尿蛋白量（g クレアチニン補正）を評価できる。
  2) 血清クレアチニン値，eGFR を用いて腎機能を評価し，腎機能の低下速度を 1/Cr を用いて説明できる。
  3) 近位尿細管機能検査（$\beta2$-ミクログロブリン，$\alpha1$-ミクログロブリン，NAG）を評価できる。
  4) 画像検査（腹部超音波検査，腹部 CT 検査）をオーダーし，評価できる。
  5) 腎生検の適応・禁忌を説明し，腎生検を安全に

実施し，腎生検標本を評価できる．
6）鑑別診断として，Alport 症候群との違いを述べることができる．
●治療
1）特異的な治療法がないことを説明できる．
●患者への説明および支援
1）腎生検の危険性，合併症，注意事項を説明できる．
2）進行性に乏しいこと，特異的な治療が必要ないことを説明できる．
3）鑑別診断を説明できる．

(3) 爪・膝蓋骨症候群

研修のポイント

腎臓，骨，関節，指爪に異常が生じる遺伝子疾患で，常染色体優性遺伝の形式をとる．症状の特徴は，肘関節の伸展障害，膝蓋骨の異常，骨盤の変形，爪の低形成・断裂など，骨・関節の病変が必発である．尿蛋白，腎機能障害を 30〜60％程度に認め，その 5〜10％が 40 歳以降に末期腎不全に陥る．

到達目標

●医療面接・身体診察
1）この疾患を念頭においた家族歴の聴取，合併症の診察ができる．
●検査・診断
1）尿検査（試験紙法を含む一般検査，沈渣），尿蛋白量（g クレアチニン補正）を評価できる．
2）血清クレアチニン値，eGFR を用いて腎機能を評価し，腎機能の低下速度を 1/Cr を用いて説明できる．
3）近位尿細管機能検査（β_2-ミクログロブリン，α_1-ミクログロブリン，NAG）を評価できる．
4）画像検査（腹部超音波検査，腹部 CT 検査）をオーダーし，評価できる．
5）腎生検の適応・禁忌を説明し，腎生検を安全に実施し，腎生検標本を評価できる．
●治療
1）特異的な治療法がないことを説明できる．
2）整形外科的な治療の必要性を説明できる．
●患者への説明および支援
1）腎生検の危険性，合併症，注意事項を説明できる．
2）特異的な治療法がないことを説明できる．

13. 妊娠の腎に及ぼす影響

(1) 正常妊娠の腎機能生理学的変化

研修のポイント

妊婦では，胎児・胎盤系循環維持のため大量の水が貯留する．この希釈で血清総蛋白，血清アルブミン，ヘマトクリットなどは低下する（妊娠水血症）．妊娠中には GFR は非妊時よりも 50％以上増加（supernormality）し，血清クレアチニン値は低下する．血清尿酸も低下し，通常は 5.0 mg/dL 以下で推移，6.0 mg/dL 以上は明らかに異常である．妊娠末期では巨大化した子宮により尿管が圧迫され，生理的な水腎を呈し，これは右腎に起こりやすい．

到達目標

●医療面接・身体診察
1）最終生理の確認，出産予定日の推定ができる．
2）妊娠に伴う身体の変化を理解した診察ができる．
●検査・診断
1）尿検査（試験紙法を含む一般検査，沈渣），尿蛋白量（g クレアチニン補正）を評価できる．
2）妊娠中の検査値の変化について理解できる．
3）血清クレアチニンの正常上限値が低くなることを理解し，腎機能を評価できる．
●治療
1）妊娠時に使用可能な薬剤，禁忌薬を理解し，適切な薬剤を使用できる．
●患者への説明および支援
1）妊娠に伴う身体の変化を説明できる．

(2) 妊娠高血圧症候群

研修のポイント

「妊娠 20 週以降〜分娩後 12 週までに起こる高血圧，または高血圧に蛋白尿を伴う場合」と定義される．産科合併症としては代表的な疾患で，重症例では致死的になるので，母児の予後改善のためには適切な対処が重要である．

到達目標

●医療面接・身体診察
1）浮腫，蛋白尿，高血圧の既往について情報を聴取することができる．
2）過去の妊娠における異常，現在の妊娠の状況，蛋白尿，浮腫，高血圧発症の経緯について情報を聴取することができる．
3）妊娠の状態を評価できる．
4）血圧を測定し，浮腫の状態を評価できる．
●検査・診断
1）正常妊娠の検査値の変化が理解できている．
2）妊娠高血圧症候群の検査異常を見つけることができる．
3）妊娠高血圧症候群とほかの妊娠に伴う偶発症の

鑑別ができる。
4）病型分類に従って，妊娠高血圧，妊娠高血圧腎症，加重型妊娠高血圧腎症，子癇の診断ができる。
- 治療
1）食事療法，安静療法の必要性を理解し，病型・重症度に合わせた治療が実践できる。
2）妊娠時に使用可能な薬剤，禁忌薬を理解し，適切な薬剤を使用できる。
- 患者への説明および支援
1）食事療法の指導ができる。
2）予後について説明できる。
3）降圧療法の必要性について説明できる。
4）薬剤の胎児への影響を説明できる。
5）次回の妊娠への注意事項について説明できる。

(3) 妊婦の腎・尿路感染症

> **研修のポイント**
> 妊婦の尿路感染症は妊娠高血圧症候群のリスクとなる。下部尿路感染症を起こした場合でも，1/3が急性腎盂腎炎に進展する。

- 到達目標
- 医療面接・身体診察
1）妊娠に伴う身体の変化を理解した診察ができる。
2）尿路感染を想定した診察ができる。
- 検査・診断
1）尿検査（試験紙法を含む一般検査，沈渣）を評価できる。
2）培養検査，感受性検査の評価ができる。
- 治療
1）妊娠時に使用可能な薬剤，禁忌薬を理解し，適切な薬剤を使用できる。
2）経験的に適切な抗菌薬を選択できる。
3）培養検査の結果から抗菌薬の選択，変更ができる。
- 患者への説明および支援
1）尿路感染の危険性を説明できる。
2）薬剤の胎児への影響を説明できる。

(4) 急性腎障害，HELLP症候群

> **研修のポイント**
> 初発症状は心窩部痛，嘔気・嘔吐など腹部症状が中心である。病態としては，腹腔動脈領域，特に肝動脈を主体とする血管攣縮が原因と考えられている。重症度は血小板数が目安とされている。治療としては，まず妊娠の中断が最優先される。

- 到達目標
- 医療面接・身体診察
1）妊娠に伴う身体の変化を理解した診察ができる。
2）HELLP症候群を想定した診察ができる。
- 検査・診断
1）尿検査（試験紙法を含む一般検査，沈渣）を評価できる。
2）血液学的異常（溶血性貧血，血小板減少）の鑑別ができる。
3）肝障害，腎障害の鑑別ができる。
4）妊娠に伴う急性腎障害の原因を列挙できる。
- 治療
1）産科と協力して，妊娠継続・中断の判断ができる。
2）血漿交換の適応を判断し，実践できる。
3）血液透析の導入を判断し，実践できる。
4）降圧療法，DIC治療などの支持療法を施行できる。
5）妊娠時に使用可能な薬剤，禁忌薬を理解し，適切な薬剤を使用できる。
- 患者への説明および支援
1）予後と治療について説明できる。
2）次回の妊娠について，注意点を説明できる。

(5) 腎疾患と妊娠

> **研修のポイント**
> 腎炎患者が妊娠すると，高率に血圧上昇，尿蛋白増加がみられる。CKDステージ3より進行した腎障害患者では，約1/3で妊娠後に急激な腎機能の悪化が生じる。組織病型でも予後が異なるため，組織病型と腎機能で基準が決められている。

- 到達目標
- 医療面接・身体診察
1）腎炎の経過，過去の妊娠歴について聴取できる。
2）妊娠経過に則した身体診察ができる。
- 検査・診断
1）尿検査（試験紙法を含む一般検査，沈渣），尿蛋白量（gクレアチニン補正）を評価できる。
2）腎機能をeGFRやクレアチニンクリアランスで評価できる。
3）妊娠の同意に必要な検査がオーダーできる。
4）妊娠の同意基準を満たし，安全な出産が可能か判断できる。
- 治療
1）食事療法，安静療法の必要性を理解し，実践できる。
2）妊娠時に使用可能な薬剤，禁忌薬を理解し，使用できる。

●**患者への説明および支援**
1）妊娠に伴うリスクを説明できる。
2）妊娠に同意できる基準を説明できる。
3）妊娠に同意できない基準を説明できる。
4）治療と予後について説明できる。

索引

欧文

数字

1日蛋白尿の予測　116

A

α₁ミクログロブリン　121
α-actinin 4　64
α-ガラクトシダーゼA　183
ACE阻害薬　263
actinin 4　17
ADAMTS-13　193
ADH　82
ADH不適切分泌症候群　82
ADPKD　185
ALPE　32
Alport症候群　112, 140, 144, 193
ALアミロイドーシス　188
ANCA　96, 196
ARB　263
autoimmune pancreatitis：AIP　130
A群β-溶血性連鎖球菌　8

B

β₂ミクログロブリン　121
Bartter症候群　26, 144
Bence Jones蛋白　187
blue toe　187, 200

C

CAPD療法　220
Ca拮抗薬　263
CD2-AP　17, 64
central pontine myelinolysis　81
Chinese herb nephropathy　123
CKD　141
claudin 19　31
CLCN5　31
COL4A3　140
COL4A4　140
COL4A5　140
collapsing variant　113
Congo Red染色　200
crescentic glomerulonephritis　96
C型肝炎ウイルス感染　140

D

dehydration　81
Dent病　31, 147
DKA　86

E

EGF receptor（EGFR）　186
ENaC　82
encapsulating peritoneal sclerosis　180, 217
EPS　180, 215, 217
evidence based medicine（EBM）　251

F

Fanconi症候群　22, 122
FE　84
FE_{Na}　61, 84, 110
FHHNC：familial hypomagnesemia with hypercalciuria and nephrocalcinosis　31
FOY　238
FSGS　113

G

Gaシンチグラム　121
GBM抗体　111
Gitelman症候群　87
Goodpasture症候群　96, 111, 112
gクレアチニン補正　65

H

HCV抗体陽性　115
HCV腎症　115
heparin-induced thrombocytopenia　237
HIT　237
HSPN　139
hURAT1　32
HUS　193

I

IgA腎症　12, 95, 109, 116, 139, 264
IgG4関連間質性腎炎　121
IgG4関連硬化性疾患　123
IgGのサブクラス　14
intact PTH　242
ISKDe　176
ISN/ARPS分類　184

J

Jaffé法　63

K

Kt/V urea　225
Kt/V（UN）　214

L

Liddle症候群　27, 82

M

microangiopathic hemolytic anemia　197
microscopic polyangiitis　196
MPA　196
MPO　96
MPO-ANCA　260

M-type phospholipase A2 受容体（PLA2R） 15

N
nafamostat mesilate 238
NAG 121
nephrin 17, 64
NSAIDs 131
NSF 239

O
O-157 陽性 193
OCRL1 31

P
parvovirus B19 感染症 146
pauci-immune 型 9, 96
PET 180, 217
phospholipase A2 受容体（PLA2R） 115

PKD1 遺伝子蛋白 143
PKD2 遺伝子蛋白 143
podocin 17, 64
polycystin-1 185
polycystin-2 185
PR3 96
PR3-ANCA 260
propylthiouracil 260
PTU 260

R
renal osteodystrophy 220
ROD 220
RPGN 96

S
Schönlein-Henoch 紫斑病 175
selectivity index 63
SIADH 82
SIRS 251

Sjögren 症候群 121
SLE 183, 199
synaptopodin 17

T
Thiazide-sensitive Na-Cl co-transporter 87
TTKG 87, 201

V
volume depletion 81

W
W258X 32
Wegener 肉芽腫症 191

X
X 連鎖優性家族性低リン血症（XLH） 31

和文

あ行
アスピリン中毒 46
アニオンギャップ 40, 44, 71
アミロイド 143
アミロイドーシス 200
アミロイド腎症 22
アリストロキア酸 123, 130
アルガトロバン 238
アルポート症候群 140
アンジオテンシン受容体拮抗薬 202
アンジオテンシン変換酵素阻害薬 202
移植後 254
移植腎 218
インターフェロン α 140
運動後急性腎不全 32, 241
遠位尿細管性アシドーシス 30

塩酸バンコマイシン 222
塩酸ピオグリタゾン 222
円柱 65
横紋筋融解症 234

か行
加速型-悪性高血圧 201, 202
ガドリニウム系造影剤 239
カルシニューリン阻害薬 56, 224, 250
管内増殖性腎炎 8
漢方薬腎症 123
偽性低アルドステロン症Ⅰ型 28
急性間質性腎炎 121
急性糸球体腎炎 114
急性腎炎症候群 8
急性腎不全 110, 237
急速進行性糸球体腎炎 96

急速進行性腎炎症候群 9
橋中心髄鞘崩壊 81
強皮症腎クリーゼ 197
近位尿細管性アシドーシス 122
クリオグロブリン血症 115, 175
クレアチニン測定 63
血液透析 214
血液透析（週3回）・CAPD の食事療法 179
血管筋脂肪腫 239
血栓性微小血管障害 248
検査の感度 250
顕微鏡的多発性血管炎 196
高 Ca 血症 188
高 Cl 性アシドーシス 122
抗 DNA 抗体 260
抗 GBM 抗体 9
抗 GBM 抗体型 96
抗 Sm 抗体 260

降圧目標　141
高カルシウム血症　80
抗カルジオリピン抗体　260
好酸球が増加　187
抗糸球体基底膜抗体腎炎　112
酵素法　63
後天性囊胞腎　239
後腹膜線維症　123, 130
高リン尿症　122
国際小児腎臓病研究班　176
骨髄腫　188
骨ミネラル代謝異常　220, 240
コレステロール塞栓　197
コレステロール塞栓症　186
コンゴレッド染色　188

さ行

サイアザイド系利尿薬　249
サイトメガロウイルス　224
酸塩基平衡　36
糸球体濾過量　61
シクロスポリン　56, 181, 224, 248, 250, 254
シクロスポリン腎障害　253
自己免疫性膵炎　130
歯肉増殖　56
紫斑病性腎炎　139, 176
上皮型アミロライド感受性Naチャンネル　82
上皮細胞間のスリット膜　16
腎アミロイドーシス　144
腎移植　55, 221, 224, 225
腎クリーゼ　200
腎後性　110
腎静脈　63
腎性　110
腎生検の禁忌　116
腎性骨異栄養症　220, 240
腎性全身性線維症（NSF）　239
腎性低尿酸血症　32
腎性糖尿　122
腎性尿崩症　29
腎性貧血　54

腎前性　110
心電図　80
腎動脈　63
腎病理　7
深部静脈血栓症　98
腎不全　188, 215
スルホニル尿素（SU）　223
生体の緩衝　37
セルセプト®　224
全身性エリテマトーデス（SLE）　183
全身性炎症性反応症候群（SIRS）　251
選択指数　16
選択的抗トロンビン薬　238
造影剤による急性腎障害　255
巣状糸球体硬化症　191
巣状（分節性）糸球体硬化症　16, 94
組織は巣状分節状糸球体硬化症　113

た行

代謝性アシドーシス　40
代謝性アルカローシス　40
タクロリムス　56, 224, 250
多発性囊胞腎　144, 185
チャージバリア　64
チャネル　24
低カリウム血症　86, 201
低ナトリウム血症　80
低マグネシウム血症　248
伝染性紅斑　146
透析アミロイドーシス　214, 218
透析膜　241
糖尿病ケトアシドーシス　86
糖尿病性腎症　18, 194, 234, 236
特異度　250
ドナー　264
ドナーカード　224
ドナー不適格基準　55
トランスポーター　24

な行

ナットクラッカー現象　63
二次性副甲状腺機能亢進症　240, 242
二次性副甲状腺機能亢進症治療　54
乳酸アシドーシス　45
ニューモシスチス　224
尿細管アシドーシス　22
尿細管炎　121
尿細管障害マーカー　121
尿酸トランスポーター（URAT1）　241
尿沈渣　65
妊娠　262, 264
妊娠高血圧症候群　262, 264
ネフローゼ症候群　14, 16

は行

敗血症　251
破砕赤血球　193
破砕像　201
パルボウイルスB19　8
汎アミノ酸尿　122
半月体形成性糸球体腎炎　96
半月体形成性腎炎　9
ビグアナイド薬　223
微小変化型ネフローゼ症候群　94, 98, 190
非ステロイド性抗炎症薬　121
ビタミンDレセプター　218
被囊性腹膜硬化症　180, 181, 217
ファブリ病　182
フィブロネクチン　64
腹膜透析　178
腹膜の石灰化像　217
腹膜平衡試験　180, 217
フリーライトチェーン　200
プロピルチオウラシル　123
ヘパラン硫酸プロテオグリカン（HSPG）　64

ヘパリン起因性血小板減少症　237
ポリシスチン1　143
ポリシスチン2　143

ま行

膜性腎症　14, 93, 190
膜性増殖性糸球体腎炎　10, 97, 190
マグネシウム　249
慢性腎炎症候群　12
慢性腎臓病　47, 252
ミコフェノール酸モフェチル　56, 224

メサンギウム増殖性糸球体腎炎　12
免疫複合体　9
網状皮斑　187, 200

や行

薬剤投与　215
輸入細動脈　61
ユビキチン化　83
溶血性尿毒症症候群（HUS）　193
溶連菌感染後　199
溶連菌感染後急性糸球体腎炎　109, 146

溶連菌感染後の急性糸球体腎炎　199

ら行

ラミニン　64
ループス腎炎　20, 199
ループ利尿薬　236
レシピエント　264
レニン-アンジオテンシン-アルドステロン　142

わ行

ワイヤーループ　147

腎臓病セルフアセスメント —問題と解説 2012—

定価（本体 4,800 円＋税）
消費税変更の場合，上記定価は税率の差額分変更になります．

2012 年 6 月 20 日　第 1 版発行
2015 年 7 月 10 日　第 1 版第 2 刷発行
2019 年 10 月 20 日　第 1 版第 3 刷発行

監修	日本腎臓学会専門医制度委員会
	卒前・卒後教育委員会委員長
	今井　裕一
編集	猪阪善隆・南学正臣・小松康宏・森　典子
発行者	蒲原　一夫
発行所	株式会社　東京医学社
	〒101-0051　東京都千代田区神田神保町 2-40-5
編集部	TEL 03-3237-9114　FAX 03-3237-9115
販売部	TEL 03-3265-3551　FAX 03-3265-2750

URL: http://www.tokyo-igakusha.co.jp　E-mail: hanbai@tokyo-igakusha.co.jp　振替口座　00150-7-105704
正誤表を作成した場合はホームページに掲載します．

Ⓒ Hirokazu IMAI, 2012 Printed in Japan

印刷・製本／三報社印刷
乱丁，落丁などがございましたら，お取り替えいたします．
・本書に掲載する著作物の複製権・翻訳権・上映権・譲渡権・公衆送信権（送信可能化権を含む）は㈱東京医学社が保有します．

JCOPY ＜出版者著作権管理機構　委託出版物＞
本書の無断複製は著作権法上での例外を除き禁じられています．複製される場合は，そのつど事前に出版者著作権管理機構（TEL 03-5244-5088，FAX 03-5244-5089，e-mail : info@jcopy.or.jp）の許諾を得てください．

ISBN978-4-88563-210-5 C3047 ￥4800E